科学出版社"十四五"普通高等教育研究生规划教材

推拿学研究

主 编 邰先桃 姚 斐

科学出版社

北 京

内 容 简 介

　　本教材系科学出版社"十四五"普通高等教育研究生规划教材之一。主要内容分为推拿学理论研究、推拿技能与技巧研究、推拿的临证应用研究、推拿学文献研究四章。推拿学理论研究包括推拿疗法的指导思想、研究思路与方法、作用原理及治疗原则、推拿流派及各家学术思想等；推拿技能与技巧研究包括推拿手法、推拿功法及推拿器具等；推拿的临证应用研究包括骨伤科、内科、妇科、儿科等各科病证的临床辨治思维，以及推拿美容、助长、益智、延缓衰老等推拿保健的研究；推拿学文献研究包括经典文献数据挖掘及推拿学文献计量学研究等。此外，教材的绪论部分采用总结和分析历版本专科教材中相关概念的方法，还原推拿学的原貌，力求守正精华，促进创新发展。附录部分主要介绍国外推拿研究的现状及推拿学研究领域 1989~2024 年中标国家自然科学基金项目的概况，以方便学生快速了解推拿学科发展的最新动态。

　　本教材可供针灸推拿学专业（推拿学方向）硕士、博士研究生使用，也可供中医学、中医康复学、中医养生学、中医儿科学、中医骨伤科学及中西医结合临床专业硕士、博士研究生参考使用，同时可作为中医类硕士、博士研究生入学考试，或国家中医药专业技术人员职称考试等其他人才选拔考试的参考用书。

图书在版编目（CIP）数据

　　推拿学研究 / 邵先桃，姚斐主编. -- 北京 : 科学出版社，2025. 3.
（科学出版社"十四五"普通高等教育研究生规划教材）. -- ISBN 978-7-
03-081596-5

　　Ⅰ. R244.1

中国国家版本馆 CIP 数据核字第 2025W2L118 号

责任编辑：李 杰 / 责任校对：刘 芳
责任印制：徐晓晨 / 封面设计：北京十样花文化有限公司

科学出版社 出版
北京东黄城根北街 16 号
邮政编码：100717
http://www.sciencep.com
固安县铭成印刷有限公司印刷
科学出版社发行　各地新华书店经销
*
2025 年 3 月第 一 版　开本：787×1092　1/16
2025 年 3 月第一次印刷　印张：11
字数：290 000
定价：76.00 元
（如有印装质量问题，我社负责调换）

本书编委会

主　编　邰先桃　姚　斐

副主编　于天源　吕立江　刘明军
　　　　　吴云川　井夫杰　林丽莉

编　委　（按姓氏笔画排序）

于天源（北京中医药大学）

马　丽（杭州师范大学附属医院）

王　渊（陕西中医药大学）

井夫杰（山东中医药大学）

牛　坤（海南医科大学）

吕立江（浙江中医药大学）

刘明军（长春中医药大学）

刘俊昌（新疆医科大学）

齐凤军（湖北中医药大学）

汤　伟（湖南中医药大学）

李应志（云南中医药大学）

李忠正（天津中医药大学）

杨丽芸（河北中医药大学）

肖　彬（上海中医药大学）

吴云川（南京中医药大学）

张世卿（河南中医药大学）

邵　瑛（广州中医药大学）

邰先桃（云南中医药大学）

范宏元（贵州中医药大学）

林丽莉（福建中医药大学附属
　　　　第二人民医院）

赵征宇（成都中医药大学）

赵彬元（甘肃中医药大学）

姚　斐（上海中医药大学）

蒋　涛（安徽中医药大学）

雷龙鸣（广西中医药大学）

翟春涛（山西中医药大学）

编 写 说 明

为深入贯彻落实习近平总书记关于教育工作的重要指示及全国研究生教育会议、全国教材工作会议的重要精神，结合《习近平新时代中国特色社会主义思想进课程教材指南》《关于做好党的二十大精神进教材工作的通知》等文件的指导意见，更好地服务学校落实立德树人根本任务，提升教育教学水平和人才培养质量，针对目前针灸推拿学专业硕、博士研究生专用教材较少的现状，在科学出版社的指导下，我们组织了全国 24 所高等院校的26 位推拿学研究领域的专家组成编委会，认真分析目前研究生教材存在的问题及教材建设的重点和难点，创新性编撰适宜高等医药院校针灸推拿学专业（推拿学方向）硕、博士研究生使用的《推拿学研究》教材，本教材也可供中医学、中医康复学、中医养生学、中医儿科学、中医骨伤科学及中西医结合临床专业硕士、博士研究生参考使用，同时也可作为中医类硕士、博士研究生入学考试，或国家中医药专业技术人员职称考试等其他人才选拔考试的参考用书。

党的二十大报告提出，要推进健康中国建设，促进中医药传承创新发展。推拿作为中医非药物疗法中最具代表性的疗法之一，因其绿色安全、方便实用等优势，几千年来一直为人类的健康发挥着重大作用。在生物医学、比较医学飞速发展的今天，如何借助其他学科的优势，传承中医推拿的精华，促进创新发展，使其为人类的健康发挥更大的作用，系统研究中医推拿的理论、技能和临床应用规律具有必要性和迫切性。鉴于推拿学自身具有不同于中药内服及针灸等其他外治疗法的特色和临床优势，本教材立足中医推拿的本源，对推拿学研究的历史、现状和趋势进行总结、归纳和分析，力求遵循教育教学规律和人才培养规律，突出系统性、科学性、先进性和引领性，以启发学生的科研思维，激发他们的创新潜能，切实提升教材育人的引领与示范作用。

教材的绪论部分采用总结和分析历版本专科教材中相关概念的方法，还原推拿学的原貌，力求守正精华，促进创新发展。第 1 章主要阐述推拿学理论研究，包括推拿学理论研究思路与方法、推拿学发展的历史研究、推拿作用原理及治疗原则研究、推拿流派及各家学术思想研究等。第 2 章主要阐述推拿技能与技巧研究，包括推拿功法研究和推拿手法研究。第 3 章主要阐述推拿的临证应用研究，包括推拿治疗骨伤科、内科、妇科、儿科等病证的临床辨治思维研究，以及推拿保健研究等。第 4 章主要阐述推拿学文献研究，包括推拿学经典文献数据挖掘及文献计量学研究等。附录部分主要阐述国外推拿研究概况及推拿学研究领域历年中标国家自然科学基金项目的情况，方便学生以最快的速度了解推拿学研究的最新动态。

教材的绪论部分由邰先桃编写，第1章第1、2、3节由于天源、齐凤军、李忠正、王渊编写，第1章第4节由刘明军、邵瑛编写；第2章第1节由吕立江、刘俊昌、马丽编写，第2章第2节由林丽莉、翟春涛、牛坤编写；第3章第1节由邰先桃、井夫杰、汤伟、范宏元、赵征宇、蒋涛、雷龙鸣编写，第3章第2节由吴云川、杨丽芸、赵彬元、张世卿编写；第4章第1节由肖彬编写，第4章第2节由姚斐编写；附录一由李应志编写，附录二由邰先桃编写。本教材经副主编交叉审稿，主编邰先桃、姚斐审定。

本教材在编写和归纳整理过程中，得到科学出版社及全国各中医药院校的大力支持，在此一并表示诚挚的谢意！真诚希望各界同仁在使用本教材过程中将发现的问题及时反馈给我们，以便再版时修订提高。

《推拿学研究》编委会

2024年3月

目　　录

绪　　论

　　推拿学作为中医学一级学科下属的二级学科专业，是研究和阐述推拿疗法的理论和技能，并将其应用于临床实践的一门临床学科，是中医学伟大宝库的重要组成部分。但是，在研究推拿学的过程中，因为历史的原因，关于推拿学的概念、学科特点、作用原理、治疗原则等的表述方式在不同版本的教材中并不完全一致，给推拿学研究带来一定的难度，故本教材力求还原推拿学原貌，让研究源于临床、高于临床、最终服务到临床。

一、推拿学概念

　　关于推拿学的概念，查阅自 1985 年出版的全国高等医药院校教材（五版）《推拿学》到 2021 年出版的全国中医药行业高等教育"十四五"规划教材《推拿学》发现，大部分教材描述了推拿学的概念，关键词主要有中医理论、手法、功法、防治疾病等，部分代表性本科教材中关于推拿学概念的描述见表 0-1。其他出版社同期出版的教材对推拿学概念描述相似度较高的，未一一重复列举。

表 0-1　部分代表性本专科教材关于推拿学概念的描述

推拿学概念	关键词	文献出处
推拿古称按摩、按跷、案扤等，可以说由按摩改称推拿，标志着推拿发展史上的一个很大的飞跃	按摩；疗法；医疗科学；中医学；重要组成部分	俞大方，1985. 推拿学. 上海：上海科学技术出版社.
推拿是人类最古老的一种疗法，又是一门年轻而有发展前途的医疗科学。推拿是中医学的有机组成部分……推拿为中医学的理论体系最早积累了大量医疗经验，为建立中医理论体系作出了一定的贡献		
推拿学是在中医学和现代医学理论的指导下，阐述和研究运用手法和功法训练防治疾病的方法、规律和原理的一门临床医学学科	中医学；现代医学；手法和功法训练；防治疾病；临床医学	严隽陶，2003. 推拿学. 北京：中国中医药出版社.
推拿学是以中医理论为指导，研究手法治疗和功法训练，探讨推拿防治疾病方法、原理和规律的一门学科	中医理论；手法治疗；功法训练；防治疾病	吕明，2012. 推拿学. 北京：中国医药科技出版社.
推拿属于中医特色外治疗法，是指在中医理论指导下，在人体一定的部位或穴位上，运用各种手法和进行特定的肢体活动来防治疾病的一种医疗方法	外治疗法；中医理论；手法；特定的肢体活动，防治疾病	王之虹，于天源，2012.推拿学. 3 版. 北京：中国中医药出版社.
推拿学是在中医学和现代科学理论的指导下，阐述和研究运用手法和功法防治疾病的方法、规律和原理的一门医学学科	中医学；现代科学；手法；功法；防治疾病	房敏，宋柏林，2016.推拿学.4 版. 北京：中国中医药出版社.
推拿学是在中医学和现代科学理论指导下，阐述和研究运用手法和功法防治疾病的方法、规律和原理的一门医学学科	中医学；现代科学；手法；功法；防治疾病	房敏，王金贵，2021. 推拿学. 5 版. 北京：中国中医药出版社.

推拿，古称"按摩""按跷""乔摩""挢引""案扤"等。有关推拿的最早文字记载，可追溯到殷墟甲骨卜辞中的"拊""疛""摩""搔"等记载。明代张四维成书于1576年的《医门秘旨》第十一卷小儿科中最早记载了"推拿"一词。中医经典《黄帝内经》记载了推拿的起源、作用等，如《素问·异法方宜论》曰："中央者，其地平以湿，天地所以生万物也众，其民食杂而不劳，故其病多痿厥寒热，其治宜导引按跷。故导引按跷者，亦从中央出也。"《灵枢·病传》记载："黄帝曰：余受九针于夫子，而私览于诸方，或有导引行气、乔摩、灸熨、刺焫、饮药之一者，可独守耶，将尽行之乎？岐伯曰：诸方者，众人之方也，非一人之所尽行也。"

分析黄帝与岐伯的对话，我们有理由相信，古人生病后选择的治疗方法，首先应该是导引行气和乔摩，其次是灸和熨，再次是刺和焫，最后才是用药。追溯医学发展的历史，我们还发现，在古代殷墟甲骨文中，"疒"写为"𤶃"，有学者研究后认为"𠆢"表示人，"𠂺"表示人的腹部有病，"𠙴"表示患者所卧之床，"𠂇"表示手，从象形文字的角度分析，古人生病了，躺在床上，主要的治疗方法是用手按摩。为此，我们可以这样理解，推拿的雏形最早源于人类的本能，这种本能在生活中不断实践，成为一种自觉的医疗行为，这种行为再经过我们先辈的长期积累，不断总结提炼，逐渐成为人类最早期的医学模式，为人类的健康作出巨大贡献。故我们认为，推拿是指在中医基础理论指导下，运用手法或借助一定的工具，以力的形式作用于人体体表的特定穴位或部位，以期达到防病治病、强身健体、助长益智或延年益寿目的的一种中医外治疗法，研究和阐述这种外治疗法理论、技能及其临床应用的学科，称为推拿学。

二、推拿学的学科特点

作为一门独立的医学学科，推拿学应该具有理论、技能、临证应用方面的较为完整的学科体系。但是，纵观历版推拿学教材，完整描述学科体系，并归纳总结学科特点的并不多，部分代表性本专科教材中关于推拿学学科特点的相关描述见表0-2。

表 0-2 部分代表性本专科教材关于推拿学学科特点的描述

学科特点	文献出处	备注
手法治疗和功法训练是推拿学的基本特征；中医学和现代科学理论的紧密结合是推拿学的理论内涵；适应范围的宽泛和严格的禁忌证是推拿学的临床特点	严隽陶, 2003. 推拿学. 北京：中国中医药出版社.	普通高等教育"十五"国家级规划教材 新世纪全国高等中医药院校规划教材
手法治疗和功法训练是推拿学的基本特征；中医学和现代科学理论的紧密结合是推拿学的理论内涵；广泛的适应证和严格的禁忌证是推拿学的临床特点	房敏, 宋柏林, 2016. 推拿学. 4 版. 北京：中国中医药出版社.	全国中医药行业高等教育"十三五"规划教材
手法治疗和功法训练是推拿疗法的基本特征；中医学和现代科学理论的紧密结合是推拿疗法的理论内涵；广泛的适应证和严格的禁忌证是推拿疗法的临床特点；医者仁心施术推拿，止于"手到病除"	房敏, 王金贵, 2021. 推拿学. 5 版. 北京：人民卫生出版社.	全国中医药行业高等教育"十四五"规划教材
以手操作、局部接触、整体调理、诊治合一、重经穴、明解剖、直接激荡气血与理筋整复	吕明, 2006. 推拿学. 北京：中国中医药出版社.	新世纪全国高等中医药院校创新教材
多元理论、手功并重、适宽禁严、亦医亦防、简便有效、舒适安全、容易推广	甄德江, 2006. 针灸推拿学. 北京：中国中医药出版社.	新世纪全国中医药高职高专规划教材

综上，我们认为，推拿学学科体系的学术特点可归纳为以下几个方面：

第一，指导推拿的理论基础是中医基础理论。作为一种具有特色的中医外治疗法之一，推拿与灸、熨、刺、焫、药一样，理论指导都是中医基础理论。用望、闻、问、切四诊收集临床资料，其中，不排除使用 X 线、计算机断层扫描（computed tomography，CT）、磁共振成像（magnetic resonance imaging，MRI）等物理技术获得更为详尽的信息，用脏腑、经络、气血津液、六经、卫气营血、三焦等辨证方法，结合病情实际，分析病因，辨明病位、病性和邪正关系，以尽量准确地诊断疾病，回答患者"我怎么啦？"的问题。采用病证结合、方证相应等临证思维模式，以推拿手法为主要技能灵活辨治疾病，回答患者"我该怎么办？"的问题。

第二，推拿治病的主要手段是推拿手法。推拿手法是指用手或肢体的其他部分，按照各种特定的技巧，以力的形式在体表做规范化操作的一种技能。"手法"以"力"的形式表现，但不是蛮力和暴力，而是柔和之力、巧力，这种动作技巧有别于日常生活中的按、拿、捏等动作，它是一种具有医疗保健作用的治疗手段，故称为"法"。"手法"只是一种特定的称谓，用腰背作为接触面的"背法"，或者，用脚作为接触面的"踩跷法"，都应归属于"推拿手法"的范畴。施用手法与使用药物一样，均遵循中医的治疗原则，如疏经通络、行气活血、调整脏腑、调和阴阳、扶正祛邪等，治法是治疗原则的具体体现，汗、吐、下、和、温、清、消、补，既是临床应用中药的治法，也适用于推拿，只是中药的作用途径主要通过口腔、食管、胃、肠，从消化道的黏膜吸收有效成分防治疾病，而推拿的作用途径主要通过以力的形式作用于体表的特定穴位（或部位），以"推穴道，走经络"的有效刺激防治疾病。故，推拿防治疾病的治法多用"温、通、补、泻、汗、和、散、清"的描述方式，而"手法有效刺激量"的研究可以借助功能解剖学、生物力学、神经生物学、分子生物学等领域的研究方法。

推拿手法是一种具有特定的技巧和规范化的操作技能。正如《幼科铁镜·推拿代药赋》所言："寒热温平，药之四性；推拿揉掐，性与药同，用推即是用药，不明何可乱推。"与中药分上品、中品和下品类似，推拿手法也可以根据习练和研究的需要进行分类。例如，根据手法的动作形态，即动作结构的运动学及动力学特征进行分类，可分为摆动类、摩擦类、挤压类、叩击类、振动类和运动关节类六大类手法。根据手法的主要作用进行分类，可分为松解类、温通类和整复类。根据手法作用力的方向进行分类，可以分为垂直用力类、平面用力类、对称合力类、对抗用力类和复合用力类。根据作用对象进行分类，可以分为成人推拿手法和小儿推拿手法。按照作用性质进行分类，可有补法和泻法之分，凡具有"轻柔缓和"特点的手法，可归为"补法"，具有"明快刚健"特点的手法，可归为"泻法"。"推拿补泻"没有补药或泻药进入人体，但可以通过手法对相应穴位或部位采用不同方式的刺激，达到"补虚泻实"的目的。

第三，推拿功法可以赋能推拿手法，提高推拿临床疗效。推拿功法锻炼是一种主动的自我调整过程，可对人体起到自我调整和修复的作用。一方面，推拿医师通过正确的调身、调息和调心锻炼，不仅可以增强腰力、腿力、臂力、腕力和指力，还可以通过锻炼，调整脏腑功能，增强抗病能力，为提高推拿手法的功力和技巧打下基础，增加手法的效益。推拿手法的功力和技巧是疗效差异的关键，正如《医宗金鉴·正骨心法要旨》所言："但伤有重轻，而手法各有所宜。其痊可之迟速，及遗留残疾与否，皆关乎手法之所施得宜，或失其宜，或未尽其法也……一旦临证，机触于外，巧生于内，手随心转，法从手出。"故，有"一分功夫，一分疗效"之说。另一方面，针对患者的某些特定症状和体征，指导患者锻炼特定的功法，可以发挥患者的主观能动性，将医院治疗延伸到患者家庭，不仅可巩固手法的治疗效果，而且可以发挥功法训练特有的身体和心理两方面的双重治疗作用。

第四，借助推拿介质或一定的器具可以增强疗效，解决推拿手法"费时耗力"的问题。推拿介质，又称推拿递质，是指在推拿手法操作过程中，在推拿部位的皮肤上涂擦的液体、膏剂或粉末等物质。使用推拿介质的目的，一是为减少手法对皮肤的摩擦损害，二是可借助药物，发挥推拿手法和药物外用的协同增效作用，提高临床疗效。其中，根据不同的病证使用不同的药物作为推拿介质，又称"膏摩"，或"药摩"，或"药物推拿"。"膏摩"一词首见于汉代张仲景的《金匮要略》《肘后备急方》和《备急千金要方》对膏摩进行了系统的总结。

《灵枢·九针十二原》中记载的"员针""鍉针"，《儒门事亲·卷五·乳汁不下》中记载的"木梳"，《韩氏医通·卷下·悬壶医案章第六》中记载的"木拐"，《医宗金鉴·正骨心法要旨·器具总论》中记载的"振梃"等均为早期推拿器具使用的例证。推拿善于使用器具，不仅可以增强疗效，还可在一定程度上解决推拿手法"费时耗力"的问题。近年来，多功能推拿床、整脊枪的适时应用，借助大数据、人工智能模拟推拿操作机器人研发等可望成为推拿器具研发的趋势。

第五，推拿的适用范围主要由推拿手法及其作用的穴位（或部位）来决定。推拿作为一类治疗方法，适用范围涵盖临床各科病证，如颈椎病、肩关节周围炎（periarthritis of shoulder，PAS，简称肩周炎）、腰椎间盘突出症（lumbar intervertebral disc protrusion，LIDP）、急性腰扭伤、四肢关节损伤等骨伤科病证，感冒、头痛、失眠、胃脘痛、腹泻、便秘、痛经等内科、妇科病证，婴幼儿腹泻、咳嗽、斜颈、近视等儿科病证。只是，推拿治病的主要手段是推拿手法，不同的手法作用于不同的穴位或部位，作用也不尽相同，如一指禅推法作为摆动类手法的代表，手法柔和、舒适，具有接触面小、压强大的特点，临证可适用于全身的穴位或部位，根据手法的刺激强度、节律、频率、操作顺序的不同起到相应的作用，非常安全。但若使用不当，也可出现不良反应，如医者一味追求"有力"的技术要求，不遵循手法要领，不仅会使医者的操作手产生医源性损伤，还可能导致被操作者局部皮肤破损等不良反应；扳法作为运动关节类手法的代表，要求做到"稳、准、巧、快"，适用于关节，治疗"筋出槽、骨错缝"相关的病证，可达到"手到病除"的良好效果，但若使用不当，也可导致骨折、脱位等不良反应。擦法作为摩擦类手法的代表，结合一定的推拿介质，可起到温经通络的作用，但若使用不当，也可导致擦破皮肤等不良反应。临证应用时，推拿手法经常和操作的穴位或部位放在一起论其具体作用，在小儿推拿中，我们称之为"操作法"。例如，拇指直推法作用于腰背部的穴位七节骨，称"推七节骨"，推上七节骨（直推的方向自下而上）具有较好的温阳止泻作用，常用于治疗虚寒性泄泻，推下七节骨（直推的方向自上而下）具有泻热通便的作用，常用于治疗热结便秘等。

关于"推拿的禁忌证"，历版《推拿学》教材的描述都比较一致，例如，诊断不明确的疾病，正在出血或具有出血倾向的疾病，骨与关节结核和化脓性关节炎，各种恶性肿瘤的局部，烧、烫伤及皮肤病皮肤破损的局部，骨折早期和截瘫初期，极度虚弱的危重症患者及严重的心、肝、肾疾病患者等。早期的教材还曾将"中央型腰椎间盘突出症"列于其中，随着生物力学研究方法在推拿手法领域研究的不断深入，近期的教材中未再列入。为此，我们认为，中药四气五味不同，配伍不同，功效也不一样。推拿疗法与使用中药一样的道理，选择手法刺激的轻重缓急不同，选用的穴位或部位不一样，功效也不一样。如果我们学习和使用推拿者能够掌握好最佳的手法操作方式，并正确地选用穴位或部位，研究清楚有效的刺激量，适用范围会越来越广。

三、推拿学研究的基本内容

推拿学研究的基本内容可分为推拿学理论研究、推拿技能与技巧研究、推拿的临证应用研究、推拿学文献研究四个部分。推拿学理论研究包括推拿疗法的指导思想、研究思路与方法、推拿流派及各家学术思想等；推拿技能与技巧研究包括推拿功法、推拿手法、推拿器具等；推拿临证应用包括骨伤科、内科、妇科、儿科等各科病证的临床辨治思维，以及推拿美容、助长、益智、延缓衰老等推拿保健研究；推拿学文献研究包括经典文献数据挖掘及推拿学文献计量学研究等。

四、推拿学研究的学习目的与方法

（一）学习目的

（1）深入了解推拿学的理论体系：全面理解推拿学的理论内涵，掌握推拿治疗不同疾病的作用方式，疗效的评估方法，并探索治疗机制，为进一步优化推拿治疗程序，探索推拿疗法的精准应用，提高推拿临床疗效打下基础。

（2）深入了解推拿学的研究方法：掌握文献查阅、临床研究设计、数据收集和分析等研究技能，进一步挖掘推拿学的魅力，增强对推拿学的职业荣誉感。"知之者不如好之者，好之者不如乐之者"，对于研究者来说"乐之者不如研之者"。通过学习，培养科学研究的思维能力，推动推拿学科的创新发展。

党的二十大报告提到，我们深入贯彻以人民为中心的发展思想，人均预期寿命增长到七十八点二岁。推拿作为中医学不可或缺的一部分，应该最大限度地发挥其促进人类健康的重要作用，深入学习了解推拿学的理论体系和研究方法，才能守正创新，正如党的二十大报告所言："守正才能不迷失方向、不犯颠覆性错误，创新才能把握时代、引领时代。"只有守正创新，才能更好地发挥推拿在人类健康促进中的引领和示范作用。

（二）学习方法

掌握中医理论和辨证论治方法，当好一名中医医师。推拿的指导思想是中医基础理论，故熟读中医经典，如《黄帝内经》《伤寒杂病论》等，理解其中的理论观点和治疗原则非常重要。掌握望、闻、问、切四诊技巧及中医辨证论治方法，熟悉正常人体解剖、功能解剖及 X 线、CT、MRI 等影像学诊断方法，通过临证跟师学习、不断临床实践、参与疑难病例讨论、参加学术交流等方式，提高临床辨证论治的能力和水平。

掌握推拿防病治病的技能和技巧，做好一名具有推拿技能的专科医师。刻苦练习推拿功法和手法，一方面，可以增强推拿医师的身心素质，增强手法的功力技巧。无论是功法和手法的锻炼，均要经历"形似到神似"的过程，只有经过较长时间的刻苦训练，并不断临床实践，才能由生到熟，熟而生巧，做到"法之所施，使患者不知其苦"。另一方面，指导患者有针对性地锻炼相关的功法，可以让我们的临床治疗延伸到患者家庭，提高临床治疗效果。

掌握研究方法，当好一名具有独立思考能力的研究型专科医师。扎实的理论基础和过硬的技能技巧，可以让我们成为一名好的临床医师，但是，善于在临床中发现问题，分析问题，并能不断解决问题，才是一名优秀的临床医师。故，掌握研究方法很重要。例如，通过学习门诊和住院病历的填写规范，掌握正确收集患者临床资料的方法，可以锻炼临床辨证思维的能力；通过学习随机对照研究、前瞻性队列研究、回顾性研究等方法，可以科学观察临床疗效；通过学习描述性统计、方差分析、回归分析等统计学方法，可以避免临床资料的错误分析；通过学习动物行为学、生物力学、分子生物学、神经生物学等学科的研究方法，可以探索推拿防病治病和养生保健的机制。当好一名具有独立思考能力的研究型专科医师，可以进一步阐释推拿防病治病的机制，为学科的高质量创新发展贡献力量。

参 考 文 献

房敏，宋柏林，2016. 推拿学. 4 版. 北京：中国中医药出版社.

房敏，王金贵，2021. 推拿学. 5 版. 北京：中国中医药出版社.

吕明，2006. 推拿学. 北京：中国中医药出版社.

吕选民，2006. 推拿学. 北京：中国中医药出版社.

王之虹，于天源，2012. 推拿学. 3 版. 北京：中国中医药出版社.

熊磊，邰先桃，2022. 小儿推拿学. 北京：中国中医药出版社.

严隽陶，2003. 推拿学. 北京：中国中医药出版社.

俞大方，1985. 推拿学. 上海：上海科学技术出版社.

赵毅，2019. 推拿古籍选读. 北京：中国中医药出版社.

第1章 推拿学理论研究

作为一种中医外治疗法，推拿历经数千年的积累和沉淀，逐渐形成比较完整的学科体系，鉴于其理论指导为中医基础理论，在理论研究层面，研究内容主要体现在中医整体观念和辨证论治在推拿临床中的指导作用、推拿的作用原理、治则治法及推拿发展的历史研究等，研究方法可以根据具体情况选用文献研究，临床对照研究，以及生物力学、神经生物学和分子生物学等相关学科的研究方法。

第1节 推拿学理论研究思路与方法

推拿学理论研究的思路主要集中在两个方面，一是研究在推拿临床诊治过程中，如何贯穿中医的整体观念和辨证论治，以期进一步提高临床疗效；二是如何借助功能解剖学、生理学、病理学、影像学、免疫学、生物力学、神经生物学及分子生物学等其他学科比较成熟的研究方法阐明推拿的作用机制，以便为进一步临床推广应用提供科学依据。

一、推拿学理论研究思路

（一）研究"整体观念"在推拿临床中的指导作用

中医"整体观念"认为，人体是一个有机的整体，人与自然是一个整体，人与社会是一个整体。推拿临床应用过程中，手法作为一种良性的力学刺激，作用于体表特定穴位（或部位）的皮肤，通过皮部、经络、经筋、肌肉等组织做功，促使机体功能由异常转向正常状态。但是，手法力的大小不是影响推拿治疗效果的唯一因素，中医推拿若从整体、全局出发，兼顾到生命的各个环节，全面考虑，整体调整，有望不断提高临床疗效。

首先，人是一个有机的整体，是一个开放、复杂的巨系统。从形态结构上看，人体是一个以五脏为中心，通过经络系统联系脏腑肢节、沟通上下内外的有机整体。例如，心主血脉，开窍于舌，与小肠相表里；肺主气，司呼吸，开窍于鼻，与大肠相表里；脾主肌肉和四肢，开窍于口，与胃相表里；肝主筋，开窍于目，与胆相表里；肾主骨生髓，主生长发育与生殖，开窍于耳及二阴，与膀胱相表里。人体的各脏腑、组织和器官在物质构成上同为一源，生理功能上相互联系，病理变化上相互影响，治疗过程中相互为用。例如，我们在临床上看到舌质红，甚或舌尖溃烂的舌象，单从舌的问题来看，推拿可能难以介入，但立足于整体观念，辨证为心火旺盛，则可选用按法作用于极泉、少海、通里、阴郄等手少阴心经的穴位，通过刺激皮肤的相关感受器，"推穴道，走经络"，达到清心泻火的目的。从精神情志方面而言，"形具而神生"，推拿临床中，需要重视形体和精神情志的整体调摄，形神兼顾，才能切实提高临床疗效。例如，推拿以手操作，如果操作前医师能很好地调整自己的身体状态，将双手调整到"温暖、柔软、光滑"的状态，让患者愉快地接受推拿治疗，和谐的医患协作，是提高临床疗效的关键因素之一。

其次，人与自然是一个整体。人与自然具有相通、相应的关系，从时间上看，四时气候、昼夜晨昏，各种自然界的变化都会对人体产生影响。如《素问·四气调神大论》曰"故阴阳四时者，万物之终始也，死生之本也，逆之则灾害生，从之则苛疾不起"；《灵枢·五癃津液别》提到"天暑衣厚则腠理开，故汗出……天寒则腠理闭，气涩不行，水下流于膀胱，则为溺与气"；《素问·四时刺逆从论》指出"是故春气在经脉，夏气在孙络，长夏气在肌肉，秋气在皮肤，冬气在骨髓中"。脏腑经络之气随季节而发生变化，昼夜晨昏也可以影响人体的生理活动，使人体产生相应的生理节律反应。若一日分四时，则朝为春，日中为夏，日入为秋，夜半为冬，故《素问·生气通天论》指出，"故阳气者，一日而主外，平旦人气生，日中而阳气隆，日西而阳气已虚，气门乃闭"。推拿临床中，若能按"天人相应"的时间节律安排治疗，可提高人体适应自然环境的能力，激发人体潜能，提高临床疗效。从空间上看，由于地方区域的不同而产生的气候、环境，以至于风俗习惯的不同，均可在一定程度上影响人体产生不同的生理反应。如南方多湿热，人体腠理多疏松；北方多燥寒，人体腠理多致密。如《素问·异法方宜论》曰："故东方之域……故其民皆黑色疏理，其病皆为痈疡，其治宜砭石……西方者……其民华食而脂肥，故邪不能伤其形体，其病生于内，其治宜毒药……北方者……其民乐野处而乳食，脏寒生满病，其治宜灸焫……南方者……其民嗜酸而食胕，故其民皆致理而赤色，其病挛痹，其治宜微针……中央者……其民食杂而不劳，故其病多痿厥寒热，其治宜导引按跷"。总之，人体所处的时间和空间差异，可以影响人的体质形成及思想差异，在理论研究层面，推拿临床若充分考虑影响疗效的这些自然因素，则可进一步提升疗效。例如，春夏阳气发泄，气血易趋向于表，皮肤松弛，疏泄多汗，此时推拿应选用摩法、揉法等比较轻柔和缓的刺激。秋冬阳气收藏，气血易趋向于里，表现为皮肤致密，少汗多溺，此时推拿可选用按法、捏法等刺激量比较大的手法。

中医整体观念不仅强调人体脏腑、组织、器官之间的整体调节，有形之体与精神情志的统一协调，人与自然环境的整体调摄，还强调人与社会环境的整体调摄。人的身心健康与生产力、生产关系、社会制度、社会意识和社会文化等社会环境关系密切。生活在不同社会环境的人，具有不同的生活方式、人际关系、欲望追求和心境状态，这些因素均可影响人体的生理和病理变化，进而影响推拿的临床疗效。现实社会，我们面临环境污染、营养过剩、工作和生活节奏加快等问题，颈椎病、糖尿病、高血压等一些新的"生活方式病"的发病趋势逐年上升。故，《素问·著至教论》指出"上知天文，下知地理，中知人事，可以长久"，明确把天文、地理、人事作为一个整体看待。推拿临床若从整体、全局着眼，注意到生命活动的各个方面，顺四时、慎起居、调饮食、调情志、动形体等，选用适宜的穴位（或部位），采用恰当的手法刺激或功法训练，对机体进行全面调整，使机体内外协调，抗病能力增强，才有望进一步提高推拿的临床疗效。

（二）研究"辨证论治"在推拿临床中的指导作用

证，指机体在疾病发展过程中某一阶段的病因、病位、病性和邪正关系的高度病理概括；辨证，是将望、闻、问、切四诊所搜集来的资料，加以分析、综合和判断，辨清为某种"证"的过程；论治，是根据辨证的结果，确定相应治疗方案的过程。辨证是确定治疗方案的前提和依据，论治是辨证的目的与检验。推拿临床中，鉴于优势病种中的骨伤科疾病，尤其是比较常见的肌肉急慢性损伤类病证，辨"症"施治也时有应用。症，是指疾病的具体表现，包括症状和体征。病，是指具有特定的病因、发病形式、病变机制、发病规律和转归的全过程，反映疾病全过程的根本矛盾。证候，指证的外候，是证的外在表现，可由一组相对固定的、具有内在联系的、能揭示疾病某一阶段或某一类型病变本质的症状和体征构成。证候是证的外在反映，证是证候的内在本质。但在反映疾病本质方面，证、证候具有相同的意义。病、证、症三者的区别在于，病与证，都是对疾病本质的认识，但病反映的是疾病全过程的基本矛盾，而证反映的是某一阶段、某种类型的主要矛盾，证比病更深入具体。症是病与证的具体外在表现，是疾病的现象。一病有数证，一证有数症。有内在联系的症组合在一起即构成证候，可反映证的本质，各阶段、类型的证贯串起来，便组成病的全过程。故，推拿临床辨治疾病的诊疗思路常有同病异治和异病同治的应用。同病异治，指同一疾病，在疾病发展过程中出现了不同的病机，即所表现的证候不同，采取的治疗方法也不一样；异病同治，指不同的疾病，在其发展过程中出现了相同的病机，即所表现的证候相同，也可以采用相同的治疗方法。同病异治和异病同治，都是辨证论治的要求，证同则治同，证异则治异，这是辨证论治的精神实质，即不同质的矛盾采用不同的方法解决。推拿临床可采用病证结合、方证相应等临证思维模式解决实际问题，以提高临床疗效。

（三）研究"望闻问切"四诊在推拿临床中的应用特点

推拿临床诊疗过程中，四诊及必要的理化检查，是全面了解患者具体情况的关键，是辨证施治的前提。其中，望诊和触诊尤为重要。望诊主要望患者的神色和形态，神色是脏腑气血显现于外的标志，从神色的盛衰变化，可知脏腑气血的虚实和疾病的轻重。形是外形，态是动态，形态异常可直观反映各种不同的疾病，尤其是伤科病证及诸痛症。望畸形和肿胀可以判断疾病预后，如望诊发现肢体活动功能障碍，则可初步判断肢体某一部位受到损伤。触诊（摸诊）是推拿临床切诊的特色，通过娴熟的触摸，可以了解肢体的畸形，局部的压痛、肿块，皮肤的温度，关节的异常活动和弹性固定等情况。推拿临床中的一些特殊检查可以视为触诊的有效补充，合理运用这些特殊检查，可以提升临床诊疗水平。例如，搭肩试验阳性，可提示肩关节脱位；肱二头肌抗阻力试验阳性，提示肱二头肌肌腱滑脱或肱二头肌长头肌腱炎；握拳试验阳性，可提示桡骨茎突部狭窄性腱鞘炎；抽屉试验阳性，可提示前交叉韧带损伤；挺腹试验阳性，可提示腰部神经根受压等。

X线透视、X线拍片、CT、CT血管造影（CTA）、MRI、超声等影像学检查方法，有助于推拿专科医师更好地认识疾病，帮助诊断，评估治疗效果，可以作为推拿临床"望闻问切"四诊的有效补充，助力推拿学科的高质量发展。

二、推拿学理论研究方法

早在 2015 年，习近平总书记在致中国中医科学院成立 60 周年贺信中就明确指出："中医药学是中国古代科学的瑰宝，也是打开中华文明宝库的钥匙。"他强调，要切实把中医药这一祖先留给我们的宝贵财富继承好、发展好、利用好，在建设健康中国、实现中国梦的伟大征程中谱写新的篇章。推拿学作为中医药学的重要组成部分，也是实践性很强的临床学科，在中医学理论指导下，必须借助迅速发展的物理科学技术，不断完善自身学科体系，使推拿不仅作为一种疗法存在、发展下去，更应该作为一门相对独立的学科展示其广阔的发展前景。纵观历史，推拿文献为推拿学科的发展提供了深厚的理论积淀，现代科学技术迅猛发展，为推拿学科的发展提供了丰富的方法学支撑。推拿学研究应提倡多学科融合，借助生物力学的研究方法开展手法的力学研究；借助循证医学研究方法开展临床疗效研究；借助神经生物学和分子生物学技术，阐释手法的作用机制，说清楚、讲明白推拿作为一种物理刺激在感、传、效三个环节是如何转化为生物学信号，进而起到治疗作用的原理。

（一）文献研究

文献研究有助于研究者系统、全面了解本领域的历史、现状和发展趋势。挖掘古代医药文献，深入开展推拿文献研究，可以做到古为今用，有助于进一步完善推拿学的理论基础，丰富推拿学的学科内涵，促进推拿学的传承和创新发展。推拿领域的文献研究法包括提出问题或假设、文献检索与筛选、文献分析与综述等基本环节。

1. 提出问题或假设

在进行文献研究之前，首先要明确自己的研究问题。研究问题不同，文献研究的内容和方法也会有所差异，需要尽量把研究问题具体化、明确化，才有助于寻找相关文献，有助于更好地阅读和理解文献内容。

2. 文献检索与筛选

可以采用计算机检索和人工检索方法，借助《中华医典》"中医智库""中医古籍数字图书馆"等数据平台，以及中国知网（CNKI）、中国生物医学文献数据库（CMB）、万方（WF）、维普（VIP）等中文数据库和 Web of Science、Cochrane Library、PubMed 等外文数据库进行文献数据挖掘，检索推拿相关的研究文献，并对文献进行自动或手动筛选和整理。一般来说，读取标题、摘要、关键词等资料可以对文献进行初步筛选。同时可以使用改良 Jadad 量表，Cochrane 系统评价方法，设计、测量和评价（DME）文献评价法等评价工具对文献质量进行评估，以确保研究的科学性和可靠性。

3. 文献分析与综述

用文献数据库自带的功能或借助 CiteSpace、VOSviewer 等软件对收集到的文献进行内容可视化分析，生成图片，包括文献的数量、质量、作者、机构，以及文献的主题分布、关键词网络结构等，以探讨研究现状与发展变化趋势。例如，王宇琦等（2023）的一项文献研究检索了中国知网、万方、维普数据库 1986~2022 年有关振腹疗法的文献，使用 CiteSpace 软件进行了可视化分析，并对振腹疗法应用范围，以及该疗法研究的发文趋势、研究学者、研究单位、研究热点和趋势进行了总结，通过阅读这篇文章，可以让学习者掌握振腹疗法的研究现状及趋势。

（二）临床研究

临床研究是评估干预措施在临床实践中的效果、安全性和量效关系的关键研究方法。针对特定患者群体，采用循证医学的试验设计，系统收集和分析数据，以评价治疗方法或干预措施的疗效和不良反应，研究结果可以为选择最佳治疗方案提供科学依据。临床研究的特点是具有较详细的临床资料，相对统一的诊断和疗效判定标准，较固定的治疗方案，并对有关资料、治疗结果进行统计分析，得出相应的结论。为促进推拿学科的良性发展，临床研究设计应以推拿临床中存在的问题为导向，规范设计，使研究源于临床，高于临床，最终服务临床。

临床研究一般分为前瞻性研究和回顾性研究。前瞻性研究是研究者根据选题，按照设计方案进行的研究，特点是有明确的研究目的、周密的研究计划、合理的观察指标、科学的统计方法。严格按设计要求详细记录相关资料，并通过对资料的整理、归纳、统计、分析，得出相应的结论。前瞻性临床研究的质量主要取决于事先的选题和设计、临床实施过程是否完全按照设计执行、数据资料统计处理是否科学合理等。前瞻性研究常与研究者的研究方法、条件、设备等因素有关。回顾性研究是从以往临床工作积累的病例资料中，选择某一时期同类临床资料进行整理、分析，从中总结经验、找出规律、指导实践的研究。回顾性研究的特点是对已有的临床资料按统一的标准进行整理分析，其质量取决于是否有一定的病例数和收集的资料是否翔实、全面，统计方法是否正确等。这种研究需要研究者在平时的临床工作中有意识、有目的地积累资料，尽量保证资料的完整性，这样，得出的结论才可能具有科学性。总之，临床研究中，前瞻性研究比回顾性研究要求高，其成果的学术水平更具有先进性。临床研究设计具体可采用病例报告与病例分析、随机对照试验（randomized controlled trial，RCT）、交叉试验、历史对照试验（historical control trial，HCT）等。

1. 病例报告与病例分析

病例报告与病例分析是描述性研究的一种形式，主要通过观察和描述特定病例的临床特征和疾病进展情况来获取相关疾病中有价值的信息。病例报告着重于对单个或少数罕见、少见、新发或疑难病例进行详细的描述，目的是深入分析疾病的特殊情况，对发现新病种及探索病因具有重要意义。

病例分析则是对一组相似疾病病例的综合分析，可以用于评估治疗方法的有效性、分析可能的致病因素等。

病例报告与病例分析的共同特点是，研究内容主要为特殊或罕见病例，研究手段主要为观察法，研究过程不长，可以较快地获取特定疾病或特殊情况下疾病的发病机制和临床表现的相关信息，为医生和研究者提供进一步深入研究的新见解和新思路。

撰写病例报告和病例分析，需要遵循言简意赅、真实客观的原则。引言部分简短明了，介绍与报告相关的主要概念和临床难题，引证相关的最新进展资料。正文部分要包括患者的症状、体征、现病史、既往史、家族史及实验室检查结果等。讨论部分要解释清楚成果及病例描述中不明确的情况。结论部分要简洁明了，并注意阐明自己的观点或意见。

病例报告与病例分析能够促进对新病种和少见疾病的认识，提高疾病诊断和治疗的准确性，缩短诊疗周期，对于促进医学科学的进步具有重要意义。例如，一项关于推拿治疗慢性失眠症的病例报告详细描述了一位女性失眠患者接受 6 周的"通督调神"腹部推拿治疗后匹兹堡睡眠质量指数（PSQI）、汉密尔顿抑郁量表、焦虑自评量表（SAS）等观察指标的变化情况，为推拿治疗失眠症和焦虑抑郁症的临床实践和相关研究提供了有价值的参考。再如，一项关于推拿治疗腰椎间盘突出症的研究报告记录了一位 25 岁男性患者接受针灸推拿治疗的情况，该案例为推拿保守治疗腰椎间盘突出症提供了成功的借鉴范例，为进一步扩大样本量提供了依据。

2. 随机对照试验

随机对照试验（RCT）是通过随机分配符合纳入标准的研究对象到试验组和对照组，以评估某种干预措施的效果。研究者设计一致的条件或环境，对接受不同干预或不干预的各分组进行同步观察，收集各组数据，进行统计分析，以确定干预是否对研究对象产生了影响。

随机对照试验设计需要遵循随机、对照和盲法的原则。研究对象应符合相关的诊断标准、纳入标准和排除标准，符合医学伦理要求，并签署研究知情同意书。为避免选择性偏倚，确保试验组与对照组之间的均衡性好，使组间的基线状况保持相对一致，以增强可比性，在随机分配研究对象时，可按影响结果的某些重要因素将研究对象进行先分层再随机分配进入试验组和对照组。高质量的随机对照试验，是后续的系统评价中证据级别较高的资料。

高质量的随机对照试验设计对于中医推拿而言，既是挑战，也是机遇。例如，在临床外科手术时一味强调双盲，不仅不符合实际情况，亦无法做到。同理，推拿的临床试验设计也存在类似的情况，针对受试者、治疗者的双盲也常因推拿疗法的特殊性而难以实施。故，在推拿临床研究设计中，我们要特别注意以下几个问题。第一，严格文献评价。在提出研究课题之前需要从文献学的角度"查新"和"查证"，"查新"是从课题的新颖性出发对文献研究进行检索和比较，"查证"则是对已有系统评价的结论性意见进行检索，并通过其结论性意见来调整研究的内容和研究方法。第二，重视"随机、对照、盲法"的原则。即使双盲难以实现，也要尽可能贯彻单盲设计，如不让治疗医师知道分组情况，或采用第三方评估团队收集数据和评估结果，评估团队不参与治疗过程，也不知道具体的分组情况等，还可探索对照组设置采用较轻触摸或其他非特定效应物理干预的方式，以模拟真实推拿的应用场景，减少受试者对治疗的辨识度，尝试实现双盲。或者，数据分析者不参与临床试验的操作部分，只在数据去标识化后进行分析，对数据进行独立的整理和分析，也是体现盲法的一种形式。第三，做好患者脱落及安全性控制。临床试验脱落病例在所难免，对脱落病例应按照循证医学原则，做意向处理分析，即留在原组内做临床疗效分析。手法是推拿治疗疾病的主要手段，手法的有效刺激量是影响疗效的关键因素之一，试验实施过程中统一培训手法操作规范、明确手法操作注意事项等是避免手法操作意外，做好安全性控制的有效方法。第四，做好随访工作。临床研究中的随访是研究设计和实施过程中的一个关键组成部分，具有多重意义。随访结果不仅能够评估疗效的长期效果，还可监测安全性，进一步验证研究结果的准确度。

在推拿临床研究中随机对照试验主要用于评估推拿疗法的疗效和安全性。一般将患者随机分配到接受推拿治疗的试验组和接受其他治疗或安慰剂的对照组，比较两组的治疗效果。例如，为了评价推拿治疗失眠症的临床疗效，可设计随机对照试验：招募符合失眠症诊断标准的患者，随机分配到试验组和对照组，试验组接受推拿治疗，对照组口服艾司唑仑片，以匹兹堡睡眠质量指数作为观察指标。随机对照试验的应用可以提供科学的证据来支持推拿疗法的有效性和安全性，扩大推拿在临床实践中的应用范围，帮助推拿领域的研究者进一步探究推拿治疗的作用机制，为进一步优化推拿治疗方案提供科学依据。

3. 交叉试验

交叉试验是对两组被观察对象使用两种不同的干预措施，然后将两种干预措施互相交换，使两组中每例观察对象都能接受到两种干预措施，最后将结果进行对照比较的设计方法，常应用于临床慢性病或慢性复发性疾病治疗效果的评价研究。

交叉试验设计方案需要根据研究目的和提出的研究假设，制订纳入和排除标准，计算合适的样本量，将受试者随机分配到试验组和对照组，两组在一定治疗周期内各自接受不同的干预措施。试验中的每个受试者，有先后两个阶段的试验观察期，经过一定的洗脱期后，两种干预措施互相交换，观察时间较长。因此，交叉试验通常用于慢性疾病的疗效和新药（新技术）的评价研究，尤其是反复发作、迁延、难愈的慢性疾病，如骨关节疾病、阿尔茨海默病等。

4. 历史对照试验

历史对照试验（HCT），也称为不同病例前后对照研究，是一种非随机、非同期的对照研究方法。此型对照是一组受试者（试验组）接受新疗法，将其疗效与之前的某个时间用某种方法治疗的同类型受试者的疗效加以比较。历史对照可分为两类：一类是以受试者本身既往的数据作为对照（没有接受治疗的、接受过相同或不同治疗的数据），另一类是以既往其他病例的数据作为对照进行比较（没有接受治疗的、接受过相同或不同治疗的数据）。

在历史对照试验研究中，现在患某病者均接受了新的疗法，将所得结果与以往文献或病历资料进行比较，可以减少一半的样本量，可以节省时间和经费。但是，采用这种设计方案，需特别强调两组间的可比性，即除了治疗因素以外，其他影响结果的因素在两组之间应尽可能相似，包括年龄、性别、种族、地区、生活习惯、病情、病程随访时间等。但临床实际应用中，历史对照与现患者在许多方面均可能存在差异，如疾病的诊断标准、自然病程、预后判断标准，以及患者的生活方式等，特别是一些现阶段认为对疾病预后有重要影响的因素，历史的某一时期可能还尚未被人们所认识，或因条件所限不能测量而无记录，难以保证组间的可比性。故，在具体实施过程中，需要注意根据研究目的选择疾病的自然史、诊断标准和治疗措施变化不大的文献资料作为对照或者选择同一疾病的诊断标准及干预措施的历史资料作为对照，试验组的纳入标准尽可能与对照组资料一致。例如，一项名为"推拿配合药物治疗慢性胃炎的临床研究"，采用了历史对照试验的研究方法。这项研究中，研究者将新的推拿配合药物治疗的方法与过去的单独药物治疗的方法进行了比较。研究发现，新的推拿配合药物治疗的方法比过去的单独药物治疗的方法更加有效，而且不良反应的发生率也更低。

（三）生物力学研究

生物力学（biomechanics）是应用力学原理和方法定量分析生物体中的力学问题的生物物理学分支。推拿以力的方式作用于人体体表，通过手法的力学刺激，调整机体的功能状态，激发患者的自我调整及康复能力，进而实现疾病的转归。手法的生物力学研究主要包括手法的运动学、动力学和生物效应等方面的研究。

推拿手法的运动学研究主要指借助空间坐标系对推拿施术者与受术者身体接触点 3 个坐标轴的运动，以及施力的方向与频率进行分析和描述。通过建立推拿手法测量三维坐标系，从不同角度拍摄手法的操作过程，记录各关节运动与合力作用点轨迹并进行分类研究，根据所测轨迹形状对操作手法进行量化研究和评价。在手法力的描述方面，通常借助手法力的大小、方向、作用点，以及手法的施力时间、频率和稳定性等参数，通过压力传感器等测试系统进行测试，并采用生物力学的方式进行表述。

手法的动力学分析和生物效应研究可以借助肌电信号采集、生物力学建模等方式进行研究，从施术者角度对手法力产生的来源，如内部关节力、肌肉力等动力学要素进行分析，是揭示推拿手法生物力学机制的重要手段。通过建立生物力学模型进行分析和研究亦是揭示手法力来源的重要途径之一。基于虚拟仿真软件构建生物力学模型进行人体运动学和动力学分析，近年来在生物医学研究领域也得到广泛应用。

推拿力是一类典型的多维面型力，其要素包括持久、有力、均匀、柔和和渗透等，为准确描述这些要素，需对推拿手法的多维动作位置、力度、角度、轨迹和频度进行定量测量，这对采集设备和实验手段提出了较高要求。常用的推拿手法生物力学测量和分析技术主要有以下几种。

1. 推拿手法测定仪

推拿手法测定仪主要用于测量手法的运动学、动力学特征。采用的技术包括动作捕捉系统、电阻应变技术等。在运动学方面，使用动作捕捉系统对手法的运动学信息进行采集，动作捕捉技术可以追踪标记物体在三维空间的运动轨迹，通过收集、记录、测量物体的运动学和生物力学参数，对其运动规律进行分析。该技术的出现使手法操作中作用力的大小、方向、时间、速度等要素定量化成为现实，也促使推拿手法的研究从主观化、经验化转向规范化、可视化、客观化，可为推拿手法的临床传承和推广应用奠定极为重要的基础。在动力学方面，利用电阻应变技术感应力的变化，通过转化器输入计算机软件，将手法力表现为可视化的三维动态曲线图，有助于手法力的量化、客观化及规范化研究。但绝大多数测力系统的传感器数量有限，与手法力的采集和测量要求还有一定的差距。新型力传感器的研发，尤其是在体测量传感器的研发和采集方法的创新应该是未来研究的方向之一。

2. 在体手法测力系统

在体手法测力系统由各种压力传感器、放大线路及数据采集分析软件等配套仪器组成，为手法力学的在体测量和评价提供了直接可靠的方法。例如，使用美国 Biodex 系列多关节等速肌力测试系统可以测试患者肌群生物力学性能，主要包括峰力矩（peak torque，PT）、平均功率（average power，AP）、屈/伸的比值（flexion to extension，F/E），进而辅助诊断和治疗，并评估治疗效果。还可以使用传感器如压电薄膜（PVDF）传感器和应变片传感器，对推拿的手法进行定性和定量研究。

3. 离体模型

离体模型可以更加直观地观察手法作用和关节变化，但因标本及仪器限制，研究较少。例如，在新鲜的机体组织内放置压力传感器，通过模拟拉力传感来检测颈椎的稳定性，探究颈椎病的发病机制及颈椎病发病过程中的生物力学机制。将标本固定于生物力学材料实验机（MTS），应用计算机定量控制，模拟并比较三种腰部推拿手法的生物力学特点；采用压力测试系统，检测旋转手法作用过程中术者左右手拇指推扳棘突的最大推扳力，对颈部和腰部左右两侧的推扳力数据分别进行统计分析、比较研究。

也有研究者试图从细胞生物力学角度研究推拿产生疗效的作用机制。例如，用不同频率的机械力刺激体外培养的幼鼠前脂肪细胞，探究推拿治疗单纯性肥胖的原理；体外培养人脐静脉血管内皮细胞，通过细胞力学加载装置模拟㨰法，观察血管活性物质的变化；用 Flexcell-5000 细胞压力加载装置模拟推拿㨰法样刺激，检测不同压力值对骨骼肌细胞肌酸激酶的影响。这类研究的优势在于能从细胞层面探讨力学产生的生物学效应，但存在的问题是不能完全还原真实的推拿力学刺激，不能作为等效性研究设计。

4. 体表肌电技术

肌肉作为人体运动的动力系统，通过生物电子技术观测肌电的时间-空间变化，可以研究手法的运动学规律。表面肌电图（surface electromyography，sEMG）是反映肌电信号特征，提供神经肌肉活动信息的重要检测方法。分析 sEMG 信号可以为医务人员提供诊断信息，为肌肉功能障碍患者提供治疗效果的评价信息。例如，采用表面肌电图仪对肌群进行测试，可以通过比较治疗前后的中位频率（median frequency，MF）、积分肌电（integrated electromyography，iEMG）、斜率值、协同收缩率（co-contraction ratio）等肌电信号指标，评价手法的持久性、均匀性，并探讨施力方式的规范性。

5. 有限元模型

随着计算机科技的发展，利用计算机、有限元和图像等技术对以往认为复杂的结构进行计算已成为可能。有限元分析（finite element analysis，FEA）作为一种现代化力学分析方法，通过采集 X 线、CT、MRI 影像数据建立有限元模型，通过模拟应力分布预测结构的机械特性。

随着科学技术创新的日新月异，有限元分析的研究逐渐向多维度发展。三维有限元模型是在利用有限元分析技术的基础上，建立的与研究目标相类似的生物力系统模型。该模型可先根据研究目标的不同建立正常生理模型和病理模型，再将临床收集来的原始资料通过三维重建软件建立与受试者相类似的研究目标三维结构。例如，通过三维有限元法对推拿手法作用下的脊柱结构进行应力应变分析，可获得模型各部件的应力值和位移值，客观、直观和准确地反映椎体、椎间盘、韧带、肌肉、血管和神经等部件的力学效应状况，可为阐释脊柱推拿手法的作用机制、提高手法操作的安全性和有效性提供有力的证据，有助于推进临床推拿手法技术的发展。更先进的 4D 脊柱分析系统利用"云点"（重建的测量点）、表面形貌（surface topography）分析和光学曲率等数学、物理学原理，为临床观察治疗前后骨盆生物力学的变化，提供可靠的客观指标，且无电离辐射，操作简便，可反复检测而无不良反应，可为临床研究骶髂关节错位生物力学提供可靠的客观依据。

6. 仿真技术模型

数字模拟仿真技术突破了人体自身的局限性和测量仪器的局限性，使我们能够获得那些难以直接测量或者很难有效测量的参数和指标，有利于手法生物力学的进一步研究。例如，多体动力学软件建模，可分别构建腰椎骨骼、肌肉、韧带、椎间盘、关节接触模型，模拟手法的力学条件，分析手法的力学效应；模拟不同手法作用下，肌肉、关节、椎间盘的应力变化，为手法基础研究提供力学数据，为脊柱力学相关研究提供科学便捷的研究技术。

（四）神经生物学研究

神经生物学研究从系统、器官、细胞和分子多层次探索神经系统的结构和功能，以神经元为主要研究对象，阐明神经元的结构和功能、神经元间的信号传递与调控、信息整合等神经生物学的基本问题。推拿作用于生物机体后会产生一系列的生物信号，这些信号沿神经通路传至大脑，经过处理后通过反射作用调节身体功能，这种从感知到反应的信号传递路径称为神经传导通路。利用神经生物学研究方法检测推拿可能产生作用的神经传导通路，是观察推拿起效的重要研究手段。

在推拿理论的研究中，神经生物学不仅可揭示推拿如何影响生物体，还可以帮助阐释相关的神经传导通路，是研究推拿作用机制不可或缺的研究方法之一。根据不同的研究目的选择不同的神经生物学研究方法，能够为推拿学理论研究的相关基础实验提供便利，促进推拿学科的高质量发展。推拿学科神经生物学的研究方法有束路追踪法、免疫组织化学法、蛋白质印迹法（Western blotting，WB）等。

1. 束路追踪法

束路追踪法是一种用于研究和描绘神经系统中神经纤维路径的实验技术。通过注射特定的标记物质（荧光示踪剂或放射性同位素）来追踪神经纤维的走向和连接，这种研究方法又包括轴浆运输追踪法、变性束路追踪法和神经元质膜荧光染色法等。

（1）轴浆运输追踪法：是指利用神经元轴浆运输现象的追踪法，是基础实验研究中应用最广泛的方法之一。由于神经元的轴突无法自行合成蛋白质，需从细胞体运输必需成分至轴突及其分支以维持代谢。此外，神经末梢释放的神经肽及合成经典递质的酶也需在胞体合成。相对地，神经营养因子等物质也会从末梢逆向传送至胞体，这个过程称为轴浆运输。基于此原理，主要有两种主要的轴浆运输追踪方法，即辣根过氧化物酶追踪法和荧光素追踪法。

1）辣根过氧化物酶追踪法：于1977年被首次报道，主要原理是利用辣根过氧化物酶（horseradish peroxidase，HRP）被神经末梢摄取并通过轴浆逆行运输至神经元胞体的能力，通过组织化学方法显示神经元轮廓。HRP可以作为逆行和顺行追踪剂，通过将HRP注射到动物的中枢核团或周围器官，使用特定呈色剂如四甲基联苯胺（tetramethylbenzidine，TMB）或二氨基联苯胺（diaminobenzidine，DAB）显示HRP反应产物，从而确定神经元的传导路径。这种方法还可以与免疫组化、电镜等技术结合使用，以增加研究的深度和广度。

2）荧光素追踪法：通过注射荧光物质到神经元的轴突分布区，再由分支末梢吸收并逆行输送至胞体，使胞体内呈现荧光标志物。不同荧光素的不同颜色可用于多重神经联系的同时追踪，实现单标、双标或多重标记，有效研究神经元轴突的分支投射。尽管这种方法具有较高的可靠性和灵敏性，但荧光在光照下快速褪色，限制了观察和保存时间。

（2）变性束路追踪法该方法指通过物理损伤或化学损伤的方法将需要研究的神经破坏，然后通过顺行或逆行标记等技术，观察神经元胞体受损或轴突离断后远侧轴突的变性，或轴突切断后胞体的反应特性等追踪方法。此方法在20世纪70年代逐渐被轴浆运输追踪法所替代。此方法是利用被损伤后的神经元轴突，在损伤的近侧端和远侧端分别发生逆行和顺行溃变；神经元胞体受损后，其发出的轴突从胞体向终末方向的远侧端发生顺行溃变，来研究纤维的联系。

（3）神经元质膜荧光染色法该方法利用了神经元质膜染料能溶于细胞膜的脂层内并在膜内扩散的特点。可用在活体或固定的标本上追踪纤维联系，其优点是可以用于固定标本，但其在膜内扩散的速度很慢，而且有效距离比较短，仅适用于胚胎或小动物。

2. 免疫组织化学法

免疫组织化学法具有特异性强、灵敏度高的特点。20世纪70年代，此方法被引入脑研究领域，使神经元内所含的神经活性物质、受体和转运体可视化，给形态学研究开辟了新的途径。其原理是利用免疫学中抗原与抗体特异性结合的特点及组织化学的原理，在组织或细胞标本中加入特定的标记抗体，然后对标志物进行显示，从而对组织或细胞内的抗原物质进行定性、定位或定量研究。由于抗原与抗体的结合具有高度特异性，因此这种实验方法具有高度的精准性和灵敏性。凡是组织细胞内具有抗原性的物质，如肽类、激素、神经递质、细胞因子、受体、表面抗原等均可用免疫组织化学方法显示，因此在基础与临床研究中被广泛应用。

3. 蛋白质印迹法

蛋白质印迹又称免疫印迹（immunoblotting），是根据抗原抗体的特异性结合检测复杂样品中的某种蛋白的方法。免疫印迹常用于鉴定某种蛋白，并能对蛋白进行定性和半定量分析。结合化学发光检测，可以同时比较多个样品同种蛋白的表达量差异。其原理是将混合抗原样品在凝胶板上进行单向或双向电泳分离，然后取固定化基质膜（如硝酸纤维素膜或PVDF膜）与凝胶相贴。在印迹纸的自然吸附力、电场力或其他外力作用下，使凝胶中的单一抗原组分转移到印迹纸上，并且固相化。最后应用免疫覆盖液技术如免疫同位素探针或免疫酶探针等，对抗原固定化基质膜进行检测和分析。实验过程基本上可分为抗原分离、抗原印迹和抗原检定三个步骤。在每一步中因采用的具体实验方法不同，可构成多种免疫印迹分析系统。这种实验方法需要较少的试剂量且结果易于保存，可同时制作多个结果用于分析和检测。

在推拿基础实验中，探究推拿治疗特定疾病是经由何种神经传导发挥作用时，可使用束路追踪法，标记特定的神经元对其进行追踪，以及观察神经纤维联系。根据实验目的的不同，实验过程中可能会采取人工阻断神经传导的方式进行观察研究，所以此方法用于实验对象为特定动物的基础实验研究。免疫组织化学法和蛋白质印迹法在基础实验和临床实验研究中多用于观察特定细胞因子、受体或神经肽类物质的变化或分布情况，如一项推拿对肩周炎模型兔滑膜炎症及关节囊纤维化因子的影响研究中采用免疫组织化学法及蛋白质印迹法对兔肩关节囊组织中转化生长因子-β1（TGF-β1）、基质金属蛋白酶-1（MMP-1）等物质进行检测，观察推拿在肩周炎治疗中对特定因子的作用。

（五）分子生物学研究

分子生物学（molecular biology）是从分子水平研究生物大分子的结构与功能，从而阐明生命现象本质的科学。分子生物学着重研究的是大分子，主要是蛋白质、核酸、脂质体系及部分多糖及其复合体系，为理解生物体的基本特性提供了分子水平上的洞察。

在推拿学理论研究中，利用分子生物学研究方法对影响推拿作用的相关生物分子及其相互作用进行发现、探索是完善推拿学理论，促进推拿学理论系统化、标准化的重要基石。具体研究中，我们常用以下三种研究方法，即染色质免疫共沉淀（chromatin immunoprecipitation，ChIP）技术、逆转录-聚合酶链反应（reverse transcription-polymerase chain reaction，RT-PCR）技术和实时荧光定量PCR（quantitative real-time PCR，qPCR）技术。

1. 染色质免疫共沉淀技术

染色质免疫共沉淀（ChIP）技术是一种研究蛋白质与脱氧核糖核酸（DNA）相互作用的重要方法。这项技术可以检测反式因子与 DNA 的动态互动、组蛋白的化学修饰及转录因子如何影响基因表达。

ChIP 的工作原理涉及几个关键步骤：第一，在保持组蛋白与 DNA 结合的同时，将染色质切割成小片段；第二，使用针对特定组蛋白标记的抗体来沉淀这些带有特异标记的片段；第三，分离组蛋白和 DNA，利用所获得的 DNA 进行聚合酶链反应（PCR）分析和测序，以确定哪些基因的组蛋白发生了修饰。

此外，ChIP 还能识别已知蛋白质的靶基因。这一过程从生理状态下细胞内蛋白质和 DNA 的交联开始，通过超声波处理将染色质打碎成大小特定的片段。接着，使用目的蛋白质的特异性抗体来沉淀这些复合体，富集与目的蛋白质结合的 DNA 片段。最后，通过纯化和检测这些片段，可以明确蛋白质与哪些基因发生相互作用。

2. 逆转录-聚合酶链反应技术

逆转录-聚合酶链反应（RT-PCR）是将核糖核酸（RNA）的逆转录（RT）和互补脱氧核糖核酸（cDNA）的 PCR 相结合的技术。其作用原理是首先经反转录酶的作用，从 RNA 合成 cDNA，再以 cDNA 为模板，在 DNA 聚合酶作用下扩增合成目的片段，通过对产物的电泳和结果的测定来观察结果，用于检测细胞中基因表达水平、细胞中 RNA 病毒的含量和直接克隆特定基因的 cDNA 序列。

3. 实时荧光定量 PCR 技术

实时荧光定量 PCR（qPCR）是一种精准的 DNA 量化技术，通过在 PCR 反应中加入荧光标记，实现对每次扩增循环后产物总量的监测。此技术依赖于荧光信号的累积，以实时跟踪 PCR 过程，并通过标准曲线对未知模板进行精确定量。在操作中，使用标记有荧光素的 Taqman 探针与模板 DNA 结合，随着 PCR 反应的进行，与模板 DNA 互补的探针被切割，释放出荧光素，产生可检测的荧光信号。随着循环次数的增加，目标基因片段呈指数增长，通过实时监测荧光信号的变化，计算出循环阈值（cycle threshold, Ct 值：每个反应管内的荧光信号到达设定阈值时所经历的循环数），从而利用标准品对照确定待测样本中目的基因的拷贝数。PCR 技术常用于 DNA 序列的扩增和检测；而qPCR 则可以实时定量 DNA 或 cDNA 的含量。RT-PCR 主要用于 RNA 分子的扩增和检测，结合了逆转录和 PCR 两个步骤。RT-qPCR 技术则是 RT-PCR 与 qPCR 的结合，能够对 RNA 分子进行精确的定量分析。

在推拿基础研究中，当需要测定和分析推拿作用相关的物质表达时，常用 PCR 相关方法。例如，北京中医药大学在研究"三法三穴"推拿手法即刻镇痛作用的机制时，即通过实时荧光 PCR 技术测定大鼠脊髓背角中肿瘤坏死因子受体相关因子 6（TRAF6）、白介素 17 受体 C（IL-17RC）等因子的信使 RNA（mRNA）表达，探讨推拿如何通过影响这些特定因子发挥镇痛作用。此外，其他推拿效应相关因子的测定也同样可采用 PCR 及 RT-PCR 技术进行 mRNA 表达分析。

参 考 文 献

陈金平，刘志凤，于天源，等，2024. 基于 IL-17F/IL-17RC 信号通路及 M1 小胶质细胞探讨"三法三穴"推拿手法即刻镇痛作用的机制. 北京中医药大学学报，47（1）：116-123.

李捷婷，陈耿钊，方倩颖，等，2024. 基于多通道表面肌电探讨不同角速度下膝骨关节炎患者生物力学基础的研究. 中国康复医学杂志，39（2）：218-225.

刘柏杰，周红海，何心愉，等，2023. 三维有限元法分析脊柱推拿手法的生物力学特征. 中国组织工程研究，27（27）：4385-4392.

刘洁，王程，马鑫文，2018. 健脾和胃丸与中医推拿治疗慢性胃肠炎的临床观察. 饮食保健，5（5）：84.

王宇琦，肖永华，程潞瑶，等，2023. 基于 CiteSpace 的振腹疗法文献计量及可视化研究. 中国医药导报，20（4）：15-20.

武欣，巩斌，杨皓，等，2024. 基于视觉引导的推拿机器人设计与实现. 上海工程技术大学学报，38（1）：57-62.

肖兴，王金岭，邱培，等，2019. 治疗颈性眩晕的细胞生物力学效应的研究. 基因组学与应用生物学，38（4）：1767-1775.

谢冬阳，刘益杰，管华宗，等，2019. Flexcell 模拟㨰法曲线不同压力值对骨骼肌细胞肌酸激酶的影响. 中华中医药杂志，34（1）：338-340.

谢俊成，陈洁，徐刚，等，2022. 推拿手法数据手套及数据采集系统的研发. 按摩与康复医学，13（23）：1-5，10.

杨惠然，王玉霞，周斌，等，2024. 基于调气理论三部推拿法治疗失眠的随机对照研究. 中华中医药杂志，39（1）：510-513.

殷京，李俊杰，赵宝力，等，2021. 拔戳揉捻手法治疗肱骨外上髁炎生物力学分析及影响因素研究. 中国骨伤，34（6）：508-513.

郑利君，王建民，乔英杰，等，2023. 推拿对肩关节周围炎模型兔滑膜炎症及关节囊纤维化因子的影响. 山东中医药大学学报，47（6）：757-765.

Qi S，Lou S，Tan T，2021. The 'Tongmai Tiaoshen' abdominal massage therapy of traditional Chinese medicine improves sleep quality of chronic insomnia patients：a case report. Complement Ther Clin Pract，42：101292.

Wang C A，Zhao H F，Ju J，et al.，2023. Reabsorption of intervertebral disc prolapse after conservative treatment with traditional Chinese medicine：a case report. World J Clin Cases，11（10）：2308-2314.

第 2 节　推拿学发展的历史研究

学史明理，学史增信，学史崇德，学史力行。习近平总书记也曾指出"历史是一面镜子，鉴古知今，学史明智。重视历史、研究历史、借鉴历史是中华民族 5000 多年文明史的一个优良传统"。推拿疗法源于人类自发的本能，是人类最早的医学模式，历史悠久，对人类的健康作出了卓越的贡献，在每个历史时期，都涌现出具有代表性的优秀成果。学习研究推拿学发展的历史，可以以史为鉴，进一步探究推拿对人类健康的贡献度。学习研究推拿学发展的历史，有助于坚定中医学的理论指导，进一步增强推拿的疗效自信，明白医道和医术的逻辑关系，在学习研究历史中提升"医道"层面的道德情操，锤炼"医术"层面的技能技巧，准确把握医理医术的实践规律，才能有力践行，进一步提升推拿学科服务人类健康的能力和水平。

一、不同历史时期推拿学发展的代表性成果

（一）先秦时期的推拿学

《五十二病方》中记载"因以匕周揎婴儿瘛所"，"瘛"指小儿瘛疭病证，即手足痉挛时，可用勺匙按压病处。研究表明，当时记载的这种方法，即为刮痧疗法中的钱币刮法，目前临床仍用于治疗小儿惊风。

据《周礼·天官冢宰下》中贾公彦注疏说："扁鹊治赵太子暴疾尸蹶之病，使子明炊汤，子仪脉神，子术案摩。"文中提及扁鹊治虢太子暴疾尸厥之病，使用了不同的治疗方法，即让子明煮汤、子仪观察脉象和子术进行按摩。反映当时治疗疾病的综合方式，即通过饮食调理、脉诊和按摩等多种手段达到治疗目标。借鉴古人的这种临床思维模式，根据患者的具体情况，灵活选用多种治疗方法，至今仍是指导临床的医疗方式。民以食为天，根据患者的体质和疾病的寒热虚实，调整饮食结构和饮食方式，古往今来，一直都是一种重要的辅助治疗手段，值得关注。通过对脉象的观察和分析，可以判断疾病的预后，是中医诊断的重要组成部分。文中提及的"案摩"，通过手法刺激治病救人，即是我们当前需要大力研究的推拿学理论内涵。

（二）秦汉时期的推拿学

《素问·举痛论》中关于推拿作用机制的经典论述是这样的"寒气客于肠胃之间，膜原之下，血不得散，小络急引故痛，按之则血气散，故按之痛止""寒气客于背俞之脉……故相引而痛。按之则热气至，热气至则痛止矣"，说明推拿按法作用于相关穴位（或部位）具有温经散寒的作用，可使寒散络通而痛止。故，许多疾病中出现虚寒性疼痛等症状时可用推拿治疗取得满意疗效。如中风后遗症、颈椎病、漏肩风、寒湿凝滞型腰腿痛及胃脘痛等病证。依《举痛论》取背俞穴治疗缺血性心脏病，疗效确切，说明推拿作用于背俞穴，具有行气活血的作用。《黄帝内经》还记载了推拿的适应证，包括痿证、痹证、经脉不通而致麻木不仁、脾风发瘅、疝瘕、卒口僻（面瘫）、寒气客于肠胃而痛、寒气客于背俞之脉而痛等。如《灵枢·癫狂》中记载："厥逆腹胀满，肠鸣，胸满不得息，取之下胸二胁咳而动手者，与背腧以手按之立快者是也。"《素问·玉机真脏论》中记载："是故风者百病之长也，今风寒客于人……弗治，肺即传而行之肝，病名曰肝痹，一名曰厥，胁痛出食，当是之时，可按若刺耳。弗治，肝传之脾，病名曰脾风，发瘅，腹中热，烦心出黄，当此之时，可按可药可浴。"此外，《黄帝内经》还提出了推拿的禁忌证，如《素问·举痛论》说："寒气客于经脉之中，与炅气相薄则脉满，满则痛而不可按也。寒气稽留，炅气从上，则脉充大而血气乱，故痛甚不可按也。"明确要掌握按摩的适应证与刺激量，否则可出现血气蕴蓄于内、瘀血不得散泄于外、郁气不得外出之弊端。这些记载均告诫临证必须辨证施治、注意推拿安全。古人对推拿宜忌的认识和理解受到当时条件的限制，具有一定的局限性，但其所反映的思想至今仍对推拿临床、教学和科研具有重要的指导意义。

据《金匮要略·杂疗方第二十三》记载："救自缢死……徐徐抱解，不得截绳，上下安被卧之。一人以脚踏其两肩，手少挽其发，常弦弦勿纵之。一人以手按据胸上，数动之。一人摩捋臂胫，屈伸之。若已僵，但渐渐强屈之，并按其腹。"对抢救自缢死者的全过程作了详细描述，其中的胸外心脏按摩术目前已被广泛应用于临床，特别是对抢救心搏骤停的患者，至今在临床仍具有重要的指导意义。

（三）两晋南北朝时期的推拿学

《肘后备急方·治卒腹痛方第九》中记载了"捏积法"的操作方法，"拈取其脊骨皮，深取痛引之，从龟尾至顶乃止。未愈，更为之"，说明当时的"捏积法"已经广泛应用于小儿推拿。研究表

明，捏脊法具有"调阴阳、理气血、和脏腑、通经络、培元气"的作用，在调理儿童体质、防治过敏性疾病等方面具有较好的临床疗效。书中还记载："使病人伏卧，一人跨上，两手抄举其腹，令病人自纵重轻举抄之。令去床三尺许，便放之。如此二七度止。"这种"颠簸疗法"目前用于治疗肠扭转、肠梗阻等病证，仍能取得理想效果。《养性延命录》中记载了二十余种导引术，其中，《服气疗病篇》中最早记载的"六字诀"锻炼方法："纳气一者，谓吸也。吐气有六者，谓吹、呼、唏、呵、嘘、呬……""心脏病者，体有冷热，吹呼二气出之……肝脏病者，眼疼，愁忧不乐，呵气出之"。此外，《导引按摩篇》中还提到了叩齿咽津、摩面、干浴、梳头、华佗五禽戏等方法。这些导引术是具有中医特色的非药物疗法，强调肢体运动、呼吸吐纳、意念调控、和谐统一，可以用于防病治病、病后康复及养生保健等。研究表明，长期练习"五禽戏"具有"亦以除疾，兼利手足"之功效，"攀物自悬，伸缩身体"对脊柱具有保健作用，"翘一足，伸两臂，扬眉鼓力"可以有效锻炼腰背和腹肌肌群。

（四）隋唐时期的推拿学

隋唐时期，按摩科已经发展成为医学四大部门之一，开始设置较为规范的教学模式。隋代设置的全国最高医学教育机构——太医署，设有按摩博士的职务。《新唐书·百官志·第三十八》记载："按摩博士一人，按摩师四人，并从九品下。掌教引导之法以除疾，损伤折跌者，正之。"当时的按摩人才设置了按摩博士、按摩师、按摩工和按摩生的职级，不仅承担临床医疗任务，还负责宫廷保健及导引养生的指导任务。

此时期，推拿已成为骨伤科疾病的普遍治疗方法，不仅用于治疗软组织损伤，也应用于治疗骨折、脱位等。我国现存最早的骨伤科专著《仙授理伤续断秘方》第一次将推拿手法系统运用于治疗骨伤科疾病，书中提出的治疗闭合性骨折的"揣摸""拔伸""搏捺""捺正"四大手法至今仍对临床具有重要的指导意义。书中还记载："凡曲转，如手腕、脚凹、手指之类，要转动，用药贴，将绢片包之后时时运动……或屈或伸，时时为之方可。"强调通过四肢关节、肌肉的主动屈伸旋转活动促进血液循环，加强局部肌肉功能，提高机体修复能力，恢复患肢正常功能活动。研究表明，推拿结合四肢的被动运动可以有效促进骨折后肢体关节功能的恢复，防止受伤关节因制动过久、血肿机化形成瘢痕，可以松解关节粘连、防止肌肉挛缩等，进而促进肢体功能的康复。

隋唐时期，推拿疗法不仅渗透到内、外、儿诸科，还被广泛应用于防病养生。《唐六典》记载了按摩可除"风""寒""暑""湿""饥""饱""劳""逸"八疾。孙思邈的《备急千金要方》记载了"鼻塞不通有涕出""心腹热""中客""新生儿不啼"等儿科病证的推拿治疗方法。《诸病源候论》全书五十卷，几乎每卷都附有用于防病养生的导引按摩法。此期，膏摩发展很好，对外交流也很活跃。《备急千金要方》《外台秘要》中均记载了大量的膏摩方，如预防小儿外感的"五物甘草生摩膏"，治疗小儿热病的"除热丹参赤膏"，治疗小儿客忤的"豉丸"，治疗小儿夜啼的"芎䓖散"及治疗小儿鼻塞不通的"摩顶方"等。药理研究表明，以上中药膏摩处方具有活血化瘀、促进新陈代谢、抗氧化、增强免疫、抗菌消炎护肤等作用。

（五）宋金元时期的推拿学

宋代，推拿疗法的学术体系在发展中不断丰富和完善，这一时期对推拿的传承和创新具有较大贡献的有《太平圣惠方》《圣济总录》《古今医统大全》等。《圣济总录》总结了推拿的原理、手法的特点、按摩与导引的区别等。例如，该书指出："世之论按摩，不知析而治之，乃合导引而解之。夫不知析而治之，固已疏矣，又合以导引，益见其不思也。"《圣济总录》第四卷还设有按摩疗法专论："可按可摩，时兼而用，通谓之按摩。按之弗摩，摩之弗按。按止以手，摩或兼以药。曰按曰摩，适所用也……大抵按摩法，每以开达抑遏为义，开达则壅蔽者以之发散，抑遏则剽悍者有所归宿……养生法，凡小有不安，必按摩挼捺，令百节通利，邪气得泄。"书中强调，推拿具有行气活血、通利关节、驱散邪气的作用。现代研究证实，推拿手法刺激皮肤的触觉感受器，可以影响人体的神经、血管、肌肉，以及机体体液的变化，进而起到扩张局部血管，促进血液和淋巴液循环，缓解肌肉痉挛，调节肌肉弹性、张力和持久性，改善局部组织的营养供应，促进代谢产物排出体外等作用。

元代名医危亦林的《世医得效方》记载了利用身体重力牵引复位的各种方法，至今仍对临床具有指导意义。例如，书中这样记载"悬吊复位法"："凡锉脊骨，不可用手整顿，须用软绳从脚吊起，坠下身直，其骨便自然归窠。"这种方法与目前临床治疗胸腰椎骨折常用的过伸复位法有异曲同工之妙。现代研究证实，悬吊能最大程度地恢复腰椎椎体的高度，恢复腰椎的生理曲度，增加前纵韧带等脊柱组织的弹性和张力，是目前治疗骨伤专科病证比较理想的非手术疗法。

《儒门事亲》记载，将木梳作为按摩工具，用木梳梳乳法作用于乳房局部，具有疏通乳管，排蓄乳、腐乳的作用，用于治疗妇人乳汁不下、乳痛等乳房病证具有较好的临床治疗效果，至今仍被广泛用于乳房疾病的手法治疗。

（六）明代的推拿学

明代，国家最高医学教育及医疗机构——太医院设立按摩科，使推拿成为医术十三科之一。"按摩"之名改称"推拿"，始见于明万历年间张四维的《医门秘旨》，并形成了小儿推拿的独特体系。《小儿按摩经》中"治小儿诸惊推揉等法"记载了"蛇丝惊""马蹄惊""水泻惊"等小儿惊风病证，邱金菊等（2016）对文中推拿治疗小儿惊风手法、取穴等进行分析后认为，推拿治疗惊风手法以推法、掐法、揉法等重刺激手法为主，且复式操作法使用频率较高；穴位多分布在上肢、头面、躯干、下肢；以上肢穴位为主，大部分穴位又集中在手部，便于推拿取穴和操作。小儿惊风治疗除选取具有息风止痉作用的穴位外，还辨证使用具有补益气血、调和营卫等作用的穴位，为推拿临床治疗本病的选穴及有针对性地进行效应机制研究提供了理论依据。

《小儿推拿秘诀》记载了"打马过天河"的操作方法："中指午位属马，医人用食、中二指，弹病者中指甲十余下，随拿上天河位，摇按数次；随用食、中二指，从天河上，密密一路打至手湾止，数次。"该法是基于小儿生理病理特点，采用特定方式对机体特定部位进行程序刺激的复式操作法，可通过激发经气，调整脏腑，使实热得解，高热得退，至今仍在临床上用于治疗小儿高热。

（七）清代的推拿学

清代，推拿的学术发展主要集中在民间，表现为小儿推拿和骨伤推拿的发展。一是以诊治儿科杂病为主的小儿推拿在临床实践和理论总结上得到发展，小儿推拿逐渐形成较完整的学科体系。小儿推拿名家和名著不断涌现，如熊应雄的《小儿推拿广意》、骆如龙的《幼科推拿秘书》、徐谦光的《推拿三字经》、夏云集的《保赤推拿法》、张振鋆的《厘正按摩要术》、夏禹铸的《幼科铁镜》、陈复正的《幼幼集成》，还有唐元瑞的《推拿指南》等，均对后世影响很大。二是诊治骨伤科疾病为主的正骨推拿形成相对独立的学科体系。《医宗金鉴·正骨心法要旨》总结出常用于正骨的"摸""接""端""提""按""摩""推""拿"正骨八法，至今仍有重要的临床指导价值。该书还指出："法之所施，使患者不知其苦，方称为手法也。"强调手法实施过程中要注意手法的操作要领，强调手法的技术含量，以提高患者的依从性，对进一步推广推拿疗法具有十分重要的实用价值。

《理瀹骈文·略言》云："凡病多从外入，故医有外治法。经文内取、外取并列，未尝教人专用内治也。若云外治不可恃，是圣言不足信矣。"上用吐法，中用填法，下用坐法，皆属于内治法。又云："外治之理即内治之理，外治之药亦即内治之药，所异者法尔。"吴尚先认为，内治和外治的本质是一样的，皆以中医基础理论为基础，皆以辨证论治为方法，只是用药方式不同而已。人是一个有机的整体，五脏六腑与四肢百骸通过经络相联系，外治贴敷的作用机制为"透皮吸收"，即药物敷贴于体表皮肤，通过水合作用、表面活性剂作用、汗腺通道、角质层转运和表皮深层转运等途径被机体吸收，进而发挥治疗作用。

（八）民国时期的推拿学

民国时期，由于政府出台了一些不利于中医发展的卫生政策，采取排斥和歧视中医，甚至妄图取缔中医的态度，使中医濒临绝境，推拿作为中医学的一部分也深受影响。但是，缘于其疗效独特、经济安全、简便易行等优势，推拿扎根于民间发展，形成多种各具特色的学术流派。如鲁东、湘西的儿科推拿，北方的正骨推拿，江浙的一指禅推拿，山东的武功（内功）推拿，川蓉的经穴（点穴）推拿，上海的滚法推拿等。研究表明，一指禅推法具有舒筋通络、行气活血的作用，可以提高机体局部血液循环，促进炎性介质的稀释，从而减轻肌肉痉挛，缓解身体酸痛等症状。滚法作用于四肢，可以改善骨骼肌损伤后的炎症及纤维化情况，促进骨骼肌修复，其机制可能与激活机械敏感性离子通道 Piezo1，从而抑制骨骼肌组织中细胞的过度凋亡有关。

（九）新中国成立后的推拿学

新中国成立后，推拿进入一个全面发展的时期。一方面，全国各中医药院校逐渐开设了推拿学（或针灸推拿学）专业，开始设置推拿学基础、推拿功法学、推拿手法学、推拿治疗学、小儿推拿学等专业课程，逐渐形成推拿学高等教育体系。临床推拿专科和专著不断涌现，出现了百花齐放、百家争鸣的学术盛况。另一方面，推拿学科的发展逐渐从临床研究过渡到机制探索。首项获国家自然科学基金支持的项目是中国中医科学院蒋位庄负责申报的《手法治疗腰椎后关节紊乱症的生物力学测定》，该项目 1989 年立项，其后的项目集中于对滚法、揉法、振法等进行运动学及动力学分析，将其动作特征进行抽取解耦，形成多维度的运动学和动力学模式化表达。通过推拿手法测定仪及动作捕捉系统，对推拿专科医师的推拿手法进行运动学、动力学数据采集。基于仿真设计的多功能按摩头，以专业医师推拿手法信息为示教，对推拿手法的空间轨迹、力度曲线进行学习并开发力度柔顺的控制算法。

骨伤推拿的机制研究主要集中在运动学和动力学方法研究，内妇推拿的机制探索侧重于采用神经生物学和分子生物学的研究方法，如基于"经穴推拿"的概念，可以设计以按、点、揉等手法作用于经络腧穴的操作方法。研究表明，"经穴推拿"可以改善血液循环、促进组织修复，有助于产后女性恢复胃肠动力、促进子宫修复，提高患者的生活质量。

推拿作为一种绿色自然的中医外治法，因其显著的临床疗效获得强大的生命力，越来越受到社会各界的关注，但是，在具体实施过程中，"费时耗力"的问题不可避免，该问题的存在影响到从业者的数量和质量，进而制约了学科的高质量发展。智能推拿诊疗设备的研发有可能解决"费时耗力"问题，但其模拟手法的精准性、灵活性等问题尚需进一步研究。

二、代表性专科的形成与发展研究

（一）骨伤推拿专科

整脊疗法最早见于《引书》，其中记载有仰卧位颈椎拔伸法治疗颈项疼痛，"项痛不可以雇（顾），引之……令人从前举其头，极之，因徐直之，休，复之十而已；因口也，力拘毋息，须臾之顷，汗出走（腠）理，极已"；腰部踩踏法和腰部后伸扳法治疗肠澼，"引肠澼，端伏，加颐枕上，交手颈下，令人践亓（其）要（腰），毋息，而力举尻，三而已。亓（其）病不能自举者，令人以衣为举亓（其）尻"；颈椎后伸扳法治疗喉痹，"引膜（喉）痹，无（抚）乳，上举颐，令下齿包上齿，力印（仰）三而已。其病甚，令人骑其北（背），无（抚）顑（颜）举颐而印（仰）之，亟而已"；颞颌关节脱位口内复位法，"失欲口不合，引之，两手奉其颐，以两拇指口中摩，穷耳而力举颐，即已矣"。这些方法为伤科推拿的形成和发展奠定了坚实的基础。

隋唐时期的骨伤推拿专科隶属当时的按摩科,按摩手法包括治疗各种软组织损伤、关节脱位及骨折的整复手法。唐代中期蔺道人著《仙授理伤续断秘方》,今本《理伤续断方》为其残卷。该书提出了治疗闭合性骨折的四大手法,即"揣摸""拔伸""撙捺""捺正",还发明了肩关节脱位的椅背复位法和髋关节脱位的手牵足蹬法。该书是我国现存最早的骨伤科专著,首次将推拿手法系统地应用于骨伤病证的治疗,对正骨手法和骨伤推拿专科的发展具有深远的影响。

宋金元时期,由于战乱所带来的跌打损伤急剧增多,为了适应社会的医疗需求,治疗骨折筋伤的方药与手法也得到不断发展。这一时期,太医局不再单设按摩科,推拿归属于正骨科与金镞科。手法整骨、手法治疗骨折后的筋骨拘挛疼痛等得到长足的发展。这一时期的医学著作《世医得效方》《永类钤方》《圣济总录》《医说》等都蕴含了大量的骨伤推拿的内容,反映了当时骨伤推拿的发展成就。《圣济总录》改变以往单纯用药外敷、内服的状况,将膏摩法广泛运用于伤科病证的治疗,不但扩大了膏摩的应用范围,也丰富发展了伤科推拿的内涵。当时,推拿治疗骨伤科病证,主要指关节脱位的手法复位、软组织损伤的手法治疗,一般不包括骨折的手法整复,但骨折后的康复治疗也是骨伤推拿的任务之一。《普济方》《疡医证治准绳》《跌损妙方》等书记载了不少骨伤推拿资料。

清代,骨伤推拿专科从理论到手法均取得了很大的进步。据记载,手法种类有"摸""接""端""提""推""拿""按""摩""揉""抄""抖""搓""摇""缠""捻""捺""托""扳""挪""踏(踩蹻)""擦""捏""捶(击)""振击""缠揉""搓捏""搓揉""揉摩""运"等20余种,基本涵盖了目前推拿临床常用的摆动类、摩擦类、挤压类、振动类、叩击类、运动关节类中的大多数,推拿手法体系的发展已基本趋于成熟。《医宗金鉴》首次对正骨手法作了全面总结,对手法的定义、手法的要求、手法的作用、手法的重要性等进行了全面的阐述,认为手法质量的好坏直接决定着痊愈的速度,以及是否留下后遗症,并对"摸""接""端""提""按""摩""推""拿"正骨八法作了阐释。此期,对颞下颌关节脱位、颈椎失枕等的认识及推拿方案均较前人有很大进步,并日趋完善。

(二)小儿推拿专科

推拿用于治疗儿科疾病,可以追溯到春秋战国时期,文字记载始见于《五十二病方》。书中"以匕周揩婴儿瘛所"的描述,为后世以钱币刮痧治疗小儿惊风的雏形。

唐代孙思邈是一位极为重视妇幼保健的医家,他将儿科提到了诸科之首的位置。《备急千金要方》中涉及的小儿推拿手法有摩法、掔法、以药丸"上下行转摩之"、"葱白鞭(拍打)法"等。例如,治疗新生儿不啼,"可取儿脐带向身却捋之,令气入腹,仍呵之至百度,啼声自发,亦可以葱白徐徐鞭之,即啼"。用葱白是因为小儿肌肤娇嫩,用抽打是为了加重刺激,相比葛洪用爪掐法治夜啼更精巧合理。《外台秘要·卷三十五·小儿夜啼方一十首》曰:"又疗小儿夜啼,至明不安寐,芎劳散方:芎劳、防己、白术各二分。上三味,捣筛,以乳和之,与儿服之,量多少。又以儿母手掩脐中,亦以摩儿头及脊,验。"书中记载的摩百会与按神阙穴治疗小儿夜啼的手法,至今仍指导着临床应用。

宋元时期的小儿推拿不但秉承了隋唐以来善用局部手法治疗儿科疾病的传统方法,还根据中医的脏腑理论、经穴理论,在相关的部位与穴位施以膏摩,借助药物、穴位、手法的共同作用,发挥手法、穴位和药物的协同增效作用,提高了临床疗效。这不仅是对小儿推拿的发展,也对成人推拿的发展作出了一定的贡献。这一时期,也有掐法等小儿推拿手法用于小儿病证的治疗,但是推法、运法等小儿推拿常用手法,以及小儿推拿的特定穴位未见记载。《太平圣惠方》曾用雷丸膏和大黄膏摩顶治小儿痫病、小儿脐风。《苏沈良方》最早记载用掐法治疗新生儿破伤风。

明代后期,小儿推拿开始在南方地区流行。《医门秘旨》最早提及"推拿"一词,卷十一为"小儿科",有"推拿掌法图""六筋治病法""治病脚法""看病之法"等小儿推拿内容,推拿所治病证侧重于小儿急惊风。"推拿"一称早期记载还见于儿科专家万全的《幼科发挥》，书中记载的掐法是早期小儿推拿法的主要手法，其主治范围主要是惊风。《补要袖珍小儿方论·第十卷》中的"秘传看惊掐筋口授手法论"是我国现存最早的小儿推拿专题文献，首次论述了三关、六腑等小儿推拿特定穴位的定位、操作和主治。书中记载的大手法有"龙入虎口"和"苍龙摆尾"两种，还有手足推拿穴位图谱，手法以推、擦为主，称为"掐筋"，主要的适应证是小儿惊风。《按摩经》的问世和一批小儿推拿专著的诞生，标志着小儿推拿体系的逐步完善。如龚廷贤的《小儿推拿活婴全书》、龚居中的《幼科百效全书》、周于蕃的《小儿推拿仙术秘诀》等，杨继洲《针灸大成》收录的四明陈氏所著的《按摩经》成为现存最早的小儿按摩专著。

清代，小儿推拿从南方向全国发展，治疗病种不断扩大，小儿推拿手法渐多，并日趋完善。清代医家构建了小儿推拿独特的理论体系。但主要以继承为主，在理论、手法和临床上没有重大创新。小儿推拿疗法被广泛应用于治疗小儿腹泻、发热、咳嗽、厌食、夜啼、遗尿等病证。质量较高的小儿推拿著作有《小儿推拿广意》《幼科推拿秘书》《厘正按摩要术》等。《小儿推拿广意》上卷论述了推拿在小儿惊风治疗中的作用、儿科诊断和治疗手法，介绍了手足 45 个小儿推拿特定穴的主治，并以图谱示之，手法着重介绍推法和拿法，附有 21 幅手法操作图，并有文字详解。其中"脏腑歌"论述了脏腑病证的小儿推拿方法。中卷主要论述胎毒、惊风、诸热等 17 种病证的推拿治疗，下卷附有治疗儿科常见病的内服、外用方剂 187 首。该书是清代第一部小儿推拿专著，也是影响最大的小儿推拿著作之一。

（三）内妇推拿专科

"导引"用于治疗内科、妇科疾病源于先秦时期。从现有文献资料看，先秦时期常将"导引"和"按摩"联系在一起。《引书》反映了春秋战国时期的导引养生法成就，其中"导引"包括"自摩自捏，伸缩手足"，作用为"除劳去烦"。秦汉时期记载了有关导引的保健方法，史载的第一部推拿专著《黄帝岐伯按摩经》十卷（惜已佚失），探讨了"导引""按跷"等概念及它们之间的联系。《灵枢·经筋》曰："治之以马膏，膏其急者；以白酒和桂以涂其缓者，以桑钩钩之。"《黄帝内经》中记载的按摩手法有按、推、摩、导引、掣引、按跷等。《史记·扁鹊仓公列传》记载了上古时期精通按摩导引外治法的名医俞跗（又作俞拊、俞柎），"臣闻上古之时，医有俞跗，治病不以汤液醴酒，镵石挢引，案扤毒熨"。三国时期华佗的医著《华氏中藏经·论诸病治疗交错致于死候第四十七》曰："夫病者，有宜汤者，有宜圆者，有宜散者……有宜按摩者，有宜导引者。"而导引按摩治病的主要机制是"导引则可以逐客邪于关节"。《金匮要略·脏腑经络先后病脉证第一》云："若人能养慎，不令邪风干忤经络，适中经络，未流传脏腑，即医治之。四肢才觉重滞，即导引、吐纳、针灸、膏摩，勿令九窍闭塞；更能无犯王法，禽兽灾伤；房室勿令竭乏，服食节其冷热苦酸辛甘，不遗形体有衰，病则无由入其腠理。"南北朝时期陶弘景《养性延命录·卷下·导引按摩篇第五》曰："《导引经》云：清旦未起，先啄齿二七……便起，狼踞鸱顾，左右自摇，亦不息自极，复三。便起下床，握固不息，顿踵三。还，上一手，下一手，亦不息自极三。又叉手项上，左右自了捩，不息复三。又伸两足及叉手前却，自极复三。平旦以两掌相摩令热，熨眼三过；次又以指搔目四眦（眦），令人目明。"

隋唐时期，国家设置"太医署"负责医疗与医学教育。唐朝还建有医科学校，由太医署管理，内分医师、针师、按摩师等。按摩科由按摩博士主教，先习"消息导引之法"，然后根据病源，练习针灸，损伤折跌者施行手法治疗。《旧唐书·职官志》云："太医令掌医疗之法。丞为之贰。其属有四，曰：医师、针师、按摩师、咒禁师，皆有博士以教之。其考试登用，如国子监之法。"《千金翼方·卷第十二·养性·养老食疗第四》中指出"非但老人须知服食将息节度，极须知调身按摩，摇动肢节，导引行气。行气之道，礼拜一日勿住，不得安于其处，以致壅滞。故流水不腐，户枢不蠹，义在斯矣"。《外台秘要·卷第二十二·鼻中息肉方一十一首》曰："《养生方导引法》云：

端坐伸腰,徐徐以鼻内气,以右手捻鼻,除目暗、泪苦出。徐徐闭目吐气,鼻中息肉、耳聋亦能除。又云:东向坐不息三通,以手捻鼻两孔,治鼻中息肉。"描述了以手法捻鼻孔治疗鼻息肉。隋代大业年间的太医博士巢元方所著的《诸病源候论》附以详细的"补养宣导"之法,即对症导引法。其中包括大量按摩法,主要是自我按摩法。这些按摩方法结合肢体导引,既可对症施治,又能养生防病。

明代,推拿与导引相结合,形成了以保健推拿为主的养生学体系。例如,朱权的《臞仙活人心法》除收有仙术修养术、导引术外,还增加了摩肾、按夹脊、叩背、按腹等手法。此后,《遵生八笺》《古今养生录》《新刻养生导引法》仿此刊行。而徐春甫的《古今医统大全》除载有对多种病证的导引按摩疗法外,并与中医宣通壅滞的医理联系起来,从而使推拿应用范围更加广泛。《古今医统大全·卷之七十·梦遗精滑门·药方·导引法》云:"导引法:侧身曲卧戌亥之间,一手兜外肾,一手搓脐下,八十一次,然后换手,每手各九次,兜搓九日见效,八十一日成功。"《古今医统大全·卷六十·疝气门·导引法》载:"导引法:以两手合搓一二百回,以热掌捻大子,久久自消而痛亦止。"名曰导引法,实际上也是自我按摩睾丸治疗疝气的方法。在实际应用中,导引逐渐演化出不同的流派和风格,如太极拳、五禽戏、八段锦等,这些导引术不仅对个人的身心健康有益,还在一定程度上影响了中国乃至世界的健康理念和运动方式。

在内妇推拿专科的形成和发展过程中,除了导引,还逐渐形成了一些临床常用的特色治疗技术,切实提升了推拿服务临床的能力和水平,值得我们进一步深入研究,如按动脉法、膏摩法等。

附 1:按动脉法

按动脉法最早见于《灵枢》。书中有两处记载,分别为按压腹主动脉和颈动脉两种操作法。按压腹主动脉的操作方法见于《灵枢·百病始生》,其曰:"其著于伏冲之脉者,揣揣应手而动,发手则热气下于两股,如汤沃之状。"按压颈动脉的操作方法见于《灵枢·刺节真邪》,其曰:"大热遍身,狂而妄见、妄闻、妄言,视足阳明及大络取之,虚者补之,血而实者泻之,因令僵卧,居其头前,以两手四指挟按颈动脉,久持之,卷而切推,下至缺盆中,而复止如前,热去乃止。此所谓推而散之者也。"

按动脉法在明朝应用广泛。成书于清康熙三年的《按摩经》,有人在嘉庆丁丑年进行了整理补充。该书记载的 24 种操作法中,有 15 种为针对动脉的操作法,如丹凤展翅、黄蜂出洞、遍处寻贼、烧山火、透天凉、平土放水、彻底澄清、顺水行舟、金鸡独立、足下生风、二龙戏珠、双蛇吐信、推倒泰山、拔树寻根、脚踏火轮。在这些操作法中,除金鸡独立、足下生风、脚踏火轮是用脚操作外,其余 12 种操作法均以手着力进行操作,如脚踏火轮法的操作方法为:患者仰卧,上肢均向两侧伸开 70°~80°,臂下垫一约 15cm 厚的软垫。用脚压于患者天府穴(疑为腋下 3 寸附近)动脉应手处,以患者手指发麻,甚或手指颜色变紫、变青为度。

附 2:膏摩法

膏摩法是指将中药配制的膏剂涂于体表特定穴位(或部位),作为推拿介质使用,旨在使药物通过手法增强透皮吸收,发挥手法和药物协同增效作用的一种中医特色外治疗法。据考证,秦汉以前已有膏摩法的雏形,如《五十二病方》中已有用动物油膏剂作为外用药治疗皮肤瘙痒、冻疮等皮肤病的记载。"膏摩"一词首载于《金匮要略·脏腑经络先后病脉证第一》,其曰:"若人能养慎……四肢才觉重滞,即导引、吐纳、针灸、膏摩……病则无由入其腠理。"《黄帝内经》中已有关于将膏摩用于面瘫等临床治疗的记载,如《灵枢·经筋》曰:"卒口僻,急者目不合,热则筋纵,目不开。颊筋有寒,则急引颊移口;有热,则筋弛纵缓不胜收,故僻。治之以马膏,膏其急者;以白酒和桂以涂其缓者,以桑钩钩之,即以生桑灰置之坎中,高下以坐等,以膏熨急颊,且饮美酒,啖美炙肉,不饮酒者自强也,为之三拊而已。"《三国志·华佗传》中,有关于华佗将膏摩用于腹部外科手术后康复的记载。《后汉书·华佗传》还有华佗用膏摩、放血、服药等综合疗法治疗顽固性头眩的记载。《肘后救卒方》《诸病源候论》《备急千金要方》《外台秘要》等著作均记载了膏摩方，如华佗虎骨膏等。

两晋南北朝时期，推拿学科发展的突出特点之一是丰富多彩的膏摩方广泛应用于临床各科。葛洪首次系统论述膏摩，使其成为理、法、方、药齐备的治疗方法，治疗范围遍及临床各科。常用的10味中药有附子、川椒、乌头、细辛、当归、莽草、芎䓖、雄黄、朱砂、干姜。常用膏摩法治疗的病证有风湿痹、偏枯、口㖞、耳聋、齿痛等近40种。《刘涓子鬼遗方》记载了生芎木兰膏、白芷膏、鸥脂膏等14首膏摩方，还有膏摩法治疗外科疾病的记载。"赤膏治百病方"是最早用膏摩法治疗难产的膏摩方。

隋唐时期，随着政治、经济、科技、文化的发展，膏摩法被广泛应用于临床各科。著名医家孙思邈的《备急千金要方》中记载了很多膏摩方，有些沿用至今。如《备急千金要方》曰："凡作膏，常以破除日……病在外，火炙摩之；在内，温酒服如枣核许。"《备急千金要方》《外台秘要》中收录的膏摩方有莽草膏、丹参膏、乌头膏、葛膏、五物甘草生摩膏、苍梧道士陈元膏、木防己膏等，膏剂的种类很多，可根据不同的病情选择应用。《理瀹骈文》是吴师机（字尚先）的一部外治法专著，原名《外治医说》，其特点是倡导药物外用，方法有膏药、敷、熨、熏、洗、坐、塞、吹等，其中尤为重视药摩、膏摩。关于药物外用的机制，吴氏认为："外治之理即内治之理，外治之药即内治之药，所异者法耳……且治在外则无禁制，无窒碍，无牵掣，无黏滞。"其外治理论强调"通"字，"通则不痛""气血流通而病自已"，并进一步提出"外治者，气血流通即是补"的观点，该观点为推拿医学在临床各科的应用提供了理论支持。

参 考 文 献

何璐，王春华，胡玲，等，2017. 温和灸对亚健康人群免疫指标及甲襞微循环的影响. 中国针灸，37（2）：115-119.

胡天喜，李响玲，2011.《仙授理伤续断秘方》对骨伤科临床的指导意义. 中国中医药现代远程教育，9（11）：8-9.

黄帆，丘明旺，雷骏轩，等，2018. 从《医宗金鉴》伤科学术思想论岭南林氏正骨的传承与创新. 湖南中医药大学学报，38（11）：1300-1303.

季远，朱元慧，毛树文，等，2005.《千金方》对膏摩的贡献：膏摩方药及证治研究. 辽宁中医学院学报，7（6）：547-548.

矫俊东，邢杰，闫雪，2021. 中医导引干预腰椎间盘突出症的临床应用概况. 吉林中医药，41（1）：123-126.

雷俊娜，沈西，谢涛云，等，2015. 简易捏脊疗法治疗儿童哮喘多中心临床研究. 新中医，47（8）：260-261.

李嘉琪，林丽莉，陈兴华，2020. 小儿推拿手法"打马过天河"的发展源流及退热机理探析. 中医药导报，26（7）：46-49.

邱金菊，李华东，2016.《小儿按摩经》推拿治疗小儿惊风文献研究. 四川中医，34（11）：19-21.

第3节 推拿作用原理及治疗原则研究

据《说文解字》记载，作（𠆩），"起也"，开始或起源，指开始从事某种活动或工作。用（𤰞），"可施行也"，使用或利用，指将某物或某种方式应用于特定目的或场合。原（𤳳），"篆文从泉，水之本也"，原始、起初或根本，指事物的基本状态或最初形态。理（理），"治玉也"，条理、管理或道理，表示一种逻辑顺序。故，"推拿作用原理"可以理解为推拿手法作用于人体体表，通过皮肤感受器传导力学（或生物信号），作用于肌肉、筋骨、脏腑等机体组织，产生治疗或保健作用的基本机制或运作方式的基本规律。

治（𣵰），"水，出东莱曲城阳丘山，南入海"，治理、管理，使之有序或痊愈之意。疗（療），

"或从寮",寮为祭天之意。意指诊断和处理疾病,以消除病痛。原（<ruby>鬺</ruby>），"篆文从泉,水之本也",原始、起初或根本,指事物的基本状态或最初形态。则（<ruby>肭</ruby>），"等画物也,分也界也,从刀从具",原则或法则,指必须遵循的规则或标准。"推拿治疗原则"可以理解为在推拿临床实践中应遵循的基本规范和标准,包括如何诊断、选择治疗方案、实施治疗及治疗后的管理等方面,是推拿医生在诊断和治疗过程中所依据的核心准则。

一、推拿作用原理研究

关于推拿作用原理的描述,我们查阅了中国中医药出版社、人民卫生出版社等自 1985 年至今出版的全国高等院校推拿学和推拿治疗学教材。部分本专科教材描述了推拿的作用原理,关键词主要有"阴阳""气血""经络""筋"等（具体见表 1-1）。结合推拿学概念中"在中医基础理论指导下"和"以力的形式"等描述,以及对教材描述中关键字词的统计（具体见图 1-1、图 1-2）,我们认为,推拿的基本作用原理主要是疏经通络、行气活血、调和阴阳、调整脏腑、理筋整复、滑利关节。相较于药物内服及针刺、艾灸等其他外治疗法,推拿的优势在于以力的方式通过刺激体表的相关穴位（或部位）达到防病治病的目的,尤其在"理筋整复和滑利关节"方面具有优势。具体而言,每一种手法就像一种药物,相同的手法作用于体表不同的穴位（或部位）,可通过不同机制达到多种效果。例如,按法作用于"肩井"穴与作用于"天枢"穴具有不同的作用,犹如《幼科铁镜·推拿代药赋》描述的"寒热温平,药之四性;推拿掐揉,性与药同。用推即是用药,不明何可乱推"。在小儿推拿中,"手法加穴位"称为"操作法",成人推拿原理也一样。故,"手法加穴位（或部位）"的有效刺激量是产生疗效的关键,进一步探索推拿的量效关系是探索其作用机制面临的重大课题。

表 1-1 部分代表性本专科教材关于"推拿作用原理"的描述

描述	关键词	文献出处
纠正解剖位置的异常,改变有关的系统内能,信息调整,纠正解剖位置与转变系统内能的结合,纠正解剖位置与改变系统内能、调整信息的结合,舒筋通络,理筋整复,活血祛瘀	解剖位置、系统内能、信息、筋、经络、血	俞大方,1985. 推拿学. 上海:上海科学技术出版社.
纠正解剖位置的失常、改变有关的系统内能、信息调整、纠正解剖位置与改变系统内能的结合、纠正解剖位置与调整信息的结合	解剖位置、系统内能、信息	俞大方,曹仁发,吴金榜,1985. 中医推拿学. 北京:人民卫生出版社.
平衡阴阳、疏通经络、调理气血、调整脏腑功能、理筋整复、滑利关节	阴阳、经络、气血、脏腑、筋、关节	张义胜,2000. 推拿学. 北京:人民卫生出版社.
调整脏腑、疏通经络、行气活血、理筋整复	脏腑、经络、气血、筋	罗才贵,2001. 推拿治疗学. 北京:人民卫生出版社.
疏通经络,行气活血、理筋整复,滑利关节、调整脏腑功能,增强抗病能力	经络、气血、筋、关节、脏腑、抗病能力	严隽陶,2003. 推拿学. 北京:中国中医药出版社.
调整脏腑、疏通经络、行气活血、理筋整复	脏腑、经络、气血、筋	邵湘宁,2005. 推拿学. 北京:人民卫生出版社.
调整脏腑、平衡阴阳 调和气血、行滞化瘀 舒筋通络、温经散寒 理筋整复、滑利关节	脏腑、阴阳、气血、瘀、筋、经络、关节	周力,2005. 推拿治疗学. 北京:人民卫生出版社.
调整脏腑,补虚泻实,疏通经络,行气活血,温养经脉,通利关节、理筋整复,消肿止痛,调畅心身,健身延年	脏腑、虚实、经络、气血、经脉、关节、筋、肿痛、心身、延年	吕选民,2006. 推拿学. 北京:中国中医药出版社.

描述	关键词	文献出处
理筋整复、活血化瘀、舒筋解痉、滑利关节、通络止痛、调整阴阳、补虚泻实、调整气血	筋、活血、关节、通络、止痛、阴阳、虚实、气血	吕明，2006. 推拿学. 北京：中国中医药出版社.
调整阴阳、补虚泻实、活血化瘀、舒筋通络、理筋整复	阴阳、虚实、活血、筋、络	金宏柱，2007. 推拿学. 北京：人民卫生出版社.
疏通经络，行气活血，理筋整复，滑利关节，调整脏腑功能，增强抗病能力	经络、气血、筋、关节、脏腑、抗病能力	严隽陶，2009. 推拿学. 2 版. 北京：中国中医药出版社.
疏通经络，调和气血，理筋整复，舒筋缓急，滑利关节，松解粘连，平衡阴阳，调整脏腑，增强体质，防病保健	经络、气血、筋、关节、阴阳、脏腑、体质	邵湘宁，2010. 推拿学. 2 版. 北京：人民卫生出版社.
舒筋通络、缓急止痛、疏通经络、行气活血、理筋整复、滑利骨节、补益肾气、调理脾胃、醒脑开窍、强心通脉、扶正祛邪、调和阴阳、养生保健、美容养颜	筋、经络、气血、关节、肾气、脾胃、醒脑、开窍、止痛、阴阳、养生、美容	吕明，2012. 推拿学. 北京：中国医药科技出版社.
疏通经络，调和气血，理筋整复，滑利关节，调整脏腑功能，增强抗病能力	经络、气血、筋、关节、脏腑、抗病能力	房敏，刘明军，2012. 推拿学. 北京：人民卫生出版社.
调整阴阳、补虚泻实、活血化瘀、疏筋通络、理筋整复	阴阳、虚实、血、筋、经络	王之虹，2013. 推拿学. 2 版. 北京：高等教育出版社.
疏通经络，行气活血，理筋整复，滑利关节，调整脏腑功能，增强抗病能力	经络、气血、筋、关节、脏腑、抗病能力	于天源，2013. 推拿学. 北京：中国医药科技出版社.
调整脏腑、疏通经络、行气活血、理筋整复	脏腑、经络、气血、筋	宋柏林，于天源，2013. 推拿治疗学. 2 版. 北京：人民卫生出版社.
疏通经络，行气活血，舒筋缓急，调利骨节，补肾益气，调理胃肠，宣肺化痰，急救醒神，美容养颜，养生保健，以指代针，推拿代药	经络、气血、筋、骨节、补肾、益气、胃肠、化痰、醒神、美容、养生、代针、代药	范炳华，2015. 推拿学. 2 版. 北京：中国中医药出版社.
调整脏腑、疏通经络、行气活血、理筋整复	脏腑、经络、气血、筋	宋柏林，于天源，2016. 推拿治疗学. 3 版. 北京：人民卫生出版社.
疏通经络，调和气血，理筋整复，滑利关节，调整脏腑功能，增强免疫能力	经络、气血、筋、关节、脏腑、免疫	刘明军，孙武权. 2016. 推拿学. 2 版. 北京：人民卫生出版社.
调整脏腑、疏通经络、行气活血、理筋整复	脏腑、经络、气血、筋	范炳华，2016. 推拿治疗学. 北京：中国中医药出版社.
舒筋通络、缓急止痛、疏通经络、行气活血、理筋整复、滑利骨节、补益肾气、调理脾胃、醒脑开窍、强心通脉、扶正祛邪、调和阴阳、养生保健、美容养颜	筋、经络、气血、关节、肾气、脾胃、醒脑、开窍、止痛、阴阳、养生、美容	吕明，2016. 推拿学. 2 版. 北京：中国医药科技出版社.
疏通经络，行气活血，理筋整复，滑利关节，调整脏腑功能，增强抗病能力	经络、气血、筋、关节、脏腑、抗病能力	房敏，宋柏林，2016. 推拿学. 4 版. 北京：中国中医药出版社.
疏通经络，行气活血，理筋整复，滑利关节，调整脏腑功能，增强抗病能力	经络、气血、筋、关节、脏腑、抗病能力	李义凯，蒋松鹤，2017. 推拿学. 2 版. 北京：科学出版社.
疏通经络，行气活血，理筋整复，滑利关节，调整脏腑功能，增强抗病能力	经络、气血、筋、关节、脏腑、抗病能力	严隽陶，2017. 推拿学. 北京：中国中医药出版社.
疏通经络，行气活血，理筋整复，滑利关节，调整脏腑功能，增强抗病能力	经络、气血、筋、关节、脏腑、抗病能力	翟伟，2017. 推拿学. 北京：科学出版社.
疏通经络，行气活血，理筋整复，滑利关节，平衡阴阳，调整脏腑，增强体质，防病保健	经络、气血、筋、关节、阴阳、脏腑、体质、保健	涂国卿，张建忠，2018. 推拿学. 北京：中国医药科技出版社.

续表

描述	关键词	文献出处
疏通经络、理筋整复、调整脏腑	经络、筋、脏腑	王继红, 龚利, 2019. 推拿学. 2 版. 上海: 上海科学技术出版社.
疏通经络, 行气活血, 理筋整复, 滑利关节, 调整脏腑功能, 增强抗病能力	经络、气血、筋、关节、脏腑、抗病能力	房敏, 王金贵, 2021. 推拿学. 5 版. 北京: 中国中医药出版社.
疏通经络, 行气活血, 理筋整复, 滑利关节, 调整脏腑功能, 增强抗病能力	经络、气血、筋、关节、脏腑、抗病能力	房敏, 王金贵, 2021. 推拿学. 北京: 人民卫生出版社.
平衡阴阳, 调整脏腑, 疏通经络, 调和气血, 理筋整复	阴阳、脏腑、经络、气血、筋	井夫杰, 杨永刚, 2021. 推拿治疗学. 2 版. 北京: 中国中医药出版社.
调整脏腑、疏通经络、行气活血、理筋整复	脏腑、经络、气血、筋	宋柏林, 于天源, 2021. 推拿治疗学. 4 版. 北京: 人民卫生出版社.
疏通经络, 调和气血, 理筋整复, 滑利关节, 调整脏腑功能, 增强免疫能力	经络、气血、筋、关节、脏腑、免疫	孙武权, 吴云川, 2021. 推拿学. 3 版. 北京: 人民卫生出版社.

本节以推拿促进周围神经损伤修复、小儿推拿"清天河水"操作法的退热机制为例介绍推拿作用原理的研究进展。其他相关内容, 建议查阅文献, 系统学习研究前沿。

（一）推拿保护神经元促进神经损伤修复的机制研究

周围神经损伤（peripheral nerve injury, PNI）是指周围神经受到外界直接或间接刺激产生的损伤, 可导致肌肉的运动功能障碍。与中枢神经损伤不同, PNI 后神经有再生的可能, 但速度极其缓慢, 轴突每天生长 1mm, 一般需数月到数年的时间才能完成再生。即使重新获得神经肌肉连接, 也会由于运动神经元非选择性再神经化、适应不良等因素再次出现肌肉运动异常的情况, 严重影响患者的生活与工作。鉴于周围神经损伤后运动功能障碍的康复周期漫长、功能恢复前景不佳及带来的经济负担, 探寻有效的治疗方法显得尤为重要。

PNI 后运动功能障碍属于中医痿证范畴, 表现为筋脉弛缓、痿弱无力、下肢软弱难行等。推拿作为中医外治法之一, 作用于人体特定的穴位（或部位）, 能舒经通络、活血祛瘀, 促进组织和器官的血液循环, 恢复肌肉生理功能, 预防肌肉萎缩, 是治疗 PNI 后运动功能障碍的有效方法。多项临床研究表明, 推拿可以治疗臂丛神

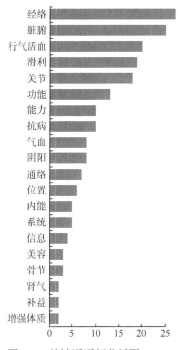

图 1-1　关键词词频分析图

经损伤、臀上皮神经损伤、坐骨神经损伤等导致的肌肉瘫痪、运动功能障碍, 能缓解"渐冻症"导致的进行性肌无力、肌萎缩。抗疫人民英雄张定宇接受推拿治疗后大腿腿围增粗 2cm、单次步行达 5km, 下肢肌肉功能明显改善。这些案例充分展示了推拿在治疗运动功能障碍方面的潜力和价值, 成为临床医疗关注的热点。推拿恢复肢体运动功能的机制是阐明推拿学科科学内涵的关键, 是推拿领域的研究重点, 近年来已经取得了一定的研究成果。研究表明, 推拿可以通过脊髓以上、脊髓、外周多种水平, 从炎症因子、神经营养因子、髓鞘修复蛋白等多种靶点来进行调控, 从而发挥恢复运动功能的作用。

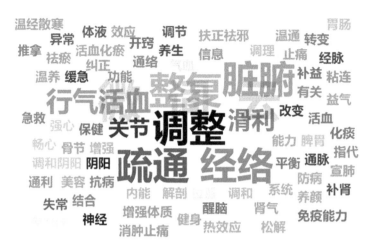

图 1-2　关键词云图

基于坐骨神经损伤（sciatic nerve injury，SNI）模型，研究证明，三法三穴干预可以改善模型鼠跛行状态，改善坐骨神经功能指数、后肢运动步行功能评分（BBB）等，改善精细动作、提高整体运动协调性；可以提高模型鼠腓肠肌湿重比，恢复肌细胞直径，恢复肌丝排列，减少空泡状线粒体；可以修复模型鼠崩脱的髓鞘和磷脂，减轻髓鞘内水肿、线粒体肿胀；可以通过下调 TGF-β1/Smad2 通路蛋白表达，抑制损伤坐骨神经瘢痕形成；可以通过提高背根神经节环磷酸腺苷（cAMP）、蛋白激酶 A（PKA）、环磷腺苷效应元件结合蛋白（CREB）及脊髓神经调节素-1（NRG1）、驱动蛋白（kinesin）、动力蛋白（dynein）等的表达，修复神经损伤，促进轴突、髓鞘再生。

基于以上研究，验证了推拿通过修复受损神经达到治疗 PNI 后运动功能障碍的作用，确立了推拿在促进神经修复过程中的医疗属性；运动功能障碍的恢复与周围神经效应器，即肌肉的生物力学特性变化直接相关，推拿通过调整肌肉的生物力学特性，可以恢复肌纤维直径和湿重比，从而促进肌肉的恢复和功能的重建。

（二）小儿推拿的退热机制研究

发热是临床常见的症状之一，小儿推拿具有退热效果确切、疗效稳定，退热起效时间快，且能缩短体温恢复时间，改善发热伴随症状等优势，其退热机制的研究主要集中在调节炎症因子、调整体温调节介质、调节下丘脑代谢产物的表达等方面。

小儿推拿可通过调节炎症因子达到退热效果。炎症反应是引起发热的重要机制，炎症因子是最常见的发热介质，小儿推拿可通过调节白细胞介素 6（IL-6）、白细胞介素-1β（IL-1β）、肿瘤坏死因子-α（TNF-α）等炎症因子起到退热作用。有学者采用小儿推拿联合中药贴敷的方法治疗 35 例外感发热患儿，证明小儿推拿联合中药贴敷治疗可降低患儿体温和 IL-6 水平。有学者通过对上呼吸道感染低热患儿进行推拿配合物理降温法治疗，发现白细胞水平降低。有学者采用退热六法干预脂多糖（LPS）致热新西兰幼兔后，检测血清中 IL-1β、TNF-α 水平，观察到 IL-1β、TNF-α 水平明显下降，验证了退热六法可通过调节炎症因子达到退热效果的疗效机制。

小儿推拿能够通过调整体温调节介质，实现退热效果。这一机制涉及影响中枢神经系统和外周神经系统的正、负调节介质，如前列腺素 E2（PGE2）、cAMP 等关键指标。为探究小儿推拿退热的中枢机制，有学者通过采用退六腑法干预内毒素致热家兔，发现该手法能使发热高峰期脑脊液中 cAMP 含量减少，提示退六腑法能通过影响外周神经系统明显抑制幼兔的发热反应。魏理珍等（2020）通过清天河水法干预内毒素致热模型，检测下丘脑中 PGE2 和 cAMP 的表达，验证了小儿推拿的退热作用可能与抑制中枢正调节介质表达的作用机制有关。有学者采用清天河水法干预内毒素致热模型后，发现推拿组下丘脑负调节介质精氨酸加压素（arginine vasopressin，AVP）水平明显低于模型组。有学者采用退热六法干预脂多糖致热兔，发现退热六法组体温正调节介质环氧合酶-2（COX-2）、PGE2、前列腺素 E3（EP3）较模型组降低，推测小儿推拿退热机制与减少正调节介质 cAMP 等水平有关。有研究表明，退热六法可通过体温负调节介质，升高 AVP、α-促黑素细胞激素（α-melanocyte stimulating hormone，α-MSH）的表达，降低神经营养因子（neurotrophin，NT）、β-内啡肽（β-endorphin，β-EP）的表达，发挥退热及限制肛温升高的作用。以上研究表明，推拿退热的机制主要通过影响中枢正、负调节介质和外周神经系统来达到退热效果。

小儿推拿退热机制与调节下丘脑差异代谢物及差异蛋白表达有关。研究表明，退热六法可有效降低 LPS 致热幼兔肛温、发热强度及缩短发热持续时间。其中对低热幼兔降温效果最好，可将肛温降至正常水平；可降低中热幼兔肛温、发热强度及缩短发热持续时间；可降低高热幼兔发热强度。退热作用与调节 N-Acetyl-L-glutamic acid、N-Acetyl-L-glutamate、Ecgonine、Topaquinone、Labienoxime、N-Acetylisoputreanine、1-（11Z，14Z-eicosadienoyl）-glycero-3-phosphate、3-hydroxy-3-methyl-Glutaric acid、GDP-D-mannose、Peonidin 3-rhamnoside 等差异代谢物的表达有关。退热六法的退热作用与调节促分裂原活化的蛋白激酶（MAPK）、磷脂酰肌醇 3-激酶/蛋白激酶 B（PI3K-Akt）、缺氧诱导因子 1（HIF-1）、环磷酸鸟苷-蛋白激酶 G（cGMP-PKG）等信号转导通路有关。退热六法的退热作用与上调钙结合蛋白（S100A4）、波形蛋白（VIM）、SMAD 家族成员 2（SMAD2）、核苷二磷酸激酶 E（NT5E）等蛋白表达，下调 TRIM 家族成员 32（TRIM32）、瞬时受体电位香草酸亚家族成员 2（TRPV2）、信号转导和转录激活因子 5（STAT5）等蛋白表达有关。

二、推拿治疗原则研究

推拿作为中医外治法之一，按照"外治之理即内治之理"的思路，应遵循中医治疗原则，但在应用范围和治则治法上与中医内治法存在一定差异。查阅相关文献，我们发现，新中国成立以来的教材中，具有关于"推拿治则治法"描述的共 30 部，归纳起来，有以下两大特点。

第一，推拿治疗原则的表述方式主要有五种。

"治则四项"于 1985 年被提出。1959 年出版的《中医推拿学》是第一本推拿学教材，最初作为中等专业学校的教科书，随着时间的推移和学科的进步而逐步得到充实和完善。后转为本科教材，尽管书中并未涉及治则治法的内容，但它奠定了后续教材发展的基础。1975 年，由 24 所中医院校联合编写的中医学院试用教材《推拿学》首次引入了"治病必求其本"的推拿治疗原则。1985 年，高等医药院校教材《推拿学》对推拿治则进行了系统的阐述，提出"治则四项"，即"治病求本，扶正祛邪，调整阴阳，因时因地因人制宜（三因制宜）"。其后，收录"治则四项"的包括以下 7 部教材，即 1985 年浙江中医学院《推拿学讲义》、2008 年全国普通高等教育中医药类精编教材《推拿学》、2011 年普通高等中医药类"十二五"规划教材《推拿治疗学》、2013 年全国高等中医药院校"十二五"规划教材《推拿治疗学》、2016 年国家卫生和计划生育委员会"十三五"规划教材《推拿治疗学》、2016 年中医药行业高等教育"十三五"规划教材《推拿学》、2019 年普通高等教育中医药类"十三五"规划教材《推拿学》。

2000 年黑龙江中医学院教材《推拿学》中的治则记述为"治病求本，因时因地因人制宜，异病同治、同病异治"。2016 年中医药行业高等教育"十三五"规划教材《推拿治疗学》在"治则四项"的基础上，增添了"因病制宜"的内容，形成了"四因制宜"的治疗原则。

"治则五项"于 2001 年 8 月被提出。2001 年 21 世纪课程教材《推拿治疗学》基于"治则四项"增加"治未病"而成为"治则五项"。新增的治则强调了推拿在预防医学中的重要作用，体现了中医学"未病先防"的理念。其后，收录"治则五项"的还包括以下 7 部教材，即 2006 年新世纪全国高等中医药院校创新教材《推拿学》、2007 年普通高等教育"十一五"国家级规划教材《推拿学》、

2008年"十一五"规划教材《推拿学》、2011年卫生部"十二五"规划教材《推拿治疗学》、2012年全国中医药行业高等教育"十二五"规划教材《推拿学》、2014年中医院校课程体系改革系列教材《推拿学》、2017年全国高等医药院校规划教材《推拿学》。

"治则六项"于2001年10月被提出。2001年南京中医药大学面向21世纪教材《推拿学临床》基于"治则四项"增加了"调整脏腑功能、调理气血关系",称为"治则六项"。

"治则三项"于2003年被提出。2003年普通高等教育"十五"国家级规划教材《推拿学》关于治则的论述为"整体观念,辨证施术;标本同治,缓急兼顾;以动为主,动静结合",称为"治则三项"。其后,收录"治则三项"的还包括以下3部教材,即2012年卫生部"十二五"规划教材《推拿学》、2012年全国高等医学院校中医药类系列教材《推拿学》和普通高等教育"十三五"规划教材《推拿学》。

"治则十项"于2008年被提出。2008年高等教育体育教材《伤科推拿教程》将治则描述为"强则松之、寒则温之、瘀则祛之、肿则消之、塞则通之、失则调之、凝则动之、聚则展之、乱则复之、收则散之",称为"治则十项"。其后,收录"治则十项"的还包括以下2部教材,即北京高等教育精品教材《按摩推拿学》和北京中医药大学自编教材《按摩推拿学》。

第二,推拿治法先于治则出现。

清代程钟龄在《医学心悟》中提出"汗、吐、下、和、温、清、消、补"医门八法,后被广泛采用,指导着包括推拿在内的各临床学科。在中医理论指导下,推拿治法先于治则出现,即"温、通、补、泻、汗、和、散、清"。因此八法从中医内治法而来,称为"中医推拿八法",其后增加二法称为"中医推拿十法"。通过临床实践与总结,后又出现较为符合推拿临床的"推拿十法"。

1960年提出"中医推拿八法"。1960年《推拿学》(人民卫生出版社)第一次提出推拿"治疗法则",实为八种治法,即"温法、通法、补法、泻法、汗法、和法、散法、清法",称为"中医推拿八法"。其后,有20部教材收录了"中医推拿八法"。2001年,南京中医药大学面向21世纪教材《推拿学临床》关于治法的论述在"中医推拿八法"基础上增加了"吐法、消法(理气法、升陷法、降逆法、消食法、利湿法)",使推拿治法成为"中医推拿十法"。其后,收录"中医推拿十法"的教材还有《推拿治疗学》(人民卫生出版社,2005年)。

2008年提出"推拿十法"。高等教育体育教材《伤科推拿教程》提出"松、温、祛、消、通、调、动、展、复、散",称为"推拿十法"。例如,针对肌肉痉挛选用具有松筋、放松、松解、舒筋作用的手法;针对阴阳、气血、经络失常选用具有调和、调节作用的手法。"推拿十法"继承了温、通、消、散等原有治法,总结并发展了临床通用的推拿治法,即"松、祛、调、动、展、复"六法。其后,收录"中医推拿十法"的还有2部教材。

综上所述,历版推拿学本科教材中治则治法的描述,先后出现的"治则四项""治则五项""治则六项""治则三项"均符合中医理论,是推拿中医属性的具体体现。"治则十项"符合中医逆其病证而治的正治观念,是治病求本的具体应用。治则中的四、五、六、三、十项之分,有一定联系与相通之处,反映了不同医家对于推拿理论和临床实践的不同理解与阐述,是对临床实践的总结与提升。五种治则和三种治法的共性是其理源于经典,总结于临床,上升为理论,反哺到临床,对推拿临床起到很好的指导作用。但是,反思"治未病,治病求本,异病同治,同病异治,扶正祛邪,调整阴阳,调整脏腑功能,调理气血关系,因时因地因人因病制宜(四因制宜)"等治疗原则的表述,灸法、拔罐、热敷等中医外治法的治则是否也存在类似的描述?"温、通、补、泻、汗、和、散、清"等治法的表述是否也适用于其他中医外治法?

治则是治疗疾病的总原则,治法是治则的具体化。王永炎院士指出,辨证论治是中医的核心理论,由研究中医辨证论治转向研究辨证论治的思维是近几年中医研究领域的一个方向,尤其是在方法学方面具有一定的进展,值得中医学者关注。杨晗指出,治则治法的研究是深化中医理论和提高中医临床诊疗水平的双重需要。故,"有道无术术可求,有术无道至于术",治则治法是中医理论与临床应用的桥梁，是针对疾病本质，治疗疾病的"道"，推拿作为中医理论指导下的特色外治疗法，属于"术"的层面。

遵循中医的"整体观念"，研究疾病发生发展的规律，辨明疾病的病因、病位、病性和邪正关系，即可确定疾病的治则和治法。《灵枢·病传》记载："黄帝曰：余受九针于夫子，而私览于诸方，或有导引行气、乔摩、灸焫、刺焫、饮药之一者，可独守耶，将尽行之乎？岐伯曰：诸方者，众人之方也，非一人之所尽行也。"一位好的"明医"，首先应该研究清楚患者所患疾病的状态，拟定合理的治则治法，选择合理的治疗方法。其次，再探索治疗方法的作用机制。故，研究某一具体的推拿手法作用于相应的部位（或穴位），或者研究某一具体治疗方案作用于某一具体疾病不同病理阶段的有效性、科学性和可行性，并在临床推广应用，应该是推拿学科高质量发展的需要，对中医理论的进一步完善也具有很好的促进作用。

三、影响推拿疗效的主要因素研究

推拿疗法以推拿手法为主要治病手段，影响疗效的因素是多方面的。例如，推拿手法的选择、推拿穴位（或部位）的选择、手法作用于相关穴位（或部位）的刺激量、手法操作的时机选择、患者对推拿治疗方案的接受度、治疗环境的选择等都或多或少影响着治疗效果。手法的性质、治疗部位（或穴位）选择的特异性、手法的刺激量等因素在推拿治疗具体疾病的过程中相互关联，只有选择了恰当的手法，选对了具有特异性的治疗部位（或穴位），掌握好刺激量和恰当的治疗时机，并注意调节医者和患者两个方面的"神"，注意整体观念和辨证论治的有机结合，才能让患者"形神兼具"，取得最好的临床疗效。

（一）手法的性质

推拿疗效的发挥首先取决于施术者手法的准确性和适宜性，即手法的性质。针对不同的疾病和疾病的不同阶段，采取具有相应治疗效果的手法。当肌肉痉挛时，应采用具有舒筋通络作用的手法作用于病患局部；当解剖位置紊乱时，应采用具有理筋整复作用的手法作用于病变关节；当肢体功能受限时，应采用具有关节助动作用的手法作用于功能障碍部位。当脏腑功能失调时，应采用具有调整脏腑功能作用的操作法，如摩腹、推擦背俞穴、摩膻中等；当经络不通致人昏迷时，应选用具有醒神开窍作用的操作法，如掐人中、掐十宣等。

手法是治病的关键，正如《推拿捷径》曰："推拿纯凭手法，施治需察病情，宜按宜摩，寓有寒热温平之妙，或揉或运，同一攻补汗下之功。"在施用手法之前，要先辨明病因、病位和病性，根据辨证结果拟定治疗方案才是正确的手法治疗思路。不掌握推拿手法的操作要领，随心所欲，乱推一气，是影响治疗效果的主要因素之一。此种情形，《幼科铁镜·推拿代药赋》曰："寒热温平，药之四性；推拿揉掐，性与药同。用推即是用药，不明何可乱推。推上三关，代却麻黄肉桂。退下六腑，替来滑石羚羊。水底捞月，便是黄连犀角……大指脾面旋推，味似人参白术。泻之则为灶土石膏……病知表里虚实，推合重症能生；不谙推拿揉掐，乱用须添一死。"以上文献表明，推拿操作法具有特殊作用，应在辨证的基础上使用，才能做到精准、恰到好处，手法操作应中病即止。

（二）治疗部位（或穴位）选择的特异性

治疗部位（或穴位）选择的特异性是影响推拿疗效的又一主要因素。所谓特异性，指某一治疗部位（或穴位）针对某一特定病证具有特殊的敏感性，即该部位（或穴位）能够针对性地治疗某种病证。正确选择推拿治疗的部位（或穴位）是取得疗效的关键。如腰椎间盘突出症包括椎间盘变性、膨出、突出、脱出、脱垂等几种情形，从突出方向上看，可分为中央型、旁中央型、椎间孔内、椎间孔外、极外侧突出；从突出阶段上看，可分为腰椎各间隙或单一突出或两个及两个以上的突出；从椎管条件看，可伴有相对狭窄和绝对狭窄等。因此，推拿治疗腰椎间盘突出症可以使用一指禅推法、擦法、按揉法、振法等手法，但治疗部位的选择应根据产生症状的原因不同、轻重不同灵活掌握，即应先辨清病因、病位和病性，再施以手法作用于特异性的部位，才能取得满意疗效。

又如，小儿推拿治疗发热，可用推法作用于单穴，也可用推法作用于穴位组合。手法加穴位，称操作法。单穴操作法常用清天河水、推脊等，复式操作法可以选用开天门、推坎宫、清天河水、清肺经、推三关、退六腑等。刘凯等（2015）采用中医传承辅助平台（V2.0）软件集成的规则分析、改进信息等数据挖掘方法，研究了近30年小儿外感发热的推拿选穴规律，发现推拿治疗小儿外感发热选穴以小儿推拿特定穴为主，核心穴位组合为天河水、肺经、天门、坎宫、太阳、六腑。对明清以来的9部推拿文献进行查阅、归纳和总结，发现清天河水、水底捞月、退六腑、推脊4种操作法广泛用于小儿发热。张英琦（2022）通过综合古籍、临床研究结合各门派的应用特点总结出"退热六法"，即"开天门、推坎宫、揉太阳、揉耳后高骨、清天河水、推脊"作为动物实验的干预手法，并开展了推拿治疗小儿外感发热的机制研究，取得一定的成果。其中，清天河水是退热手法中使用频率最高的操作法，具有清热而不伤阴的特点，虚热实热均可使用；开天门、推坎宫、揉太阳及揉耳后高骨又称为头面四大手法，是治疗小儿发热常用的经验操作法组合；推脊是退热的主要操作法之一，效果显著，操作方便。

（三）手法的刺激量

推拿治疗疾病的疗效与手法的力量、施用时间、手法频率、两次治疗的时间间隔及疗程等关系密切。《素问·举痛论》记载："按之则热气至，热气至则痛止矣。"说明当刺激达到一定的量后，才可能出现"热气至"，进而产生疗效。

夏云集的《保赤推拿法》曰："儿之大者、强者、病之重者，用数宜多；儿之小者、弱者、病之轻者，用数宜少。"提出推拿作用时间与小儿的年龄、身体状况、病情轻重有关，年龄大者，体质较强，病重，推拿次数宜多；年龄偏小，体质偏弱，病轻，宜适当减少推拿的刺激量。

骆如龙《幼科推拿秘书》曰："一岁定须三百，二周六百何疑，月家赤子轻为之，寒火多寡再议。年逾二八长大，推拿费力支持，七日十日病方离，虚诳医家谁治。"提出推拿干预的次数可随小儿的年龄而增加。

参 考 文 献

范炳华，2008. 推拿学. 北京：中国中医药出版社.

范炳华，2016. 推拿治疗学. 北京：中国中医药出版社.

房敏，宋柏林，2016. 推拿学. 4版. 北京：中国中医药出版社.

金宏柱，2001. 推拿学临床. 上海：上海中医药大学出版社.

李扬林，王永萍，2010. 中医治则治法理论体系图表试重构. 贵阳中医学院学报，32（6）：6-9.

李义凯，翟伟，2012. 推拿学. 北京：科学出版社.

李义凯，蒋松鹤，2017. 推拿学. 2版. 北京：科学出版社.

刘凯，王杰，王艳国，2015. 基于数据挖掘技术探讨推拿治疗小儿外感发热的选穴规律. 中国中医基础医学杂志，21（8）：990-993.

罗才贵，2001. 推拿治疗学. 北京：人民卫生出版社.

罗才贵，2008. 推拿学. 上海：上海科学技术出版社.

吕明，2006. 推拿学. 北京：中国中医药出版社.

吕明，2013. 推拿治疗学. 北京：中国医药科技出版社.

上海中医学院，1961. 中医推拿学讲义. 北京：人民卫生出版社.

上海中医学院，1975. 推拿学. 上海：上海人民出版社.

上海中医学院附属推拿学校，1960. 推拿学. 北京：人民卫生出版社.

上海中医学院附属医士学校，1959. 中医推拿学. 上海：科技卫生出版社.

石学敏，2007. 针灸学. 2 版. 北京：中国中医药出版社.

宋柏林，于天源，2011. 推拿治疗学. 北京：人民卫生出版社.

宋柏林，于天源，2016. 推拿治疗学. 3 版. 北京：人民卫生出版社.

宋菲，胡建鹏，王键，等，2016. 中医治则治法理论的形成与发展. 中医药临床杂志，28（12）：1657-1659.

王华兰，2011. 推拿治疗学. 上海：上海科学技术出版社.

王华兰，2013. 推拿学. 北京：人民军医出版社.

王继红，龚利，2019. 推拿学. 2 版. 上海：上海科学技术出版社.

王军，2000. 推拿学. 哈尔滨：黑龙江人民出版社.

王永炎，盖国忠，陈仁波，2014. 中医辨证论治思维的研究方法与发展方向. 环球中医药，7（1）：1-5.

王之虹，2007. 推拿学. 北京：高等教育出版社.

王之虹，于天源，2012. 推拿学. 3 版. 北京：中国中医药出版社.

严隽陶，2003. 推拿学. 北京：中国中医药出版社.

杨晗，魏凤琴，2018. 中医治则治法关系研究. 时珍国医国药，29（9）：2215-2216.

于天源，2012. 按摩推拿学. 3 版. 北京：中国协和医科大学出版社.

于天源，2015. 按摩推拿学. 北京：中国中医药出版社.

于天源，王晓军，2008. 伤科推拿教程. 北京：北京体育大学出版社.

俞大方，1985. 推拿学. 上海：上海科学技术出版社.

翟伟，2017. 推拿学. 北京：科学出版社.

张浩良，1988. 治则治法新论（纲要）. 山东中医学院学报，12（4）：43-46，70.

张英琦，2022. 退热六法对脂多糖致热幼兔退热效果及对 COX-2/PGE$_2$/EP3 通路影响的研究. 北京：北京中医药大学.

浙江中医学院，1985. 推拿学讲义. 杭州：浙江中医学院.

第 4 节　推拿流派及各家学术思想研究

　　"流"指液体的流动、传播；"派"指水的支流、一个系统的分支；"流派"原意为水的支流，引申为学术、文化、艺术等领域具有独特风格的派别。中医推拿历史悠久，在漫长的发展过程中，由于学术渊源、师承关系、人文地域等原因，逐渐形成各具特色的推拿流派。流派形成的学术背景，主要是基于临床需求，如为了解决临床的某一类实际问题，提高临床疗效，创立一个或若干个手法，并逐渐形成传承体系。因此，推拿流派研究具有地域性、群体性和实践性。

　　流派的形成是学科发展的必然产物，整理和传承流派及各家学术思想，形成"百花齐放、百家争鸣"的学术氛围是学科逐渐走向成熟的标志。学习推拿流派及各家学术思想，可以拓宽学术视野，充分了解推拿学科发展的"源"和"流"，有助于进一步去伪存真、去粗取精，增强中医推拿的文化自信和疗效自信。诸派同源、歧而分之，但是，无论哪个流派，防病治病的目标是相同的，指导其形成和发展的理论基础是相同的，犹如江河与大海的关系，流派的发展终将汇聚大海，促进学科的高质量发展。中医推拿学科历史悠久，在其形成和发展过程中，逐渐形成了各具特色的流派，本节仅就一些文字记载较为详细的流派作简单介绍，其他相关内容，可查阅文献，进一步学习研究。

一、一指禅推拿流派

（一）源流与发展

"禅"，汉语意译为"思维修"，即"静心思虑"之意。一指禅推法，简单理解，即为"用一个指头静心推的方法"。"禅"的更深一层意思是由于手法操作时间长，操作者要静心专注于操作穴位。被操作者也需要静心专注于被操作穴位。"一指禅"就是医患双方共同将散乱的心念集中于一处（在医者为拇指之端，在患者为医者拇指所点之穴），医者调匀气息，意念守一，凝全身的功力内劲于拇指之端，潜心探究患者的疾病所在，"推穴道，走经络"，通过刺激特定穴位，激发经络之经气，进而起到疏经通络、调理气血、调整脏腑等作用，表达的是推拿操作"意到气到，气到病除"的境界。根据师承相传的脉络，一指禅推拿的起源可以追溯到清咸丰年间，由河南李鉴臣首创，第二代传承人为扬州丁凤山，他在江苏、上海曾招收弟子 11 人，传承发展门徒 40 余人。第三代代表性传承人是王松山、钱福卿、丁树山、沈希圣等，丁树山传承给丁季峰、朱春霆等。1956 年，在朱春霆等传承人的努力下，上海市卫生局创办了推拿训练班，后改为上海中医学院附属推拿学校，朱春霆担任首任校长，开创了推拿高等教育之先河。朱老及其传承人教授一指禅推拿技术，培养大批推拿专业人才，一指禅推拿手法得以发扬光大，流传至今，成为目前针灸推拿学专业学生的必修课程，并在推拿行业中得到广泛应用，成为国内外具有一定影响力的推拿流派。

（二）理论指导及临床应用

一指禅推拿流派强调中医理论指导，将中医的整体观念和辨证论治贯穿推拿诊病、治病的全过程。其中，尤其重视藏象学说和经络学说在临床疾病诊治中的重要作用。由于经络的功用和穴位的特点不同，有时首取的经络和穴位，往往是一指禅推拿治病取得较佳疗效的保证。例如，外感病证，常首先选取膀胱经（项部），施以一指禅推法、抹法等，此为首开膀胱经发表之门户。因为膀胱经主一身之表，门开则外邪能被祛除。

一指禅推拿在应用时，不仅取穴也直取经络施以手法，这是一指禅推拿流派的又一特点。常取的经络有督脉（项部）、膀胱经（项部、背部、腰部）、胃经（大腿、小腿部）、胆经（颞部、小腿部）、肾经（小腿部）等。临床取穴分为辨证取穴、病机取穴、局部取穴、循经取穴 4 种。

一指禅推拿治疗疾病范围甚广，既可用于成人，也可用于小儿。治疗小儿病证，虽没有特定穴位，但是在其治疗上有某些特殊之处。有些手法小儿不用，如弹法、插法、振颤法、推托法、抄法等。这是因为小儿脏腑娇嫩，骨骼未坚，小儿疾病一般也比较单一，推拿临床上所见并发症较少，所以取穴不用太多，但要抓住重点。手法宜轻柔，操作时间应稍短。小儿对手法刺激的耐受力很低，机体调节功能的敏感性较强，轻柔的手法及短时间的刺激，就能达到治疗效果。治疗成人，主要是内科、妇科、五官科、外科和运动系统、神经系统的某些疾病，一指禅推拿有其独特疗效。如高血压、失眠、胃脘痛、胃下垂、便秘、腹泻、月经不调、痛经、闭经、癃闭、慢性鼻炎、迎风流泪、乳蛾、漏肩风、半身不遂、腰肌劳损、乳痈、四肢关节扭挫伤、小儿急慢惊风、小儿泄泻、厌食、积滞、鹅口疮、面神经瘫痪等病证，治疗效果均较好。

（三）手法特点

崇尚《医宗金鉴·正骨心法要旨》中的"法之所施，使患者不知其苦，方称为手法也"的思想，一指禅推拿流派提炼出既要柔和深透，又要均匀有力，以柔和为贵，柔中有刚，刚柔相济的手法特点。常用手法有推、拿、按、摩、滚、捻、缠、揉、搓、抄、摇、抖等。一指禅推法是一指禅推拿流派的主要手法，其特点是着力面积小、压强大、渗透性强，且刺激量大小可灵活调整，从而产生一种持续性、有节律的柔和刺激，能实现力道集中、精确取穴。临床操作中施术者既可"吸定"在穴位上做单穴定点操作，也可沿经络循行路线边推边移动，即所谓"推穴道，走经络"，可用于诸多经络和穴位，临床应用非常广泛，是中医推拿领域极具代表性的手法之一。

（四）代表性著作

一指禅推拿流派的代表著作有《一指定禅》手抄本，成书于 1894 年，作者自喻为"邗江钓叟"，又名趾禅、趾道人。原抄本由一指禅推拿前辈王松山收藏，1958 年执教上海时献出。著作《推拿名家朱春霆学术经验集》（1996 年），也在一定程度上反映了一指禅推拿流派的学术渊源和发展概况。黄汉如作为一指禅推拿流派的传承人，其著作《一指禅推拿说明书》《黄氏医话》秉承了传统中医审查病机、辨证论治的学术思想，临床上依据准确辨证选取穴位和相应手法进行治疗，直指要害，中病即止，事半功倍。近年来，一指禅推拿流派传承人在推拿镇痛机制研究、推拿生物力学机制研究、推拿学术流派传承研究等方面进行了探索。在脊柱疾病的致病因素、干预手段、疗效机制等方面取得系统性创新成果。在国内外杂志发表多篇 SCI 学术论文，并主编出版学术专著、开展硕士研究生和博士研究生培养等工作。

二、㨰法推拿流派

（一）源流与发展

㨰法推拿流派以㨰法为其代表性手法。㨰法推拿的创始人丁季峰先生出生于一指禅推拿世家，其伯祖父丁凤山、父亲丁树山均为一指禅推拿流派传承人。丁氏自幼师承家教，刻苦学习，精研一指禅推拿手法，深得一指禅推拿流派精髓。丁氏发现，神经系统、运动系统疾病和软组织损伤类病因病机及疾病转归具有相同的规律，与内科疾病存在一定的差异，常用推拿手法操作于人体体表对上述疾病和损伤并非都可以产生满意的治疗效果。为此，丁氏潜心研究诸家手法的特点，结合有关神经系统、运动系统的解剖、生理及病理学知识，以中医经络学说为理论指导，兼收一指禅推拿及其他流派各种手法的长处，首创㨰法，并以其作为主治手法，以其他手法为辅助手法，配合关节的自主性和被动性的运动，创立㨰法推拿学术流派。

（二）理论指导及临床应用

㨰法推拿的理论基础是中医经络学说，临证需结合西医解剖、生理、病理学知识，辨病与辨证相结合，选择相应的手法。㨰法推拿擅长用于治疗半身不遂、小儿麻痹症、外伤性截瘫、周围神经麻痹等神经系统疾病，以及落枕、颈椎病、肩凝症、腰椎间盘突出症、膝部退行性关节炎等颈、肩、腰、背及四肢关节的软组织损伤类病证，㨰法配合关节的被动运动也常用于斜颈、马蹄内翻畸形足等早期的畸形矫正。㨰法推拿的禁忌证包括骨和关节部位的化脓性、结核性病灶，良性或恶性肿瘤，未愈合的骨折，或伴有严重的内科疾病，难以忍受手法刺激者。局部急性炎症，疼痛剧烈，或体质虚弱者慎用。

（三）手法特点

㨰法推拿流派的主要手法是㨰法和揉法，辅助手法有按法、拿法、搓法、捻法，需要配合关节的被动或自主性治疗运动。临证选择手法应根据辨证和辨病相结合的原则，灵活选用，或主辅配合，或手法和治疗运动配合，以达到消除病痛状态、恢复生理功能的目的。㨰法推拿流派的特点，一是在手法的操作应用上，提出"柔为贵，刚柔相济"的观点；二是在手法的作用部位上，提出"点为主，点面结合"的观点；三是在治疗方式上，提出"动为先、动静结合"的观点。

（四）代表性著作

擦法推拿流派的代表性著作包括《中国医学百科全书·推拿学》（上海科学技术出版社，1987）、《中医推拿学》（上海中医学院附属推拿学校编，1959 年）、《小儿推拿学》（上海中医学院出版社，1988 年）、《海派小儿推拿》（上海科学技术出版社，2010 年）、《推拿学》（上海科学技术出版社，1985 年）、《推拿手法图谱》（上海中医药大学出版社，2007 年）等。代表性科研成果主要体现在推拿基础研究领域，创新性地将三维解析系统与推拿手法测试系统实现同步构建，开展推拿手法的规范化研究，建立擦法的生物力学数据库、文献数据库、知识文库等，并致力于科学普及。

三、内功推拿流派

（一）源流与发展

内功推拿流派是因主张推拿医师和患者在治疗过程中必须有选择地练习少林内功而得名。内功推拿的师承脉络可追溯到清末年间，传至山东济宁李树嘉时，已成为一套完整的少林内功推拿治疗方法，而后又由李树嘉传于济宁人马万起（1884～1941 年）。马万起擅长少林内功推拿医术，自 20 世纪 20 年代起行医于上海，授艺于同胞弟弟马万龙和弟子李锡九，逐渐发展形成内功推拿流派。

（二）理论指导及临床应用

卫气营血学说是内功推拿流派的理论基础，内功推拿在临床治疗中始终贯穿中医辨证施治、经络循行、标本兼治的原则，从整体观念出发，局部和整体施术相结合，以扶正祛邪，达到防治疾病的目的。内功推拿要求医生注重练功，使自身达到气血通调、脏腑调和、阴阳平衡的状态，并针对不同病证的不同病程，指导患者进行相应的功法锻炼。从手法作用部位上看，推上腹、推两胁具有健脾和胃之功效，因为脾胃乃后天之本，脾胃功能健全则自然转虚为实；又如，推肾俞、命门、八髎，具有益肾壮腰之功效，因肾为先天之本，主骨生髓，精髓同源，肾壮则本自强。内功推拿临床应用范围广泛，不仅可用于治疗骨伤科疾病，还可应用于一些劳倦内伤、虚劳杂病、胸胁屏伤、头痛失眠、高血压、神经衰弱综合征及部分呼吸道、消化道及妇科经、带诸症。

（三）手法特点

此流派强调患者锻炼少林内功与接受推拿治疗相结合。擦法又称"平推法"，是此流派的代表性手法之一。常用的内功推拿手法有平推法、拿法、扫散法、理法、劈法、点法、分法、合法、运法、搓法、抖法、背法、拔伸法、击法、热敷法等十几种。内功推拿治疗疾病的特点是先练后推，功法锻炼和手法治疗有机结合，练功时呼吸自如，始终采用静止性用力，做到所谓"练气不见气"，以力带气，气贯四肢；强调整体观念，扶正祛邪；擅长热敷，以综合疗法取胜。

内功推拿治疗的特色能较全面地反映一套"常规手法"。常规手法是以擦法、拿法、点法为主，配合一些其他手法，在人体上按一定的程序（从头面到腰骶）进行治疗的一组常用的操作方法。作用于十二经脉和奇经八脉，具有疏通经络、调和气血、调整脏腑、疏肝健脾、温中行气等功效，以达到扶正祛邪，解除疾痛之目的。其手法轻重，因人而异。体弱者手法应轻柔，体壮者手法可略重，临床应用时需根据疾病的不同适当调整手法。

常规手法操作程序：头部→眼→面→胸腹→肩背腰→胁肋→少腹→上肢→头面，以击法结束治疗。一般以头面、躯干、上肢操作为主，若有下肢病变可加用下肢操作。具体操作过程中，内功推拿在身体某部位操作时，又遵循男左女右的原则，因为男子以气为主，女子以血为主，气为阳、血为阴，左为阳、右为阴。

（四）代表性著作

内功推拿流派的代表性著作有全国高等医药院校教材《推拿学》（科学出版社，2021 年）、《中医推拿学》（上海中医学院附属推拿学校编，1959 年）等。近年来，流派传承人在总结临床实践经验的基础上，开展了推拿手法研究、推拿古代文献研究、推拿教学研究、脊柱与脊柱相关疾病研究、小儿推拿穴位特异性研究和传统健身功法临床研究等。

四、脏腑推拿流派

脏腑推拿流派的起源可追溯到五台山的安纯如道人，于明末清初传入民间。安纯如道人曾在保定周边传授脏腑推拿疗法，他的弟子有王庆传、胡秀璋等，新中国成立后，脏腑推拿逐渐发展，王文、王雅儒、骆俊昌、胡秀璋等专注于从事脏腑推拿，形成了具有特色的脏腑推拿流派。由于师承不同、地域不同，又产生了不同的学术派别，如古法腹部按摩、脏腑图点穴法、骆氏腹诊推拿等。

（一）古法腹部按摩

安纯如是古法腹部按摩创始人，生卒年不详，河北保定高阳人氏。幼年跟随舅父到山西五台山出家，并在当地学习了"腹部按摩术"，后还俗回乡悬壶济世。安氏在保定周边不仅用脏腑推拿治病，妙手回春，还注重传授脏腑推拿技术，声名远扬，被誉为"腹部推拿大师"。古法腹部按摩在津沽地区得到了传承和发扬，发展出具有津沽地区特色的脏腑推拿，并融入脏腑图点穴法、传统俞募配穴等疗法。其腹部推拿在小儿疾病中应用特色明显，提出"在临床治疗中不提倡复杂的大处方和长时间"的治疗模式，针对小儿的发病特点，追古溯源，继承创新，结合几代传承人的临床经验，经过临床验证及统计方法分析后，归纳出一套临床常用、起效迅速、针对性强的"核心特定穴"体系。同时将皮部这一特殊系统与推拿手法相融会，并根据经络辨证，在十二皮部的循行路线上进行推按，整体调节小儿脏腑之间的功能平衡，从而提升皮肤卫外屏障能力，起到养生保健和未病先防的作用。

古法腹部按摩的学术观点体现在以下几个方面。第一，根据疾病由浅到深的传变规律，将按摩部位划分为 5 层（皮肤、气血、经络、腰肾、骨髓），根据病情施以攻、散、提、带 4 种导引疗法，根据按压、上提的轻重缓急形成不同的补泻方法。第二，按压穴位均以"现行"为度，即得气，得气以出现凉、麻、热、胀的感觉为度。第三，调腹手法作用于经络，以通经络调脏腑。古法腹部按摩主要是通过伏冲脉来影响冲、任、督、带四脉的功能，以疏通脏腑经脉气血，达到治疗疾病的目的。

由安纯如口述，河北省中医研究院整理的《按摩经》（1962 年完成）可谓古法腹部按摩的代表性著作，该著作未正式出版，只在民间流行。其后多代传人分别著有《腹部按摩学简编》（胡秀章编著，1958 年）、《中华腹部推拿术》（天津科技翻译出版公司，1997 年）、《王金贵津沽脏腑推拿心法》（中国中医药出版社，2017 年）等专著，为古法腹部按摩的传承和发扬作出了贡献。

（二）脏腑图点穴法

清代同治年间，河北雄县人王文（1840～1930 年），钻研学习《推按精义》一书，首创脏腑图点穴法。王氏在河北津沽各县以手法为人治病，名闻河北塘沽一带，后收王雅儒为单传弟子，专治顽疾沉疴，在民间广为流传。其学术特色主要有以下几点：第一，首创闸门穴（即澜门穴），王氏认为，该穴是开中气、治疗中焦疾病的要穴，每次治病必首先开通此穴。第二，重视腹部推法、按法的应用及三焦的调整。王氏认为，中焦是"沟通上下焦"，承上启下的关键。故先开中焦，再启下焦之户，以使"周身表里气通"，为上焦的开启造成釜底抽薪、水到渠成之势，最后开上焦，以使所顺上通，"下贯丹田，三焦气血和畅"。王氏还强调，在开通中下焦之后，必须"放通"两侧带脉穴，带脉穴为"活动周身气血"的主穴，带脉能维系并约束诸脉，维护气机循常道而不妄行，进而更好地保障上焦及全身气血畅通。第三，注重手法的旋转补泻，向右旋转为补，向左旋转为泻，往返旋转为调。王氏认为，"重补易塞，重泻易脱"，故强调用调法，手法操作均以"指下气通"为度，强调患者个体差异和医者经验。第四，操作顺序为先腹部，后背腰部，操作时两手多穴同时点按，以期发挥协同作用，防止气机逆乱。第五，重点调节的穴位多在"交汇点"，澜门穴位于大肠与小肠的交汇点，左梁门在胃与小肠的交汇处，巨阙在胃贲门处。脏腑图点穴法以推按、点为主要手法，以腹部操作为主，重视脾胃，以调理澜门穴及腹部各穴为主，贯通上下气机，常用于治疗内科杂证。

王雅儒继承其师王文经验，并结合自身几十年的学习心得，经系统整理编辑成书《脏腑图点穴法》，由河北人民出版社于 1962 年出版，成为该流派的代表性著作，促进了脏腑图点穴法的传承和发展。

（三）骆氏腹诊推拿

创始人骆俊昌（1881～1965 年），河北武邑人，早年跟随其父骆化南学习家传独特的推拿手法，后又博采众长，结合长期临床实践，创立腹诊推拿。自清朝末期至 21 世纪，中国的骆氏腹诊推拿医术经过骆化南、骆俊昌、骆竞洪、骆仲遥四代人的不懈努力，逐渐形成独具特色的学术派别。

骆氏腹诊推拿遵循补、温、和、通、消、汗、吐、下治疗八法，采用推、拿、按、摩、捏、揉、搓、播、引、重等 62 种手法。操作部位以腹部和躯干部为主，兼及全身各部。治疗领域包括内、外、妇、儿、五官等多科病证，并广泛应用于养生保健和美容美体。骆氏腹诊推拿具有以下学术特点：第一，腹诊推拿特别重视腹诊技巧，要求练就"视之不见，触之如电"的手法基本功。第二，诊断上重视腹诊辨证，通过腹部的望诊和切诊，观察腹部的形态变异，触知腹壁的紧张度与硬块、条索物等异常，借以判断疾病的表里、虚实、寒热及其与全身的关系，并据此选用不同的推拿手法。

骆氏腹诊推拿的代表性著作主要有骆竞洪的《实用中医推拿学》，该书于 1982 年出版，其后骆竞洪于 1987 年出版的《中华推拿医学志——手法源流》及 1990 年出版的《骆竞洪推拿治病百法》，为促进骆氏腹诊推拿的发展起到重要的作用。

五、宫廷理筋术推拿流派

宫廷理筋术推拿流派的传承从清初随军的蒙古族医生到清中晚期的上驷院绰班处，其中的代表医家是上驷院绰班处御医德寿田，因医术高超被尊称为"绰班德"，晋升"蒙古医生长"。当时，上驷院绰班处正骨理筋手法仅在清宫内传授，学习者必须为满蒙族后裔，学习采取拜师学艺、口传心授的方法。清政府被推翻后，绰班处御医文佩亭在北京东城开诊，文佩亭于 1923 年收刘泉为义子，赐号"寿山"，按满族方式口传心授，将绰班处的正骨理筋学术思想和手法传授于他。1949 年，刘寿山秉承先师遗训，在东直门北新桥宜贞堂挂牌应诊。刘老 1959 年受聘于北京中医学院，创办北京中医学院东直门医院骨伤科并任科主任。他以发扬传统医学、培养伤科人才为己任，将自己毕生临床经验传授于他的学生。刘老在东直门医院创办骨伤科后不久，臧福科、孙呈祥、刘佑华、薛英杰等先后跟随刘老侍诊学习。其后，具有代表性的继承人还有刘长信、刘焰刚、付国兵等。

从清初随军的蒙古族医生到清中晚期的上驷院绰班处，从民间开诊的文佩亭老先生到北京中医学院东直门医院推拿科，历代宫廷理筋术推拿的传承人根据手法治疗软组织损伤疾病和内脏疾病的特点，进一步完善了理论体系，整理了手法套路，并进行了相应的临床疗效评价和机制探讨，扩大了宫廷理筋术推拿的影响。

宫廷理筋术推拿流派汇集蒙古族、满族、汉族正骨理筋技术，形成了独具特色的学术思想：第一，宫廷理筋术推拿以《医宗金鉴·正骨心法要旨》为理论基础，重手法、辅药物、法药并举。宫廷理筋术所谓筋，包括所有附着于骨骼的肌肉、肌腱、韧带、筋膜等软组织，注重筋的两大特性"筋喜柔不喜刚"和"筋喜暖不喜凉"。在筋与骨的关系方面，宫廷理筋术强调治筋的重要性，在肯定前人"肝肾同源，筋骨并重，筋为骨用"的基础上，更强调"以筋代骨，骨亦可为筋用"，认为筋可以代偿和带动改善骨的部分功能与结构，即"筋柔骨正"。第二，宫廷理筋术强调练功的重要性，主张练功与治疗结合才可取得较好的疗效，多位宫廷理筋术传承人都自幼习武，尤其注重内功，在武术基础上结合临床，形成了一套完整而又实用的练功疗法，医者习练这些功法，能起到健身与增强手法功力的作用，由医者教授患者习练，可起到缩短病程、预防疾病复发的作用。第三，宫廷理筋术推拿创新了戳、拔、捻、捋、归、合、顺、散八种治法，以"按摩舒筋、复其旧位"。手法讲究手摸心会，"手随心转，法从手出"。根据筋的特性，手法强调"轻、柔、透、巧"，看似操作轻巧柔和不觉其苦，实则力透筋骨，功及内脏，故对医者手法的功力技巧有较高的要求。

宫廷理筋术推拿的代表性著作有刘寿山先生编著的《刘寿山正骨经验》和《简明中医伤科学》等学术著作。臧福科继承并发扬了刘老在正骨、治筋等方面的理论与治法，指导编写了著作《大成推拿术》，参与编写《中国推拿术》；就职于北京中医药大学东直门医院的传承人孙呈祥跟随刘老学习，著有《软组织损伤治疗学》。

六、小儿推拿流派

历代小儿推拿医家因时间、所处地域、治疗风格不同，以及对《小儿按摩经》《小儿推拿密旨》《小儿推拿秘诀》等书籍的理解与传承、发挥不同，对于小儿推拿穴位、操作手法的理解有一定差异，逐渐形成了各具特色的小儿推拿学术派别。

（一）三字经小儿推拿

三字经小儿推拿的创始人是徐谦光，代表人物是李德修。徐老认为，气血不和为病之根本，欲调小儿血脉，两掌为先，考其常用 28 个穴位，头面仅"黄蜂入洞"和"（若）洗皂"，其余全在上肢。故，三字经小儿推拿的经典理论框架是"推两掌—调血脉—治百病"，临床治疗特点是以抓主诉、用主穴见长，强调根据主诉选用穴位，各型处方都以针对主诉的穴位为君，久推、先推。小儿为"纯阳之体"，小儿热病、热证居多，感受邪气也易于热化，因此，三字经小儿推拿多用清法，并重视处处固护脾胃。用穴一般 1～3 个，不超过 5 个。急性病可只用一个独穴，把持之，多推、久推，甚至推数十分钟。穴位少，干扰少，主攻明确，以达到"力专效宏"的目的。

三字经小儿推拿经几代人的努力，操作技术更简化、治疗范围更广泛、疗效更好。代表著作有徐谦光著《推拿三字经》，李先晓、王鹏著《李德修小儿推拿技法》，赵鉴秋著《幼科推拿三字经派求真》等。

（二）孙重三小儿推拿

孙重三先生在长期的临床实践中，基于临床，不断总结提炼，形成了以效验穴位为主，手体配穴，固定成方防治儿科病证的特色推拿流派。例如，将天门、坎宫主治外感病证，太阳穴主治头目诸疾，耳背高骨可以定惊，天柱骨止呕，肚脐补虚，龟尾穴可以调理大便，胸八道可以宽胸理气，箕门可以通利小便等经验纳入相关疾病的治疗处方，并且手、体配穴。手部穴位多集中于两掌，即使在寒冷的冬天，也易于操作；体穴离脏腑更近，局部作用明显，手、体穴位配合，相得益彰。此流派常用的穴位有 70 多个，继承并改进了林椒圃的"十三大复式手法"，其复式操作法由多手法和多穴位固定联合组成，有的还需要配合关节运动，其疗效为单一手法和穴位所不及。此流派的特色技法"十三大复式手法"，如摇抖肘顺气和血、通经络；打马过天河退热；黄蜂入洞发汗解表；水底捞月退热；飞经走气行气化痰；按弦走搓摩疏肝理气导滞；二龙戏珠镇惊、调气血；苍龙摆尾退热、开胸、通便；猿猴摘果定惊化积；揉脐及龟尾并擦七节骨止泄止痢；赤凤点头消膨胀、定喘息；凤凰展翅救暴亡、舒喘胀；按肩井能行气活血，可以作为总收法使用等，至今在小儿推拿临床仍然具有十分重要的指导意义。此流派的代表性学术著作有孙重三先生编著的《儿科推拿疗法简编》和《通俗推拿手册》等。

（三）张汉臣小儿推拿

此流派的代表人物是张汉臣先生，其学术特点体现在以下几个方面：第一，重视面部望诊。张老独创"滞色论"和独特的"望鼻法"，尤擅长望面色和审苗窍，有史料记载，张老面诊小儿可说出小儿三代人的情况，盖面部色泽是脏腑气血的外荣，亦是疾病变化的表现。第二，提倡辨证论治，重视整体观和辨证论治思想在小儿推拿中的应用。强调通过辨表里、寒热、虚实和脏腑，以确定疾病深浅、病位、病性及病情的发展趋势，并分别与传统治疗八法相对应。第三，倡导中西医结合研究小儿推拿。例如，除了灵活运用中医的望闻问切，虫症还需望下唇黏膜、麻疹需望两颊黏膜、腮腺炎需望腮腺管口等；并强调眼、耳、鼻、喉病证专科检查的重要性；咳嗽、气紧要求听诊、拍 X线片；发热重视血常规等。并对常用的 57 个穴位进行解剖学研究，探讨小儿推拿防治疾病的机制，如分别进行了补脾经、逆运内八卦等的机制研究，开创了小儿推拿实验研究的先河。第四，手法应用中注重呵护稚阴稚阳，祛邪不忘补虚扶正。强调扶助正气为儿科第一要务，清法常配合温法，泻法常配合补法。此流派的代表性学术著作是张汉臣著的《小儿推拿学概要》。

（四）冯氏小儿捏积

此流派的代表人物冯泉福先生以独特的冯氏捏积术，擅疗疳积而闻名。20 世纪 30 年代，"捏积冯"（冯泉福）作为冯氏捏积第 4 代传人享誉北京城。1956 年，冯泉福受聘于北京中医医院，成立捏积室，并将祖传的捏积手法和配合使用的口服消积散、外敷化痞膏配方捐献给医院。之后举办全国学习班，编著书籍，为捏积疗法的规范化和普及作出了极大的贡献。冯氏捏积重视阳气，以温补立法，同时协调阴阳，沟通内外。强调捏拿脊背，刺激督脉，能振奋阳气，推动气血运行，防治疾病。同时，捏脊虽只捏脊，但能通调任脉，"阴平阳秘，精神乃治"。冯氏捏积术手法独特，冯泉福在 1981 年写的讲义中提到"捏积手法自尾骨端的长强穴起沿督脉向上捏拿到风府穴，共捏 6次，捏到 4 次时向上捏提一次，提完 6 次以后在肾俞穴按摩几下即可。所谓捏拿，实际上是推捏拿三种作用的综合疗法"。在其后所著的书籍中，冯式将捏积疗法细化为"捏、拿、推、捻、提、放、按、揉"八个基本手法，称为"捏脊八法"，自下而上作用于督脉和膀胱经。此流派的代表性著作是佘继林著的《冯氏捏积疗法》和李志明著的《小儿捏脊》。

（五）湘西小儿推拿

此流派的代表人物是刘开运先生，湘西小儿推拿流派在操作部位（次第）、主要穴位和手法、套路运用与变化等方面最能反映明清时期小儿推拿的原貌。其学术思想强调"以五脏为中心"，诊治不离五脏，手法操作时须首先操作手部的五经穴。刘氏认为，人以五脏为中心，疾病不离五脏，抓住五脏，就抓住了疾病的本质。故，刘氏以五脏归类小儿常见症状，如咳嗽、流涕、气喘归于肺；厌食、腹泻、疳积归于脾；惊风、癫痫、夜啼归于心、肝；遗尿、五迟、五软归于肾等。归于某一脏，就治某一经。针锋相对，切中脏腑病机。同时以五行相生相克理论为指导，注重五脏协调，全面调理。并提出顺应五脏，以平为期的思想。手法操作讲究有开有阖，开阖得宜，"开"即开窍，"阖"即关窍。"开"则开通经穴，激活气血，利于感知和传导。"阖"指结束时屏闭经穴，让人体相对独立，让治疗信息持续作用。此流派独创特色穴位与手法，如三大退热手法、推胸法、推腹法、推背法等，此流派的代表性著作有刘开运著的《小儿推拿疗法》。

（六）海派儿科推拿

此流派的代表人物是金义成先生。海派儿科推拿是发生、发展在上海地域的理、法、方、术齐备的学术流派，具有海纳百川、兼收并蓄、着重创新的特征。流派常用手法有按、摩、掐、揉、推、运、搓、摇八法，还融入了㨰法推拿之㨰法、内功推拿之擦法及江浙沪地区民间小儿推拿之捏法。手法以柔为贵，巧为魂，要求"轻而不浮，快而不乱，慢而不断，重而不滞"。海派儿科推拿尤其重视四诊合参，触摸察病，推拿医生之手经常触摸患儿肢体，对患处的异常能"手摸心会"，即非常重视"摸"诊。触摸查病包括用手按压、触摸额头、颈项、胸胁、脘腹、腰背、肌肤、手足、经络、腧穴等，以测知冷热病痛，进而推断患儿患病的部位和性质。强调治病必求于本，临床诊治儿科病证还需关注小儿情志，强调扶正祛邪，以胃为本。强调八法之外，以通为要，认为"通"可以使气血流通、循环往复、生命不息。此流派的代表性著作有金义成著的《小儿推拿》《海派儿科推拿图谱》《海派儿科推拿》《中国推拿全书》等。

（七）滇南小儿推拿

此流派的代表人物是夏惠明先生。20 世纪 60 年代，中医推拿名医夏惠明从上海来到云南，汇聚云南儿科智慧，将中医推拿与儿科结合，逐步发展形成了以云南省省会昆明为中心，辐射云南各地州县市的具有云南特色的集临床、教学、科研、国际交流于一体的滇南小儿推拿体系，在防治云南地区儿科常见病、多发病及疑难病证中显示出独特的优势。滇南小儿推拿源于海派推拿，发展至今，经历了 4 代传承，传承的主要脉络为夏惠明—李冬梅、邰先桃、邵长丽、杨丽秋—胡鸾、张吉、张粲、杨芝仙—杨何云、吴艳萍等。滇南小儿推拿借鉴中医病因三分法，将儿科病证分为脏腑病证、筋伤病证和其他病证三类进行诊治。遵循"外治之理即内治之理"的原则，传承夏氏经筋理论，脏腑病证重视"形神一体观"，筋伤病证重视"筋骨一体观"，其他病证重视"形神筋骨一体观"，强调整体与局部同调、功法与手法并重、治疗与调养结合。创建"选择性脊柱推拿技术体系"用于防治儿科病证，形成了"从脊论治"儿科病证的鲜明特色；创编符合小儿推拿临床的特色保健推拿功法；提出 3F 康复模式（function，family and fun）指导小儿病证康复。滇南小儿推拿学术思想在历代传承人的实践与发展中逐渐形成，具有浓厚的地域特色。滇南小儿推拿主要用于防治感冒、发热、咳嗽、腹泻、便秘、腺样体肥大、近视、小儿肌性斜颈等儿科常见病、多发病及小儿脑瘫、孤独症、婴幼儿运动发育迟缓综合征、寰枢关节紊乱综合征等疑难病证。此流派的代表性学术著作有邰先桃、熊磊主编的新世纪全国高等中医药院校创新教材《小儿推拿学》及邰先桃、李冬梅主编的《滇南小儿推拿》等。

参 考 文 献

曹仁发，顾非，吕强，2012. 一指禅推拿学术流派的传承和发展. 中医文献杂志，30（4）：32-34.

房敏，2019. 推拿流派研究. 北京：人民卫生出版社.

甘叶娜，刘长信，温建民，等，2022. 现代宫廷理筋诊疗体系的构建. 中华中医药杂志，37（10）：6091-6094.

韩露轩，吴云川，2016. 内功推拿流派学术特色和传承. 吉林中医药，36（1）：84-87.

黄常乐，张佳信，王晓东，2018. 一指禅推拿流派探源. 中医文献杂志，36（1）：51-52.

纪静芸，2023. 不同频率一指禅推法干预 FD 脾虚家兔的效应及其机制研究. 广州：广州中医药大学.

李华南，张玮，刘斯文，等，2020. 津沽推拿流派学术概要. 天津中医药，37（2）：182-186.

骆仲遥，2013. 论骆竞洪老先生在推拿学术领域的建树及其创造性贡献//中华中医药学会. 中华中医药学会推拿分会第十四次推拿学术交流会论文汇编. 深圳：1-4.

王宾，柳红芳，李多多，等，2019. 宫廷理筋术推拿流派及其学术传承. 现代中医临床，26（3）：50-54.

王红星，肖建军，2015. 脏腑推拿手法取穴独到. 健康报（2015-01-07）（005）.

王之虹，2017. 推拿学临床研究. 北京：人民卫生出版社.

张耀巍，许海霞，2016. 腹部推拿法临床应用述评. 中医外治杂志，25（2）：55-57.

Ezzat Rowshanzamir，沈熠，于天源，等，2019. 捏积疗法的形成与发展. 中华中医药杂志，34（6）：2784-2786.

第 2 章　推拿技能与技巧研究

推拿治病的手段主要是推拿手法,手法以"力"的形式作用于体表,但不是蛮力和暴力,而是一种技能与巧力。推拿功法训练不仅可以赋能推拿手法,提高推拿疗效,教会患者习练某种特定功法,还可以将我们在医院的临床治疗延伸到患者的家庭,促进患者早日康复和全面康复。无论是手法训练还是功法练习,都需要强调"调身""调息""调心"。故,推拿技能与技巧的研究包括推拿功法的概念、特点、临床应用,推拿手法的动作结构、力学、运动学特点,以及临床应用中如何掌握手法技巧或借助模拟推拿的康复设备提升手法效益等内容。

第 1 节　推拿功法研究

推拿功法锻炼是一种主动的自我调整过程,"调身"指调节动作姿势,要做到"形松";"调息"指调节呼吸,要做到"气平";"调心"指心理调适,要做到"心定"。故,关于推拿功法的研究涉及多个学科领域,应着眼于多学科交叉的研究思路。例如,与体育学科相结合,通过生物力学的方法研究推拿功法在干预疾病中的运动学与动力学问题;与社会科学相结合,研究推拿功法在促进患者身心两方面康复中的作用及机制;与康复医学相结合,研究推拿功法在心脑血管、呼吸及其他系统疾病康复中的应用等。

一、推拿功法研究思路与方法

推拿功法是推拿学的重要组成部分,是我国具有民族特色的一种医疗保健运动,功法锻炼在防病治病、强身健体、助长益智和延年益寿等方面,都有积极作用。早在《黄帝内经》中就已有关于功法基本理论、练习原则、练功要领、练功方法和临床运用等多方面的记载。故,推拿功法的研究可以从历史、现状和趋势进行,也可以从功法本身的功势特点、对参加锻炼者机体的影响及对相关疾病的预防和治疗作用等方面开展研究,常用的研究方法有调查法、观察法、实验法、文献法、实证研究法、数量研究法、模型法、描述性研究法、经验总结法等。研究方法的选择可以根据研究目的、研究对象、研究范围、研究内容等的不同而灵活选择,也可以根据研究者的偏好和能力选择。

（一）推拿功法研究思路

1. 确定研究课题

一切科学研究始于问题,科学问题即研究课题。推拿功法研究课题的来源主要基于两个方面:一是源于临床工作中发现的,手术、药物等多种方法不能很好解决的实际问题。研究人员针对该问题设计并运用推拿功法的研究思路与方法,最终解决这一问题。例如,课题"'筋骨并举'推拿联合功法锻炼治疗骶髂关节紊乱的疗效观察"即研究者遵循国医大师李业甫学术思想,将"筋骨并举"推拿手法和功法锻炼应用于骶髂关节紊乱的治疗中,并与单纯"筋骨并举"推拿手法相比较,以期总结"筋骨并举"推拿手法和功法锻炼治疗骶髂关节紊乱的临床疗效，将李老学术思想贯穿整体治疗之中，通过该课题验证"筋骨并举"推拿配合功法锻炼治疗骶髂关节紊乱的临床可行性，为骶髂关节紊乱患者提供切实可行的中医外治方案；研究者在临床中发现，失眠发病率较高，而中医药作为传承千年的医学宝库，可以很好地对失眠进行辨证论治。因此，通过立项研究"内功推拿结合功法锻炼治疗心脾两虚型失眠的临床研究"课题，旨在观察内功推拿结合功法锻炼对心脾两虚型失眠的临床效果及安全性。二是基于功法习练中发现其特点的总结。长期功法的习练不仅对疾病有一定的治疗效果，对医者自身也能起到锻炼作用。在实际的功法习练中，医者自身对于功法的作用效果也会有较为深刻的体会，积累了许多宝贵的感受与经验，只是没有及时梳理、总结与升华。我们也可以此为方向开展相关研究。例如，研究者通过"少林内功与易筋经训练对推拿手法的影响及其差异性研究"这一课题，观察医学生分组训练少林内功与易筋经前后身体素质和推拿手法各项力学参数的改变，探讨两种功法在提高体能、改善推拿手法力度和频次等方面的作用和机制，并进一步比较两种功法的差异性，明确不同功法的优势，为功法练习者选取适合自己的功法指明方向。与此相似的研究还有"习练少林内功对推拿揉法的力学参数影响的研究"，运用智能推拿手法参数测定系统采集不同组推拿揉法的力学参数，统计并分析不同组别推拿揉法力学参数的异同，为少林内功训练对推拿揉法的具体作用和提高推拿从业者的身心素质提供理论依据，同时为推拿揉法的教学和标准化研究提供数据支持。

2. 开展课题论证

通过了解推拿功法在国内外的研究现状，可以全面了解所选课题的理论基础，确立研究的主攻方向。

（1）阐明选题依据：推拿功法众多，包括易筋经、八段锦、少林内功、导引功法等。其中不少推拿功法还有很多流派与版本，如太极有陈氏、杨氏、吴氏、二十四式等，易筋经有体育总局版、"十二五"教科书版、大学版、比赛版等。此外还有不同的架势：定式、动式、高架、低架、坐式、站式等。在选题中要注意明确所选推拿功法的范围与具体内容，这与后续的研究方案息息相关。在选题阶段，不仅要阅读国内文献，同时要阅读国外高质量论文，关注其研究特点及选题依据，开拓思路，在他人成果的基础上展开更加深入的研究，避免重复已有工作导致的资源浪费或理论缺乏创新性。国外也有众多学者针对功法的临床做了许多研究，一定不可忽略。

（2）确定研究方案：推拿功法的研究方案中，除了研究目标、研究内容、拟解决的关键问题、拟采取的研究方法、技术路线、实验方案及可行性分析、可能的创新之处外，还要关注推拿功法的"调身""调息""调心"，此为推拿功法的核心内容。在研究方案的设计中，要随时关注"三调"。在方案设计时可将研究方案做成手册，配文字、图片与注意事项，以便后期受试者练习。研究方案要有一定的创新点，关注"见人之所未见，发人之所未发"的东西。例如，"推拿手法结合八段锦治疗青少年特发性脊柱侧弯""太极拳功法在老年原发性高血压患者临床治疗中的应用研究""传统功法在肩周炎治疗中的应用研究"等。

（3）明确研究计划：推拿功法学的研究计划要充分考虑患者的依从性与耐心，同时也要考虑到推拿功法的特点可能需要长期坚持才能有效。一般以每周 1～2 次的集体干预为宜，同时要设置打卡程序，保证受试者的依从性。

（二）推拿功法研究方法

推拿功法研究的常用方法有文献法、调查法、观察法、实验法、实证研究法、数量研究法、模型法、描述性研究法、经验总结法等。研究方法的选择主要是根据内容选方法，根据目的选方法，结合研究对象范围和进度选择方法，根据研究的自身偏好和能力选择研究方法。

1. 文献法

文献法指通过对收集到的某方面的文献资料进行研究，以探明研究对象的性质和状况，并从中引出自己观点的研究方法。文献研究法是一种经济且有效的信息收集方法，它通过对与研究相关的现有文献进行系统性的分析来获取研究信息。其作用有：①能了解推拿学功法问题的历史和现状，帮助确定研究课题。②能形成关于推拿学功法研究对象的一般印象，有助于观察和访问。③能得到推拿学功法现实资料的比较资料。④有助于了解推拿功法的全貌。例如，有研究采用文献分析法，从知网、万方、维普、PubMed 等数据库进行归纳分析功法治疗颈椎病的功势，提取研究方案并进行内容分析，初步提出推拿功法治疗颈椎病的临床研究方案。

2. 调查法

调查法是科学研究中最常用的方法之一。它是有目的、有计划、有系统地搜集有关研究对象现实状况或历史状况相关材料的方法。综合运用历史法、观察法等方法，以及谈话、问卷、个案研究、测验等科学方式，对推拿功法进行有计划的、周密的和系统的了解，并对调查搜集到的功法资料进行分析、综合、比较、归纳，从而研究出推拿功法的规律等。调查法中最常用的是问卷调查法，它是以书面提出问题的方式搜集资料的一种研究方法。调查者选择相应的调查项目编制成表，分发或邮寄给研究推拿学功法的专家，请求填写答案，然后回收整理、统计和分析。在推拿功法研究中德尔菲法应用较多，通过德尔菲专家调查的方法，对治疗某一疾病的功法达成共识，基于此再开展相关研究。

3. 观察法

在科学实验和调查研究中，观察法具有扩大人们的感性认识、启发人们的思维、导致新的发现等几个方面的作用。例如，有研究者观察高、中、低不同架势下的太极拳功法，对比不同架势太极拳的运动学和肌肉特征差异，了解架势变化对太极拳生物力学特征的影响，加深对太极拳动作力学机制的认识。

4. 实验法

实验法的主要特点是控制性与因果性。推拿功法实验要求借助各种方法技术，减少或消除各种可能影响的无关因素的干扰，在简化、纯化的状态下认识推拿学功法的研究对象。实验法是发现、确认事物之间因果联系的有效工具和必要途径。例如，有研究者以"推拿功法静力性训练对肥胖大鼠内皮功能障碍的影响"为课题，通过推拿功法静力性训练干预，观察肥胖模型大鼠脂质代谢功能、血管舒缩功能和脂肪因子等指标，探究推拿功法静力性训练对肥胖模型大鼠内皮功能障碍的影响，并检测心外膜脂肪组织中相关脂肪因子基因的表达水平，分析推拿功法静力性训练对预防冠心病的效应机制。

5. 实证研究法

实证研究法是利用科学仪器和设备，在自然条件下，通过有目的有步骤地观察、记录研究现象，并测定相关伴随现象的变化来确定条件与现象之间因果关系的研究方法。主要目的在于说明各种自变量与某一个因变量的关系。例如，有研究者针对膝骨关节炎（knee osteoarthritis，KOA）中疼痛这一临床核心问题开展研究，通过红外摄像头、测力台等实验工具，探讨通过易筋经"调身""调心"的锻炼，达到全面防治 KOA 的临床目的。

6. 数量研究法

数量研究法也称"统计分析法"和"定量分析法"，指通过对研究对象的规模、速度、范围、程度等数量关系的分析研究，认识和揭示事物间的相互关系、变化规律和发展趋势。推拿功法的数量研究主要通过对研究对象的功法干预前后的相关指标、量表变化进行数量关系的分析，揭示推拿功法的干预效果与变化规律和发展趋势，促使人们进一步正确认识推拿功法，以便更加科学地揭示推拿功法的规律。此方法主要用于推拿功法的应用研究。

7. 模型法

模型法是通过设计、构造和分析与推拿学功法原有研究对象相似的模型而达到间接地研究认识原型的目的。推拿功法建模的基本步骤是：先搜集有关疾病或功法的信息，了解其特性、结构、功能；然后在综合分析事实资料的基础上，经过创造性思维和逻辑性推理建立模型；再对模型进行观察、实验和研究分析；最后将结论外推到原型。如果经实践检验，符合实际情况时，说明模型基本上反映客观现实；如果不符合实际情况时，可根据反馈信息，再重新修改和研究模型。例如，有研究者以 AnyBody 建模系统计算八段锦动作的膝关节动力学、肌肉激活度参数，计算出不同肌肉激活度特点，对指导初学者练习八段锦具有重要的指导意义。

8. 描述性研究法

描述性研究法是将已有的现象、规律通过自己的理解和验证，给予描述并解释。有学者聚焦二十四式太极拳练习的动态过程，通过描述各指标变化特征与分析指标特征间的差异，揭示各指标的灵敏度与解释力，为太极拳的自主神经的指标解读与报告提供参考。

9. 经验总结法

经验总结法是通过对实践活动中的具体情况，进行归纳与分析，使之系统化、理论化，上升为可以推广应用的"人用经验"的一种研究方法。例如，有研究者通过总结严隽陶教授临床辨治肩周炎的学术经验，提出肩周炎应杂合而辨、从筋论治、分期治疗的辨治理念，并主张推拿手法应动静结合，推拿功法应辨证施功。

二、推拿功法研究内容

历代医家总结出各种静功、动功和静动功等多种功法，对强身健体、祛病延年具有良好的效果。但是，由于古代历史条件的限制和练功家世界观的差异，常常在一些有关导引功法的理论和具体功法中夹杂着消极内容。推拿功法在疾病预防领域可以丰富"治未病"的健身手段，在康复医学领域可以丰富康复治疗手段。通过对推拿功法的研究和应用，可以促进医学的创新发展，尤其是在提高免疫力、减轻慢性疾病、改善心理健康等方面，推拿功法具有独特的优势。新中国成立以来，推拿功法理论的科学性研究不断深入，在功法的理论传承、临床疗效、继承发展和标准化建设等方面开展了大量研究。

（一）文献古籍理论研究

《素问·上古天真论》记载："上古有真人者，提挈天地，把握阴阳，呼吸精气，独立守神，肌肉若一，故能寿敝天地，无有终时，此其道生。"可以看出，当时的人们已经认识到功法习练若注重调身（肌肉若一）、调神（独立守神）、调息（呼吸精气），则可健康长寿（寿敝天地，无有终时）。战国后期《行气玉佩铭》铭文则具体记述了行气的具体方法，马王堆出土的西汉时期《马王堆导引图》较早以图文形式呈现了功法的肢体与器械动作形态，《引书》则对功法技术动作姿态、顺序与数量等进行了较为详细的记载，且融入了呼吸运动，至东汉中晚期《周易参同契》则将时间、方位与人体内修进行了有效结合。西晋时期《三国志》记载华佗创编"五禽之戏"，并将导引中原有的"熊戏""鸟戏"等单一技术动作，编排成为完整的套路，成为导引功法发展的里程碑。东晋时期许逊在《灵剑子引导子午记·导引诀》中关于"仰托一度理三焦，左肝右肺如射雕，东肝单托西通肾，五劳回顾七伤调"的记载，被认为是八段锦之原型。南北朝时期陶弘景在《养性延命录·服气疗病篇》中提到"吐气有六者，谓吹、呼、唏、呵、嘘、呬，皆出气也"，记述了六字吐气之诀，该六字诀至今仍广为健身功法沿用。《养性延命录》中还对五禽戏练习方法、次数与强度等进行了更为详细的说明。

古籍中的功法记载大多与养生长寿有关，但鉴于历史的原因，精华与糟粕共存，如何去粗取精，挖掘出古籍功法技术中的精华，有效指导推拿功法的创新发展成为当下推拿功法研究的主要方向。

近年，基于古籍所记载的导引技术研究不断增多，通过收集、整理古籍功法技术，探析功法技术的内容特征，厘清导引功法技术习练规律，提炼推拿功法主要技术，形成功法技术习练规范，建立推拿功法基本技术体系。通过文献调查、专家访谈、古籍整理与数理统计等研究方法，运用文字学、音韵学、训诂学、语法学、版本学、辨伪学等学科知识，可以对古籍功法技术从动作姿势、次数、结构、方位、时辰、类型、方法、部位、技法、穴位、施治等方面进行规律挖掘，进一步揭示我国传统功法的健身机制和科学本质，进一步为全民健身提供最有效、最科学的传统功法健康促进手段，为中医古籍传统功法技术的推广应用奠定基础。

（二）临床应用研究

推拿功法作为中医的传统运动疗法之一，历史悠久，形式丰富、简单易学，便于在临床中开展。目前，推拿功法研究中，主要针对的疾病多集中在骨关节疾病、神志类疾病及神经系统疾病。因功法种类、流派繁多，虽然流传千年、效如桴鼓，但尚未完全阐释其中的关键科学内涵。推拿功法的临床研究，使得功法"调筋骨""调心神"得到充分循证支撑，通过临床实践，总结推拿功法治疗的适应证、禁忌证，探索最有效的功法组合和干预方案。

我国传统功法，主要练"形与意"；在功能上，训练肌肉的运动和力量；主要运动特点是变易筋骨、拔骨伸筋，通过"拔骨"的运动达到"伸筋"，牵拉人体各部位的大小肌群，以及大小关节处的肌腱、韧带、关节囊等结缔组织，提高软组织的柔韧性、灵活性，要求自然呼吸的同时缓慢控制身体各部位、方位的旋转动作，动作各方位相互呼应，力量上刚柔相济、虚实相兼，能够有效进行神经调节。此外，很多动作都要求旋转脊柱，对脊柱内的脊髓和神经根达到刺激，从而带动肢体对任督二脉起到调和作用。所以在推拿功法的研究中，主要从以下几个方面进行分析：一是对肌肉的肌力、耐力及关节活动度进行评价；二是借助影像学手段，检查颈部深浅层肌肉的厚度或横截面积；三是运用肌电学方法，分析颈部肌肉的活动状态等。

传统功法通过调身、调息和调心，将身体锻炼与人体内部运化有机结合起来，从而应用于临床疾病的治疗中。在调心以治心神中，传统功法注重内外兼修、身心并练，通过肢体开合及躯干多角度曲折旋转，配合呼吸的调整、意念的集中以静心安神，疏通经络气血、调畅气机达到锻炼身体、增强体质的目的。多项研究显示，推拿功法可以提高患者的情绪控制能力，有利于增强患者的自我护理能力。研究发现，经过 24 周五禽戏锻炼，部分老年女性 KOA 患者的平衡能力和生活质量得到长期、明显改善。房敏教授团队通过比较易筋经功法与拉伸训练对 KOA 患者步态生物力学参数作用的差异发现，相较于拉伸训练，易筋经功法锻炼能够更显著地改善 KOA 患者关节活动范围，提高其步行能力；同时能够更显著地增加关节屈伸力矩、减小其内收力矩等指标。所以，临床研究可从疼痛缓解程度、功能障碍改善情况、情绪状态调节效果及生活质量提升水平四个维度，建立功法训练疗效评价指标体系。

（三）功法的教学与传承研究

推拿功法是中华文明的重要组成部分，承载着丰富的历史文化价值。其根植于深厚的中华民族传统文化土壤中的传统体育运动，有着丰富的中医文化和民族传统体育文化资源；它不仅仅是一种医学技术，也是中国传统文化和哲学思想的体现。传承传统功法，是对人类文化遗产的保护和尊重。

1. 功法传承、推广形式研究

深入挖掘和整理古代经典文献中关于推拿传统功法的记载，系统研究其理论和实践方法，为传承打下坚实的基础。重视对推拿功法名家及其学派的保护和研究，通过录像、文字等形式，融入人工智能的大数据存储学习能力、机器深度学习能力，可详细记录其技艺和经验，为传承提供直接资料和推广途径。鼓励中医推拿功法的实践者总结和分享自己的经验，通过案例分析、经验交流等形式，丰富和完善传统功法的实践知识库。鼓励中医、体育科学、心理学等多个学科领域的专家学者进行交流合作，从多角度、多维度对传统功法进行研究和创新。根据现代人的生活习惯和健康需求，对传统功法进行适当的调整和创新，使之更加符合现代人的实际情况。

推拿功法的要领掌握及熟练程度将直接影响推拿治疗学的教学和临床应用疗效的好坏。因前期疫情影响，基于"互联网+"思维的推拿功法学创新实践教学方法应运而生，模拟了线下课堂授课情境，同时借助了高校精品课程网站的教学资源，还融入了微课教学，学生满意度反馈及认可度。近年来，虚拟现实技术和人工智能技术长足发展，使其引入推拿功法教学过程，沉浸式功法训练和智能化考核评价场景极大程度引起了学生及被推广者的兴趣。丰富推拿功法传播与评价方法的研究有望成为未来关注的重点领域。

2. 功法蕴含的思政元素研究

推拿功法是中医传统功法的重要组成部分，是我国优秀传统文化的精华，以中医经典为依据，旨在传播健康的运动方式和理念，传授实用有效的健身方法，促使学习者感受中国传统文化的博大精深和传统保健功法的独特魅力。2020 年，教育部印发《高等学校课程思政建设指导纲要》强调，全面推进课程思政建设，构建多方位协同育人的课程思政体系改革形式，结合各学科特点和资源优势，充分发挥各类课程思政基本载体的作用，深挖其中蕴含的显性及隐性德育资源，实现立德树人的根本目标。功法教学中蕴含大量的思政元素，具有提高德育与身体素质的功能。以中医推拿传统功法教学为载体，从家国情怀、文化自信、道德观和人文关怀、健康素养等方面探索功法教学中的思政元素。通过教学实践，将思政元素与课堂教学有机融合，在传授知识和培养能力的同时，实现价值引领，充分发挥推拿功法教学的育人功能。

3. 功法教学模式多维探索研究

推拿功法的教学模式研究也是功法研究的内容之一，学者们致力于探索更加有效的教学策略，以适应现代教育的需求并促进中医文化的传承。研究集中在几个关键领域：首先是利用现代信息技术，如在线教学平台和虚拟现实技术，来克服地理和时间的限制，提供更加灵活和互动的学习体验。新疆医科大学刘俊昌教授团队近年开展八段锦"虚拟仿真教学"数字化技术与应用研究，构建八段锦虚拟仿真 3D 交互模型，开展教学实践。其次是案例教学法的应用，通过分析真实或模拟的临床案例，让学生在实际情境中学习和应用中医功法，以增强学习的实用性和深度。此外，师徒制的传承方式也被重新强调，通过一对一的指导或小组式教学，使学生能够从经验丰富的中医师傅那里直接学习到宝贵的实践知识和技能。上海中医药大学针灸推拿学院组织"沛然计划"夏令营，带领育苗班的营员们每日晨起练习功法，晚读经典，引导学生内外兼修。

跨学科融合教学模式的探索也在进行中，旨在将中医推拿功法学与其他学科如临床医学、心理学等相结合，开发出全新的教学课程和方法，以培养学生的综合素质和创新能力。同时，评价与反馈机制的建立，确保了教学质量的持续提升和学生学习效果的有效监控。国际交流和合作也被视为一个重要方向，通过与海外学术机构和专家的合作，促进中医推拿功法的国际认知和传播。中国-乌兹别克斯坦中医药海外中心通过每日习练八段锦带领当地外籍医务人员、华人及患者共同学习传统功法，加深对中国文化的认知。这些研究内容不仅为中医传统功法的教学提供了新的视角和方法，也为其在全球范围内的传承和发展奠定了坚实的基础。

（四）功法的标准化和规范化研究

随着中医药文化的对外传播，以及中医药疗效的彰显，以太极拳、八段锦、五禽戏为代表的推拿功法也走向世界。推拿功法的标准化和规范化成为中医药文化走向世界的重要体现。

1. 功法术语标准化建设研究

功法的标准化和规范化中极为重要的是中医推拿功法术语英译水平的提升，包含了推拿功法术语、导引气功和太极基础术语。但推拿功法术语文化内涵丰富、意义抽象，相关研究较少，尚无全景式的探讨和统一的标准，不利于中医药国际化和导引功法传播水平的提升。中医推拿功法术语标准化建设的进程中需要学者对专业术语翻译时"再现术语内涵、再现结构形式、再现文化特征"。上海中医药大学、天津中医药大学正积极参与国际标准化组织（ISO）国际标准制订，推动中医技术等传统医学领域的国际标准制订，未来将有机会促进推拿功法标准的版本在全球范围的认可和应用。

2. 推拿功法技术体系的标准化研究

功法技术体系标准化是适应时代发展需要的，以标准化学科相关理论为指导，对功法技术体系的标准化及其对策进行研究。功法技术体系的标准化，面临事实标准繁多的客观困难和模糊性、历史性思维的主观阻碍。需要厘清传统功法模糊性、历史性思维与标准化的关系，扫清标准化的主观障碍；从综合标准化视角，以舍弃与拥有、简化与丰富的辩证关系为参照，建立各类功法的评价体系，体现功法的主要文化内涵；在功法主流版本通行情况下，研究各流派功法特色，搭建基础功法通用版本和各流派特色版本。国家体育总局对八段锦、易筋经、五禽戏、马王堆导引术等进行了系统梳理，并出版多个功法标准版本，对功法的传承和保护起到了巨大的推动作用。国家通用版本和特色版本的组合运用，用不同方式展现出不同功能，适用于不同受众。

以上四个方面的研究内容不仅涵盖了推拿功法的理论和实践，还包括了导引功法在继承发扬和标准化规范化方面的应用，是推拿功法研究的重要组成部分。

三、易筋经研究现状与发展趋势

易筋经中的"易"代表变化和转化，"筋"泛指人体的经络、肌肉、筋膜、韧带等软组织，"经"指锻炼的方法。通过易筋方法的锻炼可以改变人体筋的变化，这种变化不仅仅是物理层面的，更多涉及人体内在功能的变化。易筋经功法注重前后屈伸、外展内收、左右扭转等方法锻炼，通过"伸筋""拔骨"来牵拉人体各部位的肌肉、筋膜、韧带、关节囊等结缔组织，从而促进锻炼部位软组织的血液循环，对身体形态及生理功能起到良好的促进作用。目前，易筋经的研究主要集中在对脊柱病、心血管疾病及代谢性疾病的影响等方面。

（一）易筋经研究现状

1. 易筋经对脊柱病的影响

多项研究表明，易筋经锻炼对颈椎病、肩周炎、腰椎间盘突出症等疾病均有较好的治疗效果。窦思东等（2017）利用红外成像检测技术观察易筋经"托天桩"对颈型颈椎病患者背部督脉红外特性的影响，经过 3 个月的练习，受试者大椎穴温度及颈部区平均温度的变化具有显著性差异，说明易筋经"托天桩"锻炼可增强颈椎局部及督脉的阳气，促进能量代谢。有学者通过易筋经联合推拿对非特异性慢性颈部疼痛患者的疗效观察，为期 12 周（8 周干预加 4 周观察性随访）的开放标签、数据分析师盲法的随机临床试验，共招募了 102 例非特异性慢性颈痛患者，推拿组或易筋经联合推拿组的参与者每周接受 3 次推拿治疗，持续 8 周，共 24 次，易筋经组 3 次锻炼，其中医院专业指导 1 次与居家自主锻炼 2 次。主要结局指标为视觉模拟评分（visual analogue scale，VAS），次要指标包括颈部残疾指数评分（NDI）、焦虑自评量表评分、颈椎组织硬度和活动范围，结果发现在第 8 周时，推拿组 VAS 评分相较基线下降了–4.1（95%CI，–4.4～–3.8），易筋经联合推拿组的 VAS 评分较基线平均降低–5.4（95%CI，–5.8～–5.1），且易筋经联合推拿组的 NDI 评分、焦虑指数、颈椎组织硬度、颈椎主动运动范围均优于推拿组，易筋经联合推拿组在治疗非特异性慢性颈部疼痛方面比单独推拿疗法更有效。贺玲俐等采用推拿与易筋经、倍他司汀、碳酸钙 D_3 联合治疗椎动脉型颈椎病伴骨质疏松的疗效观察，发现对于减轻患者疼痛、改善颈椎功能及颈椎生理曲度、提高骨密度等，易筋经联合西药临床疗效优于单纯西药治疗。郭万林等采用平行、随机、评估盲法将 60 例青少年颈型颈椎病患者随机分为对照组和观察组，每组各 30 例，观察组采用易筋经锻炼，对照组采用健步走方式锻炼，结果发现易筋经对青少年颈椎病患者颈椎活动度改善、疼痛缓解的效果优于健步走锻炼，且易筋经治疗后颈椎反弓及变直的例数减少，易筋经能够促进颈椎曲度恢复正常。有学者基于颈椎多功能训练评估系统（MCU）和三维有限元分析（3D-FEA），探索南少林易筋经"托天桩"功法练习是否可改善电针治疗颈型颈椎病的疗效，共纳入 156 例患者，分为电针结合南少林易筋经"托天桩"组和电针组两组，治疗 12 周后，患者颈椎各方向活动度、各方向肌力均有不同程度增加（$P<0.05$），且 $C_4 \sim C_7$ 椎间盘应力、$C_4 \sim C_7$ 钩突关节囊应力较治疗前均有不同程度减少，试验组比对照组应力减少程度更为显著。

此外，胡吴斌等（2019）采用易筋经联合针灸推拿在有效缓解症状基础上，对神经根型颈椎病患者的血流变（高切黏度、低切黏度、血浆黏度）与血清免疫学（IgA、IgG、IgM）指标进行观察，发现改善了血液黏度，提高了血液流速，增强了人体的免疫防护功能。郑国良为了测定易筋经结合刃针治疗 12 周后颈椎的力学变化，使用 CT 检查获得两组患者治疗前后颈部三维图像并建立了有限元模型，对模型进行加载 2N·cm 的力矩使模型行前屈、后伸、侧弯及旋转等运动，分别观测 $C_4 \sim C_7$ 椎体的等效应力分布图，分析易筋经联合组与刃针组颈椎力学变化情况，结果发现易筋经结合刃针组对颈椎各节段活动度、椎间盘应力、关节突关节囊应力及前纵韧带拉力均优于刃针组。

吕达等（2010）研究发现，习练易筋经可加快肩背部血液循环，调节肩背部物质代谢，有利于肩背部损伤的软组织修复，达到治疗肩周炎的目的。陈维勇使用易筋经"九鬼拔马刀势"锻炼配合推拿手法对治疗肩周炎的临床疗效进行观察，评价治疗前后患者肩功能与疼痛症状改善的变化情况，结果显示，"九鬼拔马刀势"锻炼配合推拿手法能有效改善肩周炎患者内旋功能位（反手摸背）、外展上举功能位（患手摸耳）、外旋功能位、临床症状、临床有效率、VAS 评分，提示"九鬼拔马刀势"锻炼可作为临床肩周炎患者进行功能康复锻炼的一种可靠有效的选择。曹广英等通过临床观察发现，针刺结合易筋经功法锻炼（每日早晚 2 次习练，共约 80min，连续 2 个月）能显著改善肩周炎患者患肩疼痛感，外旋、内旋、前屈上举功能，以及日常生活能力（$P<0.05$），且能显著提高其治疗有效率（$P<0.01$），提示针刺结合易筋经功法习练治疗肩周炎有良好的临床疗效。

王大中（2023）将推拿联合易筋经"饿虎扑食势"治疗组作为试验组，推拿治疗组作为对照组，发现推拿联合易筋经组可改善腰椎间盘突出症患者的 VAS 评分和奥斯沃斯特里残疾指数（ODI）评分，且腰部肌张力得到缓解，腰椎前屈、后伸活动度也显著增加。司惠娟（2022）发现与常规牵引治疗相比，腰椎四维牵引联合易筋经锻炼可以显著降低腰痛、下肢痛、放射痛症状，并在此基础上改善腰椎功能评分。王恺骐等（2023）报道称，一次推拿正骨法联合易筋经锻炼在治疗腰椎间盘突出症过程中疗效显著，背伸肌耐力测试（BS 测试）结果及表面肌电图指标平均整流肌电值（AEMG）等均说明易筋经联合一次推拿正骨有效缓解了腰部疼痛，在增强腰背肌肉耐力的同时缓解了肌肉疲劳症状。朱毅等（2010）探究易筋经对比骨盆牵引治疗腰椎间盘突出症源性急性下腰痛的近期和远期疗效，发现治疗后两组 MRMQ 功能障碍评分均下降，但易筋经组下降更明显，治疗后 3 个月、6 个月观察，易筋经组复发病例数均少于骨盆牵引组，提示易筋经治疗腰椎间盘突出症源性急性下腰痛近、远期疗效皆优于骨盆牵引。刘堂营（2012）将慢性椎间盘源性腰痛患者随机分为温针灸-易筋经"摘星换斗势"联合组与单纯温针灸组，治疗 4 周后比较发现：VAS 评分、日本骨科协会评分（JOA）、ODI 评分联合组均优于单纯温针灸组，温针灸-易筋经"摘星换斗势"治疗慢性椎间盘源性腰痛疗效更优。

房庆华等（2018）采用易筋经对 30 名脊柱相关疾病患者进行 3 个月的康复干预，发现易筋经在改善患者脊柱柔韧性和降低腰椎间盘突出症的危险性方面具有显著作用，患者脊柱、腰部和髋关节的灵活性均得到改善，关节周围软组织功能和肌肉、韧带、肌腱伸展性均有一定提高。刘苗（2023）采用随机对照方法，易筋经治疗组和对照组共纳入患者 37 例，探讨整脊推拿配合易筋经锻炼治疗青少年特发性脊柱侧凸的临床疗效，结果显示，易筋经治疗组的 Cobb 角度数、Cobb 角矫正率、SRS-22 量表积分均优于支具治疗。此外，不同于支具治疗，易筋经治疗组治疗过程中均未出现呼吸异常、骨折、皮肤破损、病情加重等不良情况，安全性较高。金相奎等（2011）认为练习易筋经可以加强软组织柔韧性，试验发现受试者立位前屈、侧屈，正位臂平举体旋转等反映机体柔韧性能力的指标较易筋经训练前有明显提高，说明练功者的柔韧性得到提高。井夫杰等（2008）研究也发现，经过易筋经锻炼，患者腰椎、股骨颈骨密度值及腰背四肢疼痛积分明显好转。李建华等报道称，推拿结合易筋经锻炼治疗 KOA 效果明显优于单纯推拿治疗，在当今 KOA 动辄手术的情况下，这种保守疗法也可以作为临床借鉴。

2. 易筋经对心血管疾病及代谢性疾病的影响

高血压是一种常见的慢性疾病，指的是在没有心脏负荷增加的情况下，血压持续性升高。武彦红等（2018）研究显示，针对原发性高血压，通过锻炼易筋经能降低患者血管外周阻力并改善循环，显著降低患者收缩压与舒张压。苏玉凤等（2012）研究发现，易筋经在改善血管弹性、降低心脏后负荷方面有特殊疗效，在改善老年人体质的同时可降低血压及血脂。洪浩等（2017）发现未使用药物的高血压患者，锻炼 12 周易筋经后收缩压降低了 10.53%，舒张压降低了 8.97%。心力衰竭是一种严重的心脏状况，指的是心脏无法有效地泵血以满足身体的需求。这种状况可以由多种心脏疾病引起，如冠心病、心肌炎、心脏瓣膜病、高血压或心肌梗死。邵盛等（2012）研究表明，不论是低强度抑或中强度的易筋经锻炼，均可使患者左室舒张末期内径（EDD）、心室舒张末期容量（EDV）、每搏输出量（SV）升高，左室收缩末期内径（ESD）、脑钠肽（BNP），氨基末端 B 型钠尿肽前体（NT-proBNP）有一定程度的下降，且中等强度的训练对于心脏指数（C）、射血分数（EF）改善效果同样显著。王意南等相关临床试验也证实易筋经习练后可促进血液循环，增强心肌收缩力，改善容积负荷，提高射血分数及每搏输出量。可能与心脏压力负荷、容积负荷降低与心脏自主神经功能调节增强有关，易筋经锻炼了心肌细胞及血管弹性纤维，从而使得整个心脏功能得到改善。高脂血症可导致动脉粥样硬化，是引起心脑血管疾病的重要危险因素。有研究表明易筋经锻炼后可以加强体内脂肪酶的活性,促使胆固醇和磷脂向高密度脂蛋白转移，降低了低密度脂蛋白胆固醇（LDL-C）和甘油三酯（TG）水平，升高了高密度脂蛋白胆固醇（HDL-C）水平。随着年龄的增长，自由基生成增多而清除能力下降，增多的自由基过氧化会加速细胞衰老，超氧化物歧化酶（SOD）作为一种能够特异性清除自由基的抗氧化酶可以起到延缓衰老的作用。有研究证明易筋经锻炼可明显提高 SOD 活性，减弱氧自由基对机体的损害作用，可见易筋经锻炼可促进有害物质及时清除，达到有效减缓机体老化的作用。另一项研究认为易筋经是通过多靶点、多渠道的综合作用来治疗高脂血症的，从长远来看，6 个月或更长时间的疗效要优于药物治疗和慢跑等日常运动。Cai 等（2023）使用易筋经联合抗阻力训练对中老年糖尿病前期（PDM）患者肝内脂质（IHL）、体脂分布、葡萄糖脂代谢和炎症生物标志物的影响进行了调查，结果发现，与常规生活相比，IHL、体重指数（BMI）、上肢脂肪质量、大腿脂肪质量和全身脂肪质量均显著降低。易筋经组的空腹血糖（FBG）、稳态模型评估胰岛素抵抗指数（HOMA-IR）、血浆总胆固醇（TC）、TG 较基线也显著降低（$P<0.05$）。也就是说，易筋经联合抗阻训练可显著降低中老年 PDM 患者的肝脂和体脂量。

3. 易筋经对情志等其他疾病的影响

石爱桥等（2005）采用问卷调查法（问卷包括症状自评问卷表、焦虑自评量表、老年抑郁量表、幸福度问卷表）对湖北武汉和河南洛阳 7 个锻炼点中老年人参加健身气功——易筋经锻炼的情况及健康情况进行调查。结果表明，参加易筋经 6 周的锻炼，对习练者心理调节能力有显著改善，习练者的焦虑和抑郁水平有所降低，焦虑自评与幸福度有所改善。章崇会等（2005）通过横向和纵向研究发现，简编易筋经十二势对老年人的焦虑自评量表有较好的良性影响。钟志兵等（2006）研究发现，在习练易筋经 6 个月后练功组对象症状自评量表（SCL-90）各因子得分均低于对照组，且人际关系、焦虑、抑郁、偏执和其他 5 个因子得分均明显低于对照组，敌对、强迫、精神病性 3 个因子得分均明显低于对照组，在练功 1 年后，练功组对象症状自评量表各因子得分均进一步低于对照组。林秋（2015）的试验结果显示，进行为期 1 年、每周不低于 5 次的易筋经等功法锻炼能够提升单身老年人的整体自尊，促进单身老年人的心理健康，但其对单身老年人的生活幸福感影响不大，进行中等负荷易筋经等功法锻炼对单身老年人身体自尊、生活满意感和心境的影响效果最好，同时，集体锻炼比单独锻炼对单身老年人的心境、自尊的良性影响效果明显。有学者研究发现，经过 2 个月易筋经功法习练治疗（每晚 19 时至 20 时 30 分，每日 1 次，每周至少 5 次），失眠症大学生患者匹兹堡睡眠质量指数量表各项目及总分、焦虑自评量表和抑郁自评量表（SDS）评分较治疗前均有明显下降（$P<0.01$）。研究结果说明，易筋经功法习练能降低人体焦虑水平，改善睡眠，是针对青少年失眠患者的切实可行的治疗方法。

（二）易筋经研究发展趋势

1. 易筋经研究存在的问题

易筋经的研究目前还面临一些局限性，大多数研究集中于评估训练成效，而较少深入探讨其背后的作用原理和机制，对其起源、流派、发展变化、基础研究、教学培训和规范推广等也少有研究。所用的研究指标也不够全面，需要挖掘更有代表性的指标来支持其临床效果和应用选择。目前，易筋经的临床研究主要集中于探讨其对脊柱关节、心血管、情绪和失眠等方面的益处，研究多针对中老年人和大学生，这往往会出现研究内容重复且质量不一的问题，难以实现重大突破。现有研究主要关注易筋经的单一功法，缺乏与其他功法的比较，其独特优势尚未充分明确。未来研究应加强不同功法间的比较，全面探索易筋经在多系统疾病等方面的作用，以促进其研究更为全面深入。最后，对易筋经功法和功理的基础研究相对薄弱，研究团队规模较小，主要集中在某一地区，这大大限制了研究的深度和广度。

随着医学研究重心从"疾病研究"转向"健康研究"，中医导引的"上工治未病"理念成为研究健康的重要途径。这一学科不仅承载着中医的基本观念，还强调通过个人的实践和内在探求来维护生命健康。易筋经作为一种中医保健方法，越来越受到人们的重视和追求。虽然目前其在临床研究中的应用尚为局限，但预期随着现代医学技术的进步和跨学科的合作，易筋经的研究和应用范围将更加广泛，促进其在更多疾病治疗中的应用，提高治疗效果，并在全球范围内推广，惠及更多人群。相信不久的将来，易筋经将真正进入全民时代，让更多人受益，走出国门、走向国际。

2. 易筋经研究的发展趋势

在当今追求健康和预防疾病的社会发展趋势下，易筋经作为古老的中医导引术，非常适合作为一种中医保健方法被推广。它有潜力成为继太极拳和针灸之后，我国传统中医国际化的又一张新名片，弘扬中医药文化的又一个重要平台。从易筋经的未来发展角度看，具有几点趋势：首先，未来可能需要开设易筋经等功法专业，系统培训中医导引专业人才，建立人才队伍，完善学科体系，更好地发挥易筋经等导引法在慢性病防治中的优势。其次，未来可能借鉴瑜伽的发展策略，为不同年龄段设计专门的练习标准，在宣传中塑造易筋经的积极形象，以适应各类人群需求，使人想到易筋经就联想到放松愉悦、健康美丽等积极标签。同时，可以利用 AI 制订一套大众可行、时间更短的标准易筋经，以消除习练差异导致的疗效不一和研究价值减少的问题，助推易筋经功效研究和国际形象构建。最后，为了避免研究的重复性，应该积极探索新的研究领域和方法，采用更科学的实验设计，从生理、生物和中医学角度探索易筋经对健康的作用机制。研究多关注中老年人和大学生，扩大样本群体有助于全面了解其效果。研究时对照组设置需改进或规范化以凸显易筋经的特殊性，可将对照组规范为统一的强度相似的体育锻炼，易筋经的干预对象多为慢性疾病患者，研究设计应长期随访以评估其长期效应。同时，可扩展研究范围至消化、泌尿、生殖等系统，促进其在康复中的应用。

随着多学科交叉研究的不断深入，使用新型仪器设备、完善测量指标、利用 AI 分析等可进一步提升易筋经功法研究的质量。

四、少林内功研究现状与发展趋势

少林内功是内功推拿的重要组成部分,历史悠久。目前,少林内功常用的有七种裆势,十九个动作,其动作简单易学,且作用显著,在临床得到广泛应用。研究表明,少林内功不仅能提高推拿医师的体能和手法操作技能,而且对增强人体功能、增加肌肉力量,改善心肺功能等具有重要意义。

(一)少林内功研究现状

1. 少林内功对人体功能的影响

少林内功的锻炼方法与传统的导引功法锻炼并不相同,少林内功在习练过程中并不强调呼吸吐纳与意守,而是讲究通过力量的训练而达到气在机体的运行,即所谓的"练气不见气、以力带气、气贯四肢"。习练过程中要求习练者运用下肢"霸力",也就是说通过下肢的力量,运用五趾抓地,足跟踩实,双下肢挺直,脚尖内扣,两股静止性内夹,躯干中正挺拔,做到挺胸,收腹,含颏。在少林内功的习练过程中全身肌肉静止性用力,所谓"外紧内松",做到刚中有柔,柔中带刚,从而刚柔相济。这种静力性功法,可以通过锻炼关节拮抗肌,提高肌肉力量和耐力,以达到延缓骨骼肌退变、改善关节运动的功效。有学者从解剖学角度探讨少林内功的功法功理,认为少林内功锻炼时双掌从胁肋下徐徐加力推出,两手呈现螺旋翻转,使前臂肌肉产生拧转裹抱,形成拧劲、争劲、螺旋劲等,通过各部肌肉、韧带的伸展收缩,相互争衡,增强上肢关节的稳定性及肌肉力量。少林内功的有效锻炼可使上肢肌肉、韧带、关节充分伸展,还可预防急、慢性损伤,使关节更加灵活和稳固。少林内功重视下肢"霸力",以持续的下肢等长肌肉收缩为锻炼方法,习练的裆势、步形,强调通过下肢各种屈曲、起伏,使下肢肌肉、韧带及腹肌、腰肌、背肌等都得到全面的锻炼。秦元等研究少林内功锻炼对大学生体质的影响,结果发现经过 12 周的习练后,试验组的手反应时间较练功前明显缩短($P<0.05$),表明少林内功可提高习练者手的灵活度;每分钟仰卧起坐次数和坐位体前屈距离均显著增加($P<0.05$),表明少林内功可以增强习练者腰腹部肌肉耐力和机体的柔韧性。柏佳丽等通过使用 Pro-kin 平衡测试仪测定平均轨迹误差(ATE)和平均负重力量差(AFV),评估少林内功与健步走对女大学生踝关节本体感觉的差异,发现少林内功与健步走均可改善女大学生踝关节本体感觉,但少林内功优于健步走。赵文静通过少林内功联合推拿与单纯推拿对比后发现,少林内功能更好地降低腰部 ODI 及 VAS 评分,对腰肌劳损的改善效果更显著。苏霄乐等发现对于腰椎间盘突出症患者,在常规保守治疗的基础上辅助进行少林内功锻炼,可以缓解病情、有效提高远期疗效,痊愈率明显高于单纯保守治疗(72.5% vs. 45.0%),临床工作中值得推广应用。

2. 少林内功对心肺功能及代谢性疾病的影响

少林内功注重肢体动作的规范训练,其对心肺功能的影响是明显的。树钢在金宏柱教授指导下,将 60 例痰瘀互阻证稳定型劳力性心绞痛患者随机分为少林内功组与对照组(每组 30 人),对照组单纯使用药物治疗(基础西药治疗,包括硝酸酯类药物、β 受体阻滞剂、钙拮抗剂、阿司匹林、他汀类降脂药;心绞痛急性发作时,予舌下含服硝酸甘油 0.5 mg),少林内功组在药物治疗基础上进行少林内功训练,每天训练少林内功 2 次,每周训练 5 天,疗程为 3 个月。其后,对比观察治疗前后患者的心绞痛发作情况、静息性心电图表现,应用六分钟步行试验(6MWT)和美国康复医学会制订的功能独立性评定量表(FIM)评估患者的心功能及运动耐量、日常生活功能独立性的变化,并记录不良事件发生;同时检测患者外周血内皮祖细胞(EPC)和血管内皮生长因子(VEGF)的单位数量与水平。结果显示,少林内功能有效改善冠心病稳定型劳力性心绞痛患者的心绞痛发作情况、静息性心电图,提高药物治疗稳定型劳力性心绞痛患者的临床疗效,有效提高患者的心功能及运动耐量,改善患者的生活质量。研究认为其治疗冠心病稳定型劳力性心绞痛的效应机制可能为少林内功作为一种等长收缩运动模式能使肢体产生安全有效的生理性缺血,进而动员骨髓中的内皮祖细胞进入外周血,并通过血管内皮因子的促进作用,帮助缺血心肌侧支循环新生。洪浩等发现未使用药物的高血压患者，锻炼 12 周易筋经后，收缩压降低了 10.53%，舒张压降低了 8.97%，习练少林内功对高血压患者具有较好的治疗效果。有研究显示哈佛台阶健适指数（PFI）显著升高（$P<0.05$），表明少林内功可提高习练者的心脏功能，如增加心脏每搏输出量、降低心脏前后负荷等。有研究发现，习练少林内功可调节性腺分泌功能，习练者雌二醇、血清睾酮比值显著降低，而血清睾酮、黄体生成素比值显著提高，提示习练少林内功可防治老年多发病如动脉粥样硬化及冠心病等。周信文等利用肺功能自动诊断仪测量习练少林内功半年前后健康男生呼吸系统的变化情况，发现少林内功功法训练可使第一秒最大呼气率、最大呼气流速、流速容量曲线及分钟最大通气量等相应值都有所提高，最大呼气中段流与流速-容量曲线也有所改善，说明少林内功训练能够减少大、小气道阻力，提高肺泡弹性，提高呼吸系统整体水平和储备能力。单一鸣等选取 72 例慢性阻塞性肺疾病（COPD）-Ⅲ级稳定期患者作为试验对象，发现少林内功练习能延缓 COPD 稳定期患者肺功能下降趋势，增强运动能力并提高生活质量，且少林内功组的 6MWT、COPD 患者自我评估（CAT）均优于常规药物治疗。少林内功为 COPD 患者提供了药物之外的又一选择。

　　糖尿病前期又称为糖调节受损（IGR），有研究表明，运动疗法在糖尿病前期患者的临床治疗中起着重要作用。那么，少林内功又会产生什么作用呢？韦庆波（2014）通过观察糖尿病前期患者 3 个月习练少林内功，每日 1 次，每周 5 次以上（处方动作依次为前推八匹马、倒拉九头牛、凤凰展翅、顺水推舟、海底捞月、顶天抱地）、少林内功每日 2 次、少林内功每日 3 次及步行（受试志愿者进行每日 2 次，中等步速的步行锻炼，频率 80~100 次/分，每次 30min，使用计步器及 Polar 心率监测表进行记录，根据个人情况可以进行适当的休息），对照（患者的饮食及运动不作任何要求，不进行任何干预及限制）不同的运动方案对糖尿病前期进行临床疗效观察。结果表明，少林内功对于糖尿病前期患者，对空腹血糖、餐后 2h 血糖（2 hPBG）及糖化血红蛋白（HbA1c）等均具有一定的治疗效果，同时还可以增加胰岛素的敏感性，改善糖尿病前期患者的生活质量。少林内功习练与糖尿病前期在治疗效果上也存在一定的量效关系，每日 3 次习练少林内功，对糖尿病前期患者的治疗效果最优。少林内功锻炼还可增强糖尿病患者肌肉和肝脏组织对胰岛素介导的葡萄糖利用率。李鹏等对糖尿病前期患者做了为期 6 个月的临床观察，结果发现少林内功干预后，患者的空腹血糖、餐后 2h 血糖和血清糖化血红蛋白较干预前显著改善，且少林内功对稳定控制血糖显著优于步行组。此外，少林内功不仅可以积极调节糖尿病前期患者的血糖等指标，还对患者的心理健康有积极影响。

（二）少林内功研究的发展趋势

1. 少林内功研究存在的问题

　　目前少林内功研究主要集中在单一临床疾病的研究，针对某种疾病，应用少林内功观察疗效，研究严谨性较低且结论单一。而少林内功因其疗程长，患者接受度不高，因此没有成为疾病治疗的主流方式，导致少林内功治疗的优势病种逐渐减少。以上问题需要通过一些措施来解决，比如引入中医运动处方的理念，改进患者功法训练的方法，研究功法的功理功效，在保证功法练习运动量的基础上，为患者量身定制少林内功的运动处方，使其简练有效、便于掌握。

　　少林内功作为一种深植于中国传统文化的养生功法，在全球推广时，必然会遇到文化差异和接受度的挑战。不同文化背景下的人们对健康、体育习惯和信仰有着各自的理解和实践，这些差异可能导致少林内功在不同国家地区的接受程度和普及方式存在显著差异。例如，西方国家可能更习惯于通过科学实验证明一种新的健身方法的有效性，而少林内功的益处需要通过体验和长期练习来深刻理解。因此，我们不仅需要在传播方式上进行创新，还需要通过大量的多样本、多中心、高质量的科学研究来证实其效果，从而提高公众信任度。科学研究上，首先，明确研究目标和问题，聚焦少林内功对特定健康问题的影响；其次，选择合适的研究设计，如随机对照试验或纵向研究，确保研究的科学性和有效性；再次，确立评估指标，采用客观受认可度高的生理、心理评估工具；再次，进行严格的数据分析，使用合适的统计方法来分析研究结果；最后，将研究发现与现有知识进行整合，探讨其在临床和保健实践中的应用。

2. 少林内功的现代化转型路径

少林内功的未来发展趋势将朝着多方面深化和扩展。首先，科学研究将更加重视少林内功在预防和治疗各类慢性病中的应用，特别是在心血管疾病、精神疾病、老年疾病等方面。其次，研究方法将更加严谨，采用随机对照试验等高质量的研究设计，以提高研究的可信度和科学性。同时，跨学科研究将成为常态，结合现代医学、心理学、生物学等多领域的知识，全面探索少林内功的功效机制。此外，国际合作和交流也将加强，通过国际研讨会、联合研究项目等方式，推动少林内功的全球传播和应用。最后，数字化和网络化手段的应用将促进少林内功知识的普及和传承，如在线课程、移动应用、AI 教学等，使得少林内功学习和练习更加便捷，吸引更多年轻人参与。值得一提的是，少林内功的研究未来将极可能融合脑科学和影像学等现代科技手段，深入探究其对大脑功能和结构的影响，近期已有科学研究者进行了多项相类似的功法研究。这种跨学科的研究方法将有助于揭示少林内功练习如何影响情绪调节、认知功能及神经生理机制，通过功能性磁共振成像（fMRI）、正电子发射体层摄影（PET）等影像学技术，观察练习少林内功前后大脑结构和功能的变化。此外，结合脑电波（EEG）研究可以进一步了解少林内功对大脑活动模式的调节作用。总之，少林内功的研究和传播将在坚持传统精髓的基础上，结合现代科技和国际视野，展现出更加广阔的发展前景。

五、其他推拿功法研究现状与发展趋势

其他推拿功法包括太极拳、八段锦、五禽戏、六字诀等。已有研究表明，其他推拿功法锻炼有利于改善人体功能，促进中枢神经系统的活力，使交感神经和迷走神经达到平衡、协调，人体各脏器和系统协调一致，对运动系统、心血管系统、神经系统、呼吸系统及免疫系统均有一定的益处，可以防治神经衰弱、高血压、肺结核及心脑血管疾病。

（一）其他推拿功法研究现状

1. 其他推拿功法对运动系统的影响

1）改善肌肉力量和脂肪分布：随着年龄的增加，老年人肌肉力量的下降，特别是下肢肌肉群力量的明显减弱给老年人的生活带来了许多不便。有文献报道，65 岁的肌肉力量仅相当于 20 岁时的50%，肌肉力量的减退会导致肢体运动退化，行动迟缓，因而易发生摔倒以致造成老年人有生命危险。研究发现，经太极拳锻炼后体力明显有了改善，上几层楼感觉脚步比以前轻松，心跳、呼吸都较平和。同时，20% 的人脊柱活动幅度增加，其中两手指能触地比原来增加 13.9%。可见，太极拳还可保持中老年人良好的肌力。有学者研究发现，经过 10 周五禽戏锻炼，中老年女性锻炼者的腰围和腰臀比值显著下降，而体脂率变化不明显，说明五禽戏的锻炼有利于中老年女性锻炼者脂肪的重新分布和内脏脂肪含量的减少，对于塑造健康体形和预防相关疾病极有裨益。

（2）改善身体素质：随着年龄的增长，人体柔韧性、力量、反应能力和平衡能力等各项身体素质都呈下降趋势。有学者研究发现，通过 10 周五禽戏锻炼，中老年女性锻炼者的各项身体素质都有不同程度的升高，其中握力升高尤为显著。说明五禽戏锻炼对提高中老年女性锻炼者的各项身体素质效果明显。这可能与五禽戏编创时注重全身整体性锻炼，尤其注意远端小关节和脊柱的全方位运动有关。赵田芋等研究表明，八段锦能够改善 KOA 患者股四头肌柔韧性、下肢平衡能力、动态缓冲能力等运动功能。

2. 其他推拿功法对心肺功能的影响

现有大量资料证明，长期坚持太极拳运动可以延缓老年人心肺功能的下降。徐明等对比了老年人一次 30min 杨氏太极拳运动前后心肺功能各项指标的变化发现，长期坚持太极拳运动的人群安静时心脏射血速度、最大通气量和肺活量均显著增大，而在完成 30min 太极拳练习后的心脏射血加速度、射血速度和肺活量也均好于无运动者，且最大通气量和舒张压在运动后增大有显著差异性。这证明太极拳运动对于增强心肺功能，改善心血管系统功能等均有良好的促进作用，有利于增强体质，延年益寿。国外学者研究对比了 12 周（每周练习 4 次，每次 30min）中等强度有氧运动和低强度太极拳运动对血压的影响，结果发现太极拳运动和中等强度的有氧运动对先前久不运动的老年人有着相似的降压效果。长期太极拳运动可以改善中老年女性血管功能，使中老年女性心脏表现出"机能节省化"现象，有利于提高中老年人心血管功能适应能力；有效改善老年人有氧工作能力，延缓老年人呼吸系统功能的退行性变化。

太极拳、六字诀、五禽戏等传统锻炼方法讲究动静结合，动作刚柔相济，轻柔匀缓，并强调调心，能够调节中老年人的中枢神经系统功能，减慢心率，调节血管舒缩中枢的功能，从而增强心脏收缩并降低血压。研究结果显示，没有运动的对照组人群中有 56% 的人表现出心电图异常，这表明不常进行功法锻炼的中老年人心脏功能较差，更容易出现心脏系统异常和疾病。而其他推拿功法锻炼组人群中心电图异常较少，这可能与长期坚持传统其他推拿功法锻炼而引起交感神经紧张性降低和心脏对迷走神经冲动敏感性增高等适应性反应有关。因此，锻炼组中老年人心功能水平较强，心脏功能异常反应和疾病较少。长期坚持太极拳运动的老年人安静状态下心脏射血速度、最大通气量和肺活量均显著提高，而在完成 30min 太极拳练习后的心脏射血加速度、射血速度和肺活量也均好于无运动者，且最大通气量和舒张压在运动后增大有显著差异性。有研究对中老年人在太极拳运动前、运动中、运动后的心肺功能指标进行了观察，结果表明太极拳运动能有效地提高中老年人心脏的泵血功能，提高血管的顺应性，降低平均动脉血压（特别是高血压患者），改善微循环功能及心肌缺血。文献研究表明，通过 10 周五禽戏锻炼，中老年女性的收缩压、舒张压及安静脉搏均显著下降。这可能与气功锻炼能降低过亢的交感神经功能，改善自主神经功能，使心血管功能产生良好的适应性变化有关。其他文献报道也证实了太极拳运动对脉搏的影响变化与五禽戏锻炼结果的一致性，说明五禽戏锻炼可有效提高中老年女性的心脏功能。在气功锻炼过程中，随着动作熟练，"动中求静"程度的加深，呼吸周期变长，能使吸气相长于呼气相，潮气量增加，有利于气体交换。同一研究发现经过 10 周五禽戏锻炼，中老年女性锻炼者的肺活量显著提高，说明五禽戏锻炼改善肺活量效果明显，有利于提高中老年女性的呼吸功能。太极拳采用腹式呼吸（即所谓"气沉丹田"），要求气向下沉，与动作自然配合，使呼吸逐渐做到"深、长、细、缓、匀、柔"，保持"腹实胸宽"的状态，即把胸部由于运动而引起的紧张状态转移到腹部，使胸部宽舒，腹部松静而又充实。测量表明：腹式呼吸使肺的通气量大大增加，横膈肌每下降 1 cm 可增加通气量 250～350 ml。太极拳这种柔、匀、细、长的呼吸，对于老年人慢性支气管炎、哮喘等呼吸系统慢性病有着明显的疗效，其原因就在于长期练习太极拳，可以提高呼吸系统的肺通气效率。平时呼吸，每次仅更换肺泡中原来气体容量的七分之一，呼吸深度增加时，每次能更换原肺泡气体量的三分之一。所以深而慢的呼吸才是最有效的呼吸，也就是说太极拳的呼吸是最有效的呼吸。太极拳练习时深长缓慢地呼吸，对于降低呼吸道阻力是十分有益的。腹式呼吸使腹肌一张一弛而富有弹性，腹部压力随呼吸运动节奏性高低替换，有利于腹腔中内脏的血液循环，促进内脏器官的新陈代谢，还有利于体腔内动脉、静脉的血流畅通，肢体舒展运动与膈肌升降运动同步，对胸腹腔内的脏腑起到按摩作用。

（二）其他推拿功法研究的发展趋势

1. 其他推拿功法研究存在的问题

关于其他推拿功法研究，科学、规范、大样本的临床试验相对有限，许多临床效果的验证是结合其他治疗方法进行的。尽管官方发布的传统功法已相对成熟、完整、科学，但为了提高其在特定病证和人群的适用性，调整和改编动作仍有待专家论证设计才符合研究规范。传统功法的改编乃至新功法的创编均须经过验证并适时调整，以确保其科学性和合理性。另外，不同的功法有其自身的特点，因此在临床中要根据患者的疾病特点来选择适合的功法进行治疗。目前对太极拳、八段锦研究较多，但对五禽戏或其他功法，以及对不同功法之间的比较研究和机制研究等较少。尽管其他推拿功法在很多疾病的康复治疗中已得到广泛应用，但国内尚未形成系统完善的个体化功法康复方案。应通过古籍文献深入挖掘其他推拿功法各动作的内涵，融入运动处方理念，针对不同疾病、患者的病情，制订标准化、适用范围明确的科学化功法锻炼方案。

2. 其他推拿功法研究的发展趋势

探讨个体化运动处方模式，推动其他推拿功法在临床中的科学应用。运动处方模式是以患者的实际情况为依据的、针对性很强的循环式实践模式。运动处方模式具备自我完善、不断优化的科学特点。应用个体化运动处方模式时，应进行体质测试和患病史调查，客观评估身体形态、素质、功能及健康状况。依据评估结果，通过科学分析，明确自己适宜的功法锻炼方法、功法锻炼时间、功法锻炼频率及注意事项，以此制订个体化运动处方。随后患者进行规律的功法锻炼，实施功法锻炼计划。其间应密切观察功法锻炼的反应，分别在期中阶段和期末阶段再次进行身体功能的动态诊断测试和评估，根据数据分析，评价功法运动处方的效果。

运动处方的基本要素包括运动方式、运动强度、运动时间、运动频率、注意事项等。运动方式，即推拿功法的选择，不同运动方式对身体功能影响侧重点有差异，临床上应根据患者病情针对性地选择适宜的运动方式。运动强度，即人体在运动过程中所应保持或控制的激烈程度。通常采用心率控制来实现。在实际科学运动健身中，需要计算靶心率（target heart rate，THR）范围，计算出的THR是两个心率间的范围，运动强度要求特定人员在靶心率范围内进行科学锻炼。运动时间指每次运动所持续的时间，即达到运动处方强度后必须保持的时间，运动时间的长短，根据运动种类及处方种类的不同而不同，要根据个人资料、医学检查情况来确定。运动时间一般为每次20～60min，时间短对提高身体功能几乎无效果，而时间太长可能对身体造成伤害。研究认为，运动时间阈值应不少于3min，最大持续时间一般不超过60min。而从运动生理的角度来说，5min是全身耐力运动所需的最短时间，60min是坚持正常工作的最大限度时间。库珀认为，心率达到150次/分以上时，持续5min即可收到效果，如果心率在150次/分以下，5min以上才有效果。运动频率是指每周参加运动的次数。究竟每周应锻炼多少次，从理论上说，只有不造成疲劳积累并能形成超量恢复效果的运动频率才是最理想的，然而，在实际锻炼中如何控制却是较为复杂的。注意事项，即为确保运动时的安全，可以根据患者进行功法锻炼方式的不同提出不同的注意问题。如功法锻炼中实施自我监督，每次运动过程中定时记录心率，记录10s的次数，再乘以6得出每分钟的心率，以此估计靶心率。每次运动之后，用自我感觉评价表（RPE）记录自己当时的感觉。在其他推拿功法临床实践中，应用运动处方模式可以增强太极拳、五禽戏、六字诀、八段锦等功法临床应用的科学性、针对性、实效性。明确适宜的功法动作、功法运动强度、功法运动持续时间、功法运动频率、功法处方实施注意事项需要详细测试和评估，制订与实施推拿功法处方是一项复杂的系统工程，有待未来进一步研究总结。

聚焦推拿诊治常见疾病，整理古籍文献挖掘和创编导引功法。颈肩腰腿痛病证是推拿诊疗最常见的病证范围，大多也属于推拿功法适应证范畴，其中功法在腰痛治疗中的应用最为典型。近年来对腰痛的运动疗法研究较为活跃。以腰痛为例，整理古籍文献挖掘和创编腰痛适宜功法是未来传统功法研究的趋势。

古代文献中对导引治疗腰痛的记载也颇多，当代也有很多医家对古代导引进行了研究，而导引是临床上较为常用的非手术疗法之一，运用较为广泛的导引功法主要包括八段锦、易筋经、太极拳、五禽戏等。《庄子·刻意》中提到"吹呴呼吸，吐故纳新，熊经鸟申，为寿而已矣"。《三国志·方技传》记载了华佗通过模仿虎、鹿、熊、猿、鸟的动作神态，创立五禽戏，将中医导引功法的处方进一步发展。目前，临床上关于运用导引治疗腰痛等疾病的运用逐渐增多，已有研究结果证实，八段锦可改善腰椎间盘突出症患者临床症状。从生物力学角度分析易筋经功法，发现"饿虎扑食势"可加强脊旁肌群的力量，松解肌肉紧张度，改善椎间盘的受力；有学者探究太极拳防治慢性腰痛的机制，指出太极拳强调腰部肌肉锻炼，增加了腰部血行与营养供应以强肾固腰，达到缓解腰痛的目的。有学者在腰痛病证古文献研究中对导引的应用做了一些原文列举。有学者在对中医典籍腰痛外治法的挖掘中将导引治疗腰痛的古代条文进行了统计，并对古代文献在某种证型腰痛的运用上也做了相关频次统计；有学者在道教导引术历史研究中，对古代条文记载的导引方法均进行了解释说明和校对，其中涉及导引治疗腰痛的条文；有学者等在对《诸病源候论》中腰痛候的导引法进行探析时，归纳为撑臂转身法、跪俯转腰法、缩颈转头法、伸脊捉足法、正坐调息法五种导引法，并进行解释说明，着重强调动作与呼吸的配合。有学者搜集和整理出古代防治腰痛的导引疗法，阐述其具体操作，进行系统归纳和分析，总结、提炼、筛选出古籍中针对腰痛导引疗法的高频次操作方法。有学者在具体阐述《诸病源候论》的基础上进行了健康导引术的创编。与腰痛导引相关的古代文献研究较少，以单本文献、断代研究为主，主要涉及《诸病源候论》《养性延命录》，对多部古籍的整理文献研究则以文献评述为主，缺乏多文献、连续动态的分析，腰痛导引法有待系统地整理完善，腰痛导引法的形体训练、呼吸锻炼及意念的特点均有待进一步发掘、研究。

参 考 文 献

艾买提·依米尔，闫慧新，杨林浩，等，2023. 严隽陶从筋论治肩关节周围炎学术经验撷英. 上海中医药杂志，57（3）：34-37.

柏佳丽，徐梦君，殷曙光，等，2023. 少林内功与健步走对女大学生踝关节本体感觉的影响. 安徽师范大学学报（自然科学版），46（6）：580-584.

曹喜俊，王宏，郑健，2023. 高等中医药院校八段锦教学中传承中医药文化的教学实践探索. 新中医，55（12）：222-226.

陈怀民，2013. 腰痛病证古代文献研究. 北京：北京中医药大学.

陈珺雯，陈谦，陈程，等，2024. 改良八段锦身体活动对脑卒中患者心肺功能、运动功能和日常生活活动能力的效果. 中国康复理论与实践，30（1）：74-80.

陈维勇，2014. 易筋经九鬼拔马刀式在肩周炎功能康复中的作用观察. 广州：广州中医药大学.

陈张，王晓东，许丽，2022. 疫情防控期间基于"互联网+"思维开展推拿功法学线上教学的实践研究. 中国高等医学教育，（9）：113-114.

陈子龙，2013. 少林内功与易筋经训练对推拿手法的影响及其差异性研究. 石家庄：河北医科大学.

崔永胜，虞定海，2004. "健身气功·五禽戏"锻炼对中老年女性身心健康的影响. 北京体育大学学报，27（11）：1504-1506.

代金刚，2014. 《诸病源候论》导引法研究. 北京：中国中医科学院.

丁勇，赵焰，2023. 太极推拿联合八把半锁疗法治疗神经根型颈椎病的临床疗效观察. 中华中医药杂志，38（10）：5091-5094.

窦思东，许瑞旭，叶颖颖，等，2017. 易筋经"托天桩"对阳虚质督脉浅表微循环血流灌注量的影响. 中国运动医学杂志，36（5）：420-422.

房维华，房宇轩，2018. "健身气功·易筋经"对青少年脊柱康复干预研究. 武术研究，3（1）：112-114，131.

郭光昕，姚斐，安光辉，等，2022. 课程思政视域下推拿功法学教学改革探索. 中医药管理杂志，30（10）：19-21.

郭万林，许锴瀚，邢皓宇，等，2023. 传统健身功法易筋经治疗青少年颈椎病的临床疗效观察. 广州中医药大学学报，40（2）：405-412.

郭郁，2019. 三圆式站桩功"调心"效应缓解抑郁状态的生理及基因表达机制研究. 北京：北京中医药大学.

韩晓明，乔凤杰，2023. 张广德导引养生观的历史生成、要点阐析与时代价值研究. 北京体育大学学报，46（2）：139-148.

贺玲俐，2023. 推拿功法易筋经、倍他司汀、碳酸钙 D_3 联合治疗椎动脉型颈椎病伴骨质疏松的疗效分析. 中国现代药物应用，17（21）：138-141.

洪浩，王艺霖，2017. 少林易筋经对高血压病患者的干预效应. 武汉体育学院学报，51（7）：74-79.

胡昊斌，吴以诚，占茂林，等，2019. 易筋经锻炼联合针推对神经根型颈椎病患者的临床疗效. 中医药临床杂志，31（6）：1148-1151.

黄帝内经素问集注，2024. 张隐庵，集注. 孙国中，方向红，点校. 北京：学苑出版社.

蒋玮婷，魏婷妤，蒋雅昕，等，2024. 中医传统功法对肺癌术后患者心肺功能及生存质量影响的 Meta 分析. 福建中医药，55（1）：38-43.

蒋欣，杨小龙，张泽臣，等，2024. "阴平阳秘"传统功法防治绝经后骨质疏松研究. 中国骨质疏松杂志，30（8）：1228-1232.

金相奎，王珍武，张明伟，等，2011. 健身气功易筋经对大学生柔韧性影响的研究. 大连大学学报，32（3）：99-102.

井夫杰，张静，2008. 易筋经锻炼对原发性骨质疏松症患者骨密度的影响. 中国体育科技，44（2）：88-90，102.

柯玫瑰，许瑞旭，黄宁颖，等，2021. 基于 MCU 和 3D-FEA 对改善颈椎病疗效的前瞻性研究. 康复学报，31（3）：200-208.

孔亚敏，严隽陶，史智君，2019. 健身气功易筋经临床研究进展. 中国中医药信息杂志，26（2）：133-136.

蓝涵皙，周恩，2024. 中医推拿功法术语英译现状、原则与方法. 亚太传统医药，20（1）：199-203.

李建华，龚利，胡伟民，等，2010. 推拿加易筋经治疗膝骨性关节炎的临床研究. 辽宁中医杂志，37（9）：1793-1795.

李鹏，韦庆波，雨松，等，2017. 不同频率少林内功对糖尿病前期患者的影响. 江苏中医药，49（2）：42-45.

李秋月，2023. 太极拳高、中、低架势下肢关节运动学及肌肉特征分析. 牡丹江：牡丹江师范学院.

李锐，卢伯春，2022. 健身气功对人体身心健康影响的研究进展. 中国老年学杂志，42（18）：4638-4644.

李涛，郑璐，杨光月，等，2023. 石氏针刺疗法结合太极拳治疗慢性非特异性腰痛疗效观察. 现代中西医结合杂志，32（6）：765-769，775.

林秋，2015. 健身气功对单身老人身体自尊生活满意感和心境的影响. 牡丹江师范学院学报：自然科学版，（2）：49-50.

刘丹，谷磊，2023. 中医传统功法教学中思政元素的探索研究. 当代体育科技，13（27）：128-131.

刘磊，姜付高，2023. 体医融合视域下太极拳练习的生理学价值研究. 田径，（10）：73-76.

刘苗，2023. 整脊推拿配合易筋经锻炼治疗青少年特发性脊柱侧凸的临床研究. 济南：山东中医药大学.

刘琦，严石卿，严蔚冰，等，2018. 易筋经发展现状与展望. 中华中医药杂志，33（2）：429-432.

刘堂营，2012. 温针灸联合易筋经—摘星换斗式治疗慢性椎间盘源性腰痛的临床研究. 济南：山东中医药大学.

刘晓丹，金宏柱，2010. 健身气功易筋经对老年女性血脂和自由基代谢的影响. 中华中医药杂志，25（9）：1480-1482.

刘瑜，顾一煌，2010. 浅谈《易筋经》源流. 山西中医，26（4）：61.

陆毅，毛雷，庄亨礼，2022. 浅析中医院校开展健身气功教学的优势、挑战与对策. 武术研究，7（12）：78-80，114.

陆元华，陶茵，张欢，等，2022. 导引功法结合腹部按摩改善功能社区亚健康人群疲劳程度效果的研究. 上海护理，22（9）：6-11.

吕达，王树人，吕海洲，2010. 易筋经治疗肩周炎的疗效观察. 光明中医，25（2）：208-209.

马健文，岳虹好，谢超群，等，2023. 传统功法干预膝骨关节炎的临床应用及效应机制研究进展. 上海中医药杂志，57（12）：96-100.

庞博，张子华，纪仲秋，2023. 基于 AnyBody 仿真的八段锦动作下肢生物力学特征研究. 应用力学学报，

40（1）：234-240.

秦元，姚斐，尤艳利，等，2011. 12周传统健身功法少林内功锻炼对大学生体质的影响. 中国运动医学杂志，30（10）：948-950.

瞿丹倩，郑军，2017. 中医导引术治疗下腰痛研究进展. 江苏大学学报（医学版），27（3）：271-273.

单一鸣，孙武权，曹治，等，2019. 少林内功对慢性阻塞性肺疾病稳定期患者肺功能及运动耐力的影响. 中医药导报，25（2）：98-100，108.

任建坤，鲍晓雷，付小兵，等，2010. 《诸病源候论》腰痛病候导引法探析. 江西中医学院学报，22（4）：22-23.

邵盛，胡伟民，龚利，等，2012. 不同运动时长易筋经锻炼对健康老年人心脏功能的影响. 中国康复，27（6）：439-441.

邵珠峰，宋祺鹏，2023. 太极拳练习提高老年人上肢扰动状态下视觉空间能力与姿势稳定性的效果. 中国运动医学杂志，42（2）：85-92.

申国卿，2022. 立德树人：太极拳课程思政建设的特色引领与历史自觉. 武汉体育学院学报，56（11）：70-77.

石爱桥，李安民，王广兰，等，2005. 参加健身气功·易筋经锻炼对中老年人心理、生理影响的研究. 成都体育学院学报，31（3）：95-97.

树钢，2013. 少林内功结合药物对稳定型劳力性心绞痛患者的治疗效应和机制研究. 南京：南京中医药大学.

司惠娟，2022. 腰椎四维牵引联合易筋经功能锻炼对腰椎间盘突出症患者疗效的临床研究. 中外医学研究，20（18）：168-172.

苏霄乐，吴铅谈，翁文水，2019. 推拿功法少林内功应用于腰椎间盘突出症康复的效果. 光明中医，34（19）：3004-3006.

苏玉凤，刘晓丹，2012. 健身气功·易筋经锻炼对老年人身体机能和血脂的影响. 南京体育学院学报（自然科学版），11（2）：27-29.

粟李琴，郭林曳，韦丹，2022. 易筋经导引法的临床应用现状. 湖北中医杂志，44（5）：60-63.

王大中，符积勤，刘利涛，2023. 传统功法易筋经治疗腰椎间盘突出症慢性腰痛疗效及对腰椎躯干肌张力、活动度的影响. 现代中西医结合杂志，32（11）：1560-1564.

王恺骐，宋鸿权，杜红根，2023. 一次推拿正骨法联合易筋经三式治疗腰椎间盘突出症临床研究. 新中医，55（6）：182-186.

王薇，李旗，马树祥，等，2011. 推拿功法"易筋经"对大学生失眠症的影响. 中医药信息，28（5）：91-93.

王烨，何锡珍，刘晴晴，等，2022. 传统养生功法课程教学的思政元素挖掘. 中国中医药现代远程教育，20(23)：1-3.

王意南，史俊芳，谭鹏，等，2006. 彩超评价健身气功·易筋经对左心功能作用探讨. 中国超声诊断杂志，7（10）：762-763.

韦庆波，2014. 传统功法少林内功辅助治疗糖尿病前期患者的临床观察与机制探讨. 南京：南京中医药大学.

魏燕利，2007. 道教导引术之历史研究. 济南：山东大学.

吴云川，韦庆波，2015. 少林内功对糖尿病前期患者生理心理调节的临床观察. 中华中医药杂志，30（9）：3392-3394.

武彦红，2018. 关于易筋经运动疗法配合药物治疗原发性高血压病的临床观察. 世界最新医学信息文摘，18（81）：76，78.

肖赋，段德键，2023. 二十四式太极拳练习过程中心率变异性各指标变化特征与对比分析研究. 武术研究，8（5）：75-80.

谢芳芳，2020. 延年九转法干预慢性疲劳综合征的脑内响应特征研究. 上海：上海中医药大学.

谢舟煜，2022. 推拿功法静力性训练对肥胖大鼠内皮功能障碍的影响. 南京：南京中医药大学.

徐善达，2020. 慢性疲劳综合征推拿功法干预临床方案优化及脑功能成像研究. 上海：上海中医药大学.

薛惠天，王兰兰，孙梦龙，等，2024. 中医推拿与康复技术相结合可行性分析. 中国中医药现代远程教育，22（4）：73-75.

闫云娇,谢伟,2022. 八段锦在高校体育教学中的推广价值及实施策略探索. 山东师范大学学报(自然科学版),37(4): 426-432.

杨飞，2020. 习练少林内功对推拿揉法的力学参数影响的研究. 石家庄：河北中医学院.

姚斐，安光辉，房敏，2020. 推拿功法学少林内功模块的教学实践与思考. 中国医药导报，17(10): 126-129, 141.

姚斐，王嘉芝，房敏，2011. 从解剖学角度论推拿功法少林内功的功法功理. 中国中医药信息杂志，18(8): 92-93.

袁满，2014. 健身气功·易筋经对高脂血症患者血脂的影响及机理初探. 南京：南京中医药大学.

张琪，王艳国，刘凯，2013. 易筋经功法应用研究进展. 河南中医，33(5): 774-776.

张帅攀，朱清广，程艳彬，等，2023. 易筋经功法干预膝骨关节炎患者步态生物力学的随机对照试验. 中华中医药杂志，38(10): 5081-5086.

张帅攀，朱清广，郭光昕，等，2022. 膝骨性关节炎"筋骨失衡"生物力学评价的临床对照研究. 中华中医药杂志，37(9): 5508-5511.

张田，李新，张海波，2022. 内功推拿浅谈//中国医学气功学会第六届二次会员代表大会暨第二十届学术年会论文集，北京：213-216.

张兆言，2024. 太极拳在全民健身中的作用与推广前景. 文体用品与科技(2): 7-9.

章崇会，宋爱桥，邱宜均，等，2005. 简编易筋经十二式锻炼对老年人焦虑自评的影响. 中国运动医学杂志，24(3): 340-342, 377.

章文春，钟志兵，吉娜薇，等，2010. 健身气功·易筋经对中老年人规范负荷下心率变异性的影响. 中国老年学杂志，30(4): 448-449.

赵文静，2021. 推拿配合少林内功锻炼治疗慢性腰肌劳损的临床研究. 济南：山东中医药大学.

郑国良，2018. 南少林易筋经托天式结合刃针对神经根型颈椎病疗效观察. 福州：福建中医药大学.

郑伟康，2023. "筋骨并举"推拿联合功法锻炼治疗骶髂关节紊乱的疗效观察. 合肥：安徽中医药大学.

钟志兵，章文春，万志莉，2006. 健身气功易筋经对老年人心理健康状况的影响. 中国行为医学科学，(9): 850-851.

周晶，2023. 太极推拿治疗慢性失眠的临床观察及基于 ITRAQ 技术的蛋白质组学研究. 武汉：湖北中医药大学.

周小青，2003. 健身气功·八段锦对中老年人身体形态、生理机能及血脂的影响. 北京：北京体育大学.

周信文，岑勇，朱蕾，1995. 推拿功法(少林内功)提高健康男性青年肺功能的临床观察和机理探讨//中华中医药学会. 第四届全国推拿学术交流论文汇编. 上海中医药大学推拿系；上海市曙光医院肺功能室：4.

朱浩，2019. 内功推拿结合功法锻炼治疗心脾两虚型失眠的临床研究. 上海：上海中医药大学.

朱毅，李凝，金宏柱，2010. 2 周易筋经锻炼和骨盆牵引治疗腰椎间盘突出源性急性下腰痛疗效观察. 中国运动医学杂志，29(3): 288-290.

Cai Y W，Wang S J，Wang S S，et al.，2023. Effects of Yijinjing combined with resistance training on body fat distribution and hepatic lipids in middle-aged and older people with prediabetes mellitus: a randomized controlled trial. Exp Gerontol，179: 112250.

Cheng Z J，Zhang S P，Gu Y J，et al.，2022. Effectiveness of *Tuina* therapy combined with yijinjing exercise in the treatment of nonspecific chronic neck pain: a randomized clinical trial. JAMA Netw Open，5(12): e2246538.

Tao J，Liu J，Chen X L，et al.，2019. Mind-body exercise improves cognitive function and modulates the function and structure of the hippocampus and anterior cingulate cortex in patients with mild cognitive impairment. NeuroImage Clin，23: 101834.

Zheng G H，Ye B Z，Xia R，et al.，2021. Traditional Chinese mind-body exercise Baduanjin modulate gray matter and cognitive function in older adults with mild cognitive impairment: a brain imaging study. Brain Plast，7(2): 131-142.

第 2 节　推拿手法研究

推拿手法以力的刺激作用于体表，具备体表刺激、机械力传导及复合作用的特征。推拿手法的研究包括手法本身的研究及手法的应用研究，手法本身的研究包括手法的源流、形态结构，力的启动、方向，手法的频率、速度，手法作用的组织层次及其生物力学作用机制等。手法的应用研究可以从推拿手法临床技术操作程序、治疗方案、疗效观察，手法的作用机制，手法的教学与传承等方面开展。随着科学技术的发展，推拿基础研究在软组织、骨关节、神经、血流等宏观层面及分子生物学、细胞学、基因组学、蛋白质组学等微观层面均取得了很多研究成果。

一、推拿手法的研究思路与方法

研究推拿手法的方法可根据研究目的、研究内容和拟解决的问题不同而慎重选择，研究方法的选用应在确保研究科学性、可靠性和符合伦理要求的基础上，具备实用性和可多重验证的原则，以提高研究的可信度和应用价值。推拿手法研究常用的方法有文献法、调查法、观察法、实验法、实证研究法、数量研究法、模型法、描述性研究法和经验总结法等。

（一）推拿手法的研究思路

研究思路在研究过程中能够帮助研究者明确推拿手法研究的目标和方向，一个有价值的研究思路能够引导研究者在推拿手法研究过程中追溯学科的本源问题去思考，通过研究过程不断推进学科发展。因此，通过推拿手法的研究思路拓展研究切入点，提出新的研究问题，有利于推进推拿手法研究的深度和广度。推拿手法的研究思路见图 2-1。

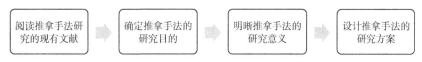

图 2-1　推拿手法的研究思路

1. 阅读推拿手法研究的现有文献

推拿手法研究中的文献实际上就是推拿及相关专业领域内的前辈们将他们所完成的研究成果通过论文的方式传输给我们的一种信息传输渠道。阅读文献的过程，实际上就是获取科研成果信息的过程。通过阅读文献，我们可以了解到世界上本专业领域的主要发展情况，认真阅读的过程，可以积累推拿专业领域的理论基础和前沿知识，产生新的研究思路，可以有效避免低水平重复研究，为明确研究目的和意义，开展研究设计打下前期基础。

2. 确定推拿手法的研究目的

在推拿手法研究开始之前，确定研究目的能够帮助研究者明确研究方向、研究主题和研究目标，从而选定研究切入点。一是以推拿手法本身的研究为目的，可以研究单个手法的本质和特点、运动轨迹、刺激量等。例如，有学者针对㨰法开展了"㨰法推拿作用的动态压力特征研究"课题，通过引入 Novel 动态压力分布测量系统，对㨰法推拿作用的压力、压强、压力中心轨迹和压力峰型特征进行可视化分析，并比较不同年资的推拿操作者㨰法动态压力特征的异同，为学习㨰法和应用㨰法提供了量化、规范化和客观化的实验依据。二是以推拿手法的机制研究为目的，可以研究单个或多个复合推拿手法的生物力学机制、神经免疫学机制等。例如，有研究通过"以痛为腧"按揉法观察推拿对臂丛神经损伤大鼠的镇痛作用及与情绪相关的脑内影响因素，从而探索推拿对于治疗神经病理性疼痛的脑内效应机制，借此希望通过从脑科学的角度来阐述推拿手法作用的科学依据，为临床臂丛神经损伤的康复提供新思路。三是以推拿手法的应用研究为目的，可以研究推拿手法在临床中的疗效及应用价值。例如，有学者针对一指禅推法开展了"一指禅推法在治疗腕管综合征中的价值研究"课题，研究结果显示，一指禅推法能明显改善腕管综合征（CTS）患者患侧腕关节的总体运动功能，尤其是在改善腕关节的背伸和掌屈功能方面明显优于临床常规按揉法，该实验为临床治疗腕管综合征提供了较高的应用价值。

3. 明晰推拿手法的研究意义

推拿手法课题研究的意义应与社会进步和发展息息相关，根据研究意义的研究设计和最后所得出的结果可以为医疗实践提供科学依据和建议，可以针对社会和人民群众关心的问题或需求展开，提供实用的、有益的信息和指导等。此外，明确研究意义对于整个学科来说，不仅可以加深对某个问题或现象的了解，更可以促进推拿学术界对该领域的理论探索和创新，为推拿学科发展作出贡献。例如，随着现代社会电子产品的兴起及大范围应用，神经根型颈椎病逐渐成为我国颈椎病患者中最常见的类型，且发病年龄日益年轻化，并呈逐年上升的趋势，已成为重要的公共卫生健康问题。有学者通过观察不同施术体位的旋扳法治疗神经根型颈椎病的临床疗效，发现俯卧位旋转扳法和坐位定点旋扳法两种施术体位的旋扳手法均可缓解神经根型颈椎病患者的临床症状，且俯卧位旋扳法治疗神经根型颈椎病的疗效比坐位定点旋扳法更有效，为不同施术体位旋扳法治疗神经根型颈椎病的疗效研究提供了循证医学证据。

4. 设计推拿手法的研究方案

通过设计合理的研究方案，搭建研究的整体框架，确定各个研究环节的逻辑关系，有助于研究者把握推拿手法实验步骤与研究的整体脉络，避免研究过程中的偏离和迷失，确保研究的科学性和可靠性。在推拿手法研究方案的设计中，明确研究目的与研究意义后，首先要确定研究的具体问题，如"某个推拿手法对于缓解腰背部疼痛的疗效如何？""不同推拿手法在治疗头痛患者中的效果有何差异？"等。其次要设计研究类型，可以是随机对照试验、前瞻性队列研究、回顾性研究等，具体根据研究目的和问题而定。接着是研究样本与分组，通过确定研究的样本量、选择合适的推拿受试者，并将其随机分配到不同的推拿手法试验组和对照组。还要设计干预措施，详细描述不同推拿手法的操作步骤、频次和时长，确保研究中的推拿手法操作规范一致。方案设计还要包括数据采集与结果分析，选择合适的数据采集工具，如问卷调查、生物学指标测定等，并使用适当的统计方法对采集到的数据进行分析，评估推拿手法的效果、作用机制等。其中，不可或缺的还有医学伦理，应确保研究方案的设计符合医学伦理要求，临床试验需保护研究对象的权益和隐私，动物实验需重视实验的福利伦理，尊重生命。最后是结果的解释和讨论，根据研究的结果，阐释推拿手法的效果、作用机制，讨论研究的局限性和进一步研究的建议等。

（二）推拿手法的研究方法

1. 文献法

推拿手法研究的文献法可以通过收集和综合已有的文献资料，对推拿手法在古今文献中的记载进行分析，或对推拿手法相关的研究进展、理论观点等进行综述和总结，研究类型包括综述研究、Meta 分析等。例如，有研究者对古典文献中柔性推拿手法进行了整理分析，以《黄帝内经》《伤寒杂病论》《备急千金要方》等古代医学典籍为主要研究对象，探索柔性推拿手法的起源与发展，并结合其他中医古籍的资料信息，对柔性推拿进行了深入探讨分析，结果发现，柔性推拿起源于殷商时期，发展于汉唐时期，并在宋元明时期形成较为完整的理论体系。该研究结果填补了目前推拿手法分类中没有重视柔性手法研究的空白，对促进推拿手法分类的科学研究具有十分重要的应用价值。

2. 调查法

推拿手法研究可通过设计和实施问卷调查或访谈等形式的调查，收集和分析大量的信息和数据。

研究类型包括横断面调查、纵向调查、交叉调查等。例如，有研究采用德尔菲法，对长期从事推拿临床工作，并有一定知名度的专家进行调研，并利用 12 本推拿相关工具书和 23 本推拿统编教材，筛选出频数≥5 的基本推拿手法，提取定义，并拆分其要素，作为条目池筛选的依据。再经过 2 轮专家问卷调查筛选出合适的条目。研究结果，从专家和文献两个方面得到推拿手法定义的要素组成，为推拿手法的规范化和标准化研究奠定了前期基础。

3. 观察法

推拿手法研究中运用观察法需要根据研究目的与研究方案确定观察对象与观察指标，并对观察过程及数据进行记录及统计分析，观察法在研究推拿手法时可以提供直接、客观的数据和信息，可以帮助了解推拿手法的应用情况和效果，从而为推拿实践和研究提供参考依据。例如，有学者设计课题"推拿弹拨手法治疗第三腰椎横突综合征临床疗效比较研究"，通过观察某医院一年内推拿门诊医师使用肘拨法治疗第三腰椎横突综合征患者的临床效果，并采用前瞻对照的方法，遵循随机原则，进一步探讨如何更快捷、有效地治疗第三腰椎横突综合征的方法。

4. 实验法

实验法用于推拿手法研究，可以通过对临床研究对象进行控制试验和对照试验，以验证因果关系，并控制其他可能因素的影响，其中包括随机对照试验、前后对照试验等。也可以通过与生物学结合设计动物行为学实验，以验证新方法、技术或治疗手段的有效性和可行性。例如，一项"基于肥大细胞应激效应探讨捏脊疗法对皮肤-内源性大麻素系统的影响"的研究通过动物实验从捏脊手法对皮肤肥大细胞的激活效应入手，探讨了捏脊疗法对局部皮肤的机械力刺激能否激活督脉穴位局部皮肤肥大细胞，以及该刺激与内源性大麻素系统的激活是否相关，还探讨了捏脊手法与肥大细胞、内源性大麻素系统三者的相关性。

5. 实证研究法

实证研究法用于推拿手法的研究，主要是通过采用科学的研究方法和技术，对推拿手法的治疗效果、安全性和作用机制等问题进行系统的、客观的评价和验证。推拿手法的实证研究方法常用随机对照试验、前后对照试验、病例对照研究和真实世界研究等。例如，一项"李氏'筋骨并举'推拿结合肢体活动保健功法治疗慢性下腰痛的真实世界研究"，基于国医大师李业甫学术思想，通过真实世界研究方法，比较治疗前后的临床疗效，并进行随访，验证了李氏"筋骨并举"推拿手法结合肢体活动保健功法治疗慢性下腰痛的临床疗效和安全性，为该推拿手法在临床的推广运用提供了真实世界研究证据。

6. 数量研究法

数量研究法能够提供客观和量化的结果，对于推拿手法的评估和比较具有重要意义。通过数量研究法，可以系统收集和分析数据，得出关于推拿手法效果、安全性和有效性等问题的结论，还可以用于探索推拿手法治疗的适应证、不良反应和长期效果等问题，常用于推拿手法的临床研究、力学机制研究等。例如，一项"指按法动力学参数的量化测定与比较分析"，应用 MFF 多点薄膜压力测试系统，检测并记录三组不同推拿年限的操作者进行手法操作过程中的动态图形，通过分析相应的参数数据，结果发现，不同组别对指按法的操作具有不一致性，为指按法的量化与规范化、临床教学提供了一定的参考。

7. 模型法

推拿手法研究中的模型法是通过建立数学模型或计算机模拟仿真，帮助研究者模拟推拿手法对人体的作用过程，并预测其效果及相关的影响因素。模型法的优点是可以对推拿手法的作用进行定量描述和控制，预测不同推拿手法参数的效果，从而更好地理解推拿手法的作用机制，为推拿治疗的个性化和优化提供指导。例如，一项"基于多刚体力学模型腰椎推拿斜扳法的优化"的研究，通过建立多刚体胸-腰椎生物力学模型，运用矩阵实验/仿真链路（MATLAB/Simulink）进行仿真，手法作用力作为模型的输入力，模拟出腰椎各节段位移和加速度随时间变化的情况，对推拿手法的有效性和安全性进行了综合评价，研究结果可为医师提供比较合理的腰椎推拿斜扳法操作参数范围。

8. 描述性研究法

描述性研究法是指通过详细描述推拿手法的特征、实施过程和效果等，对推拿手法进行研究的方法。在描述性研究中，研究者会详细记录推拿手法的实施过程，包括手法的名称、动作、力度、频率、速度等方面的信息，记录推拿手法对接受治疗者的影响，如疼痛感觉、放松程度、舒适度等。例如，有学者设计了一项"项八穴针刺联合推拿手法治疗颈源性头痛"的临床研究，该研究通过对患者治疗前后的自主感受描述进行症状评分，得到该疗法可以显著改善颈源性头痛的临床症状，减轻患者厌烦、害怕的情感障碍等研究结果。

9. 经验总结法

经验总结法用于推拿手法的研究，旨在整理和总结不同流派、不同类型及各地名医推拿手法的有效实践经验，为推拿医师和研究人员提供指导和参考。例如，有学者对清宫正骨派的代表孙树椿教授运用独特的外踝理筋手法治疗陈旧性踝关节扭伤进行了临床观察与机制探究，对其具体手法要点进行了总结，该研究通过评估清宫正骨外踝理筋手法对陈旧性踝关节扭伤的临床疗效，较为客观地验证了推拿手法治疗临床常见病的有效性，进一步为踝关节陈旧性扭伤的临床诊治提供了经验参考。

二、推拿手法的研究内容

根据推拿手法的性质、形态结构、临床应用及机制研究的需要，推拿手法的研究内容通常涉及文献研究、临床应用研究、手法应用的生物力学原理研究、利用人工智能模拟及分析检测的研究、推拿手法的教学与传承，以及标准化与规范化研究等内容。关于推拿手法的研究内容，最早见于殷商时期的甲骨文，研究《五十二病方》《黄帝内经》等医学典籍中关于推拿手法的相关描述，并对其中的相关文献进行系统的整理研究，可以使散落在古代文献中的推拿手法理论知识和实践经验串联起来，凝聚成属于推拿学科的理论体系，对推拿手法的临床应用及进一步的机制研究具有重要意义。

（一）推拿手法的文献研究

1. 基于传统方法的推拿手法文献研究内容

（1）训诂：中医训诂学是利用形训、声训、义训对中医古籍内容进行训释，涉及对古籍中词句的释读和理解。医籍词义训诂多引用《尔雅》《说文解字》等著作进行训释和通假字辨析，引用过程中运用"词义互释"法和"义界释词"法对文词进行同义词互训和明确字义、词义的界限，应用训诂学可对中医医籍中推拿手法相关的词义、操作方法、施术部位、施术力道及时长等名称进行释义，揭示其内涵，进而帮助研究者准确理解古人对推拿手法临床疗效及作用原理等的认识，进一步增强我们的文化自信和疗效自信。

（2）校勘：中医文献校勘学具有悠久的历史。早期的"校雠"主要指校正文字和订定篇次的工作，自宋以后逐步形成发现并纠正流传中字、词、句、篇、章错误，使中医古籍尽可能地恢复原貌，推拿手法校勘时综合运用对校、本校、他校、理校等方法，对底本中出现的脱文、衍文、颠倒、疑似、异文、混乱作出校注，可以恢复文献的原貌，为推拿手法的学术研究提供可靠的文本基础。

（3）辨伪：是古籍文献的研究基础，旨在鉴别古籍或文献内容的真伪，是对考证、分析古籍内容、探究语言学特征、考订作者生平等方面的综合应用。此方法可以帮助查找推拿文献中的"伪迹"，涉及对推拿古代文献中的手法名称、操作、作者、著作年代及书籍内容的真实性进行考证和辨识。此研究方法对于考证推拿手法历史研究的准确性和可靠性具有重要意义。

2. 基于现代信息技术的推拿文献研究内容

基于现代信息技术的推拿文献研究方法，融合了传统文献学的研究手段与现代技术，为推拿手法文献的整理、分析和传播提供了新的可能性。主要的研究方法有纸质古籍的数字化处理、文本编码、计算机辅助文本分析、建立推拿古文献数据库、知识图谱构建、人工智能与机器学习技术等。采用数据挖掘、人工智能等技术可以拓宽推拿文献数字化研究的深度与广度，提升相关文献创造性转化利用的应用价值。

（二）推拿手法的临床研究

通过推拿手法的临床研究，可以验证推拿治疗特定疾病或证候的疗效，研究结果可以为推拿临床实践提供指导，包括推拿的技术操作、治疗方案的选择、疗程的确定等，为推拿临床医师进一步提高临床疗效提供可借鉴的方法，为推拿的临床应用提供科学依据。但是，要增强推拿临床研究的可信度，首先要根据研究目的选择合适的研究对象，确定可操作性强、可比性好的对照组，尽可能采用随机的方法抽样或分组，尽可能采用盲法。其次，要选用证据级别高，且切实可行的研究方案类型，如高质量的随机对照试验研究、观察性研究等，结局评定指标要求客观、准确、先进、稳定。此外，还要运用合适、恰当的数理统计及概率的原理，从数量上通过分析部分样本，来推断事物整体（总体）的特征和本质规律。严谨、高质量的推拿临床研究对促进推拿学的学术进步、诊疗水平的提高及对外交流具有重要的意义。

1. 单一手法研究

单一手法研究是指采用某一种单一的推拿手法作用于特定的穴位（或部位），观察其对特定疾病（或证候）临床疗效的方法，此研究方法的优点是干预措施比较单一，容易对干预措施的操作规范进行质量控制，推拿临床中部分疾病或证候采用单一手法进行干预的疗效或较复合手法干预更优。例如，姜丽梅等（2020）将 47 例原发性痛经（PD）患者按随机数字表法分为单手法组和多手法组，单手法组仅用摩法治疗，多手法组采用传统推拿疗法，结果表明，单用摩法治疗原发性痛经具有较好的临床疗效，其止痛效果与传统推拿疗法相当。石向东等（2023）采用随机对照临床研究方法，观察朱氏一指禅推拿治疗神经根型颈椎病的临床疗效，结果表明，朱氏一指禅推拿组和传统复合推拿手法组均可改善神经根型颈椎病的疼痛症状，朱氏一指禅推拿组疗效优于传统复合推拿手法组。

2. 复合手法研究

复合手法研究是指采用两种或两种以上的手法组成具有一定操作程序，具有特定作用的复合手法，按照相应的研究方案作用于特定的穴位（或部位），观察其对特定疾病（或证候）临床疗效的方法，此研究方法的特点是有明确的研究目的、较固定的治疗方案、较详细的临床资料、相对统一的诊断和疗效判定标准，研究结果可以为临床诊断和治疗提供指导作用。例如，邰先桃等（2022）基于中医整体观念和"谨守病机"原则，融合中医经络和脊神经支配原理，采用摩、按、揉、捏、拿等复合手法构建选择性脊柱推拿治疗小儿脑瘫"四步推拿"技术体系，并进行系统的临床疗效观察和机制探索。研究发现，该技术体系可有效促进脑瘫患儿的生长发育、改善肌肉痉挛程度和肘（或膝）关节活动度、提高患儿睡眠质量等，并通过建立动物模型，从行为学、形态学和分子生物学等多方面多层次探索其作用机制。田育魁等（2023）采用腹部推拿结合腰椎定位斜扳法治疗急性腰扭伤，观察其临床疗效与安全性，结果发现，该复合手法能迅速减轻急性腰扭伤患者腰部疼痛并改善腰椎活动功能；段霞霞等（2023）采用三面四关节推拿法治疗肩周炎，结果发现，该复合手法对肩关节疼痛和活动功能改善情况优于对照组。

（三）推拿手法的生物力学研究

推拿以不同手法组合作用于人体体表的相应经络、穴位、特定部位和关节等，通过手法的直接力、经络系统介导的生物学作用，达到防病治病、延年益寿（或助长益智）的目的。因此，应用生物力学的理论、观点和方法，系统研究推拿手法的力学和运动学规律，对揭示手法的动作原理，进一步探讨其作用机制，指导临床进一步优化推拿治疗方案具有重要意义。推拿手法的生物力学研究包括手法力学轨迹研究及力学效应研究。

1. 推拿手法力学轨迹研究

推拿手法的力学轨迹研究主要研究手法的空间、时间等参数，如速度、位移、加速度、角度、轨迹等，常用的研究方法有动作捕捉技术、三维测力分析等。通过对推拿手法力学轨迹特征的研究，可以建立推拿手法的客观评价标准，有助于提高手法的操作水平和安全性，有助于解决推拿学研究中手法动作原理、作用机制等重大问题；通过对著名推拿专家手法力学轨迹特征的分析，有助于更好地传承推拿名家学术经验；手法力学轨迹特征的研究结果，是进行推拿器械开发、康复设备研制等工作的重要理论依据。

推拿手法的运动和力学特征是区分不同手法的重要因素之一。中医推拿手法按照动作结构特征，可以分为摆动类、摩擦类、挤压类、振动类、叩击类和运动关节类六大类；按手法施力的方向可分为垂直用力、平面用力、旋转用力、对称合力、对抗用力、屈伸关节等几大类。根据其中推拿手法最主要的垂直和平面两种用力方式，可以建立表示垂直于治疗表面、平行于治疗表面、治疗的体表方向的 XYZ 坐标轴，对垂直用力和平面用力的推法、按法、㨰法、摩法、揉法、擦法、拍法、振法和击法九种推拿手法的运动学和动力学进行分析，可以得出要实现各种手法所需要的自由度数、各个自由度施力的情况、速度大小及动作频率。通过建立生物力学模型，可以对操作过程中肢体的运动和受力情况进行较好的定量分析，例如，应用螺旋 CT 扫描成像方法对摆动类推拿手法实施者进行上肢的 CT 扫描，采用 Mimics 软件从断层影像数据中构建上肢的三维模型，并进行实体重建，可以分析手法操作者各部分的运动和受力情况。

2. 推拿手法力学效应研究

推拿手法主要通过在人体体表运用各种不同手法的外源性刺激，达到预防和治疗疾病的目的。推拿手法从表面上看是一种机械力的刺激，但熟练而高超的手法便产生了"功力"，这种"功力"可以促使机体产生生物物理和生物化学等一系列生物学效应。手法是一种技巧动作，其中要求的有力不是单纯的力量，而是一种功力和技巧，其中包含生物力学的广泛运用。

推拿手法的力学效应研究范围从生物整体到系统、器官（包括血液、体液、脏器、骨骼等）。例如，推拿手法治疗腰椎间盘突出症的生物力学作用机制体现在推拿手法增加了腰椎稳定性，松解了腰脊神经根与周围组织间的粘连，改善了神经根与突出物的位置关系，解除了可能合并的滑膜嵌顿。有学者通过采集 90s、3min 和 5min 内，不同分组手法干预前后腹部肌张力值，比较各组不同时间段的力学效应的差异，可以观察到掌振法振腹舒筋活络的力学效应及掌振法操作的最佳时效。

（四）推拿手法的人工智能分析检测与复现

推拿手法的人工智能分析是指利用人工智能技术对推拿手法进行深入研究和分析，以获取关于手法动作、力度、频率等方面的数据，通过人工智能算法对推拿手法的实际操作和相关参数进行分析，可以获取手法的特征、规律和效果等信息。

基于人工智能及大数据开展的手法仪器开发及研究是推拿临床智能化发展的方向。随着生物力学等现代学科和科学思维方法的发展及新型电子传感材料、仪器设备、测试手段的不断更新，尤其是新兴的运动分析手段如三维运动解析系统的问世，提供了精确的定量化研究方法，实现了运动学分析与动力学分析的统一。若将其应用于中医推拿手法的研究，与推拿手法测定仪及高清晰高速摄影相结合，还可以分析推拿手法的运动学、形态学、动力学相关特征。

推拿手法人工智能分析与复现研究不仅可以帮助推拿研究者、从业者更好地理解和运用推拿手法，还可实现推拿手法的精确传承、标准化操作和智能化辅助，推动推拿学科的高质量发展。

1. 推拿手法的人工智能分析

推拿手法以力的形式作用于人体体表的特定穴位（或部位），通过不同方式的刺激，调节人体生理功能和病理状态，进而达到治疗目的。跟随技术进步的步伐，基于人工智能的推拿机器人研究和开发成为未来的发展趋势。推拿机器人研究呈现出与机器视觉、大数据分析相结合，推拿路径规划渐趋合理等多方面发展的特点。深入分析中医推拿理论，结合软体机器人技术，融合多个新型传感器信息，借助智能感知、互联网、云存储等新技术，将中医药典籍中的知识、经验转化为数据，以机器学习的方式进行智能分析，将对促进中医推拿机器人实现智能化和产业化发展产生深远的影响和划时代的意义。

2. 人工智能与数字化分析的推拿手法定量研究

推拿手法测定仪的研制，应用计算机技术测量、记录并分析推拿手法作用力的数字与模拟信号，是手法定量实验研究在学术与技术上的一大进步。手法运动学特征的相关数据，可为传统推拿学中对手法动作技术要求要领的经典性经验描述，如持久、有力、均匀、柔和、深透等理论找到客观指标。例如，有研究者采用高速红外运动捕捉系统和测力平台对振法进行研究，在人体上进行振法操作并实时采集振法操作时振动的运动学（频率、幅度）数据，对这些数据进行分析，可以提取到振法的数字化特征。还有研究用 Motion 三维运动解析系统分析一指禅推法的运动数据，用手法运动学数据变异系数结果客观评价一指禅推法"沉肩"的动作要求，量化分析一指禅推法"沉肩""垂肘""悬腕"等技术要领。此外，通过三维测力机器对手法进行数据分析，可以形成时间波形图、水平力向图、压点轨迹图、立体矢量图、力矢螺旋图等。通过分析水平力向图，可了解推拿手法的水平力向均匀程度、最大力值和最小力值的力差；通过压点轨迹分析，可了解推拿手法的游离状况；记录推拿手法的作用点轨迹、动态运行曲线等，可客观量化描述推拿手法。

（五）推拿手法的教学与传承研究

中医药是中华民族历史传承遗留下来的伟大宝库，推拿手法技术是其中的一颗璀璨明珠。传统推拿手法技艺蕴含着丰富的理论和实践经验，师承教育曾作为中医药人才培养的主要模式，在传承中医药学术思想、临床经验等方面发挥着重要的作用。

推拿手法的传承研究包括对推拿技艺的保护和传承方式的研究。梳理当代推拿手法学术流派的发展脉络，总结学术流派的特征，调查学术流派的传承情况，分析学术流派的形成、影响因素和发展趋势，可为促进中医推拿手法学术流派的传承和发展，发挥中医推拿临床优势起到重要的推动作用。因此，研究如何保护和传承推拿手法，并寻找适合当代社会背景的传承方式，成为重要的研究课题。

1. 推拿流派手法的研究

推拿手法流派的形成有着历史延续性及动态发展性的特征，推拿流派手法的研究需要采用一系列的步骤和方法来确保研究的全面性和深入性。

首先，可以应用文献研究的方法对该流派的主要手法、流派的演变与形成过程、主要干预疾病等情况进行溯源，并对该流派的医案进行归纳和整理，建立数据库，以便手法更好地传承、传播与发展。其次，可以采用访谈法采访该流派手法的传承人，获取第一手资料，结合文献资料与实践经验，深化对手法的理解。记录手法的操作过程，将收集到的数据整理成表格或图表，便于比较和分析，使用合理的统计方法处理量化数据，检验各种手法的效果差异，进一步明确流派的手法特征，为更好地传承打下基础。

2. 推拿教学方法的研究

进行系统的推拿教学研究，是确保推拿手法技能传承和发展的有效手段。通过对教学内容、教学方法、教学手段的研究，可以不断优化教学策略，促使学生更好地理解推拿理论，科学、系统地掌握推拿技能。推拿教学研究有助于建立和完善推拿手法操作规范和教学标准，提高教学质量。推拿手法的教学研究内容包括文献搜集与整理，手法比较与对照、整合与创新等，研究方法可综合应用专家访谈、手法实训及制定手法评价标准等。

通过文献搜集与整理，收集历代关于推拿教学的文献资料，包括经典著作、名医传记、教学记录等，对搜集到的文献进行详细阅读，提取有关教学方法的信息，注意历代教学方法的演变和特色，分析不同历史时期推拿教学的特点，探究各种教学方法的优势和不足。手法的比较研究需要先进行深入的调查研究，分析比较古代与现代推拿教学方法的差异和联系，比较不同流派、不同地域的推拿教学方法。在理解传统教学方法的基础上，结合现代教育理论和实践，提出创新的教学策略，研究设计包含实践操作、理论学习、案例分析等多元化教学内容，完成整合与创新，在这个过程中还应采访当代推拿领域的专家，获取他们在教学过程中的经验和看法，最终制订出手法评价标准，包括学生的理论考试成绩、实践操作技能、创新能力等。通过问卷调查、面试、观察等方法收集数据，评估教学方法的有效性。

（六）推拿手法的标准化与规范化研究

推拿手法的标准化与规范化研究是指对推拿技术进行统一的标准制订和规范化操作的研究，旨在确保推拿手法操作流程的一致性和规范性。在推拿教育、临床交流中，推拿手法规范化、标准化和流派特色手法、创新手法被同时强调，推拿手法的标准化与规范化研究可以提高推拿手法的可信度和专业度，提高推拿手法的安全性、有效性和可重复性，对于推拿学科的创新发展具有重要意义。

推拿手法的标准化与规范化研究可以通过标准及标准化编写知识的学习，在学习过程中就问题请教参加过标准化知识讲座及标准编写培训的相关人士，制订"应遵循以临床应用为依据，具有普遍适应性，博采众长，删繁就简，避免内容上的重复，并留有发挥空间。同时还应保证文字表达准确、简明、通俗易懂，标点准确，用医学术语描述"的原则，结合近年来在我国各大中医院校曾经使用和正在使用的推拿学教材及中国知网等相应文献，进行全面整理及系统研究。对历版教材中涉及本课题研究的推拿手法名称、分类、描述及绘图等进行摘录汇总，找出其中的差异，逐一进行对比分析并整理合并，同时反复对整合后的手法描述进行自我评估，删除矛盾和不妥之处，突出共性，最终得到相对规范的关于推拿手法概念的描述。

通过归纳分析推拿治疗临床研究文献中的推拿手法操作，制订纳入标准和排除标准，从知网、维普、万方等数据库系统检索推拿治疗某一疾病的临床研究文献，筛选出符合标准的文献，从操作目的、治疗部位、手法分类等方面提取手法方案要素，并进行内容分析，构建技术框架，讨论推拿治疗某种疾病的手法方案。结合德尔菲等方法对专家进行咨询问卷调查，初步制订较为科学、合理、规范的针对某疾病的推拿手法方案专家共识。

三、推拿手法的研究现状及趋势

分析推拿手法的研究现状及趋势主要用文献研究法，通过对目前公开发表的相关文献进行分析研究发现，目前，关于推拿手法的研究主要集中在手法的生物学效应和机制研究方面，其中生物学效应主要从解剖学和生物力学效应的视角开展，更多探讨手法干预后机体形态学的变化。手法机制研究的实质也是生物学效应的深入探索，主要探索手法的力学作用干预机体组织结构后力学效应在机体内如何转化为生物学效应，从而达到改善临床症状的目的。手法的研究趋势主要体现在手法的标准化、量化、量效研究，以及新型实验设备和实验手段的应用研究等方面。

（一）推拿手法的研究现状

1. 与推拿手法生物学效应相关的文献研究

推拿手法可以改善肌肉组织力学特性、提高肌力、加快损伤肌肉组织修复、改善骨骼肌的超微结构。张宏（2008）利用正交试验，对揉法动力学参数、力量、频率、时间进行三因素三水平试验，观察揉法施术于健康男性左下肢腓肠肌处对腘动脉平均血流量的影响。经统计学分析发现，揉法操作中力量、频率、时间之间存在显著的交互作用，即力量 4 kg、频率 120 次/分、时间 10 min 的揉法组合模式，提高腘动脉平均血流量增益率的效果最显著。关于推拿手法治疗骶髂关节紊乱的生物学效应，有研究发现推拿手法治疗可以调整骶髂关节的错位，恢复骶髂关节的静力稳定系统，松解相关肌肉，改善肌肉组织力学特性，恢复骶髂关节的动力性稳定。

研究发现，推拿可以改变椎间孔大小，调整钩椎关节位置关系，调整颈椎各组织应力分布，增强颈椎稳定性，重建颈曲，恢复颈椎正常的生理弧度。井夫杰等（2005）通过观察手法干预对实验性兔颈椎间盘退变模型骨骼肌超微结构的影响，提示手法可通过抑制骨骼肌损害，纠正颈椎动力平衡失调，延缓颈椎间盘退变，进而预防颈椎病发生。在推拿手法对颈椎外源性稳定影响的研究中，李俊海等（2009）研究发现，推拿手法可以提高颈动脉血流速度，改善微循环，促进代谢产物的清除，有利于肌纤维的再生和肌力的恢复，可以缓解肌肉疼挛，解除滑膜嵌顿并提高肌肉痛点的痛阈值，发挥镇痛作用，松解关节或关节周围的粘连，纠正关节错位，恢复关节正常运动，从而达到缓解或消除症状的目的。有研究认为，推拿可以改善颈椎韧带系统的异常应力环境，维持颈椎的稳定和平衡，减缓颈椎椎间盘、小关节等颈椎结构的退变进程，对颈椎病疼痛及相关症状的减轻或消除起到积极的作用。

目前，针对推拿手法生物学效应的研究仍属于初始阶段，诸多学者尝试从不同的层面或视角进行系统、深入的探索、分析和整理，共同推进推拿学科的高质量发展。

2. 与推拿手法作用机制相关的文献研究

推拿手法广泛用于治疗疼痛类疾病，其镇痛机制是推拿领域关注的重点问题，与推拿镇痛机制相关的文献和报道比较多。研究发现，推拿可通过下调 IL-1、IL-1β、IL-6、TNF-α 等炎性介质的表达，抑制外周及中枢敏化过程；通过下调 P 物质（substance P）、N-甲基-D-天冬氨酸、嘌呤受体-亚型 P 等兴奋性神经递质的表达，抑制初级神经元的去极化；通过上调 γ-氨基丁酸（gamma-aminobutyric acid，GABA）、5-羟色胺（5-hydroxytryptamine，5-HT）等抑制神经递质的表达，减轻中枢去抑制作用；通过调节 MAPK、Toll 样受体 4（Toll-like receptor 4，TLR4）等信号通路，进一步抑制 IL-1β 等细胞因子的表达；通过上调 β-内啡肽等镇痛物质的表达，抑制胶质细胞活化，上调细胞自噬，发挥镇痛作用。推拿镇痛机制主要涉及外周、脊髓、脑水平，通过 MAPK、TLR4 等途径来影响炎性因子、神经递质/神经肽等物质，具有"多水平-多通路-多物质"的作用特点。

推拿对骨骼肌的修复与再生机制的研究也是热点之一。骨骼肌损伤后用推拿手法进行治疗，可充分发挥抗炎作用，通过抑制 IL-1、TNF-α 等信号在损伤部位的反应，阻断核转录因子-κB（NF-κB）信号通路的激活，从而阻断炎性因子传导，抑制受损骨骼肌中炎性因子的含量，减轻组织炎症浸润，进而提高疼痛阈值，促进损伤肌肉恢复。推拿对肌肉损伤具有良好的治疗效果，相关实验及研究已证明推拿对骨骼肌损伤中炎性因子具有良性干预作用，但如何更好和更进一步系统、深入地研究推拿对骨骼肌损伤炎性因子的效应及调控机制，如何在肌肉损伤的不同阶段选取疗效最好的推拿手法，如何将推拿更广泛地运用于肌肉损伤的临床治疗，以上问题均为手法基础研究领域的热点，具有重要的理论意义及应用价值。

（二）推拿手法研究的发展趋势

1. 推拿手法的标准化研究

中医推拿手法源远流长，从最初人类的一个随意的本能动作，发展成为一种治疗疾病的手段（推拿手法），经历了由少到多、由简到繁的变化，经过古今无数医家的不断努力、反复归纳和总结整理，由原来分散的民间手法形成各具特色的不同推拿流派，推拿手法在不断总结、归纳、提炼、升华中逐步发展和完善。随着推拿学科整体上的学术进步，"手法"作为基本的核心医疗技术，在手法分类、操作要领、疗效水平、适应范围、理论内涵等研究的深度和广度方面，逐渐得到长足的发展。但是由于历史沿革、地域分割及师承关系等原因，推拿手法的命名仍较为混乱，同名异法和同法异名现象较为普遍，加上推拿术语的不统一、手法操作的规范描述不足等，给学习和国内外交流造成一定的困难。一方面限制了推拿学科的发展，另一方面也阻碍了推拿走出国门、走向世界。为促进国内外的有效交流，满足推拿教学和科研工作的实际需要，规范评价推拿临床疗效等，有学者对推拿手法的术语及操作标准化进行了研究，在手法分类和命名方面，形成的专家共识是将推拿单式手法分为摆动类、摩擦类、挤压类、振动类、叩击类和运动关节类六大类共 24 个代表手法，在近20 年出版的国家规划教材中也基本遵循这一分类原则。手法命名的统一，对推拿手法的教学至关重要，也间接影响着推拿手法的标准化研究。

关于手法的标准化研究，主要集中在手法操作时发力的大小、手法的频率和操作时间，以及对某些疾病的临床疗效等方面。但是，因受到手法操作的限制，目前的研究只局限在少数推拿手法，如擦法、一指禅推法和点按法等。只有更深入地研究推拿手法的各参数，使其更为标准化地表达，才能更加深刻地理解手法的操作特征，准确掌握手法的精髓，规范验证手法的作用效果，促使推拿医师发挥不同手法的优势，坚定疗效自信，激励推拿手法研究的创新发展，为临床治疗提供更多的可能性。因此，还需要更多深入的研究，设计出更精准、更适用于临床、教学和科研三个方面的更为经济实惠、适合推广的应用于人体和动物实验的推拿模拟仪，以解决推拿费时耗力、从业人员较少的难题。近年来，人工智能技术因其融合性高、拓展性强等特点，与多学科产生密切交叉，在中医药研究领域中亦展现出相应的作用与潜力，可解决相关学科中传统、常规思路与方法难以突破的技术问题或瓶颈，人工智能有望在推拿手法数字化教学、科研、临床之间找到更多的研究契合点。

2. 推拿手法的量化研究

推拿手法在实际操作中具有非定量性的特点，对"均匀、柔和、持久、有力、深透"等基本要求界定较模糊，更多依靠操作者的经验发挥。手法的量化分析研究可望改变推拿手法单纯经验化发展的模式，是目前推拿研究的热点之一。手法的量化研究首先需要对相关量化数据进行分析与总结，其次需要研发量化指标检测设备。数据的需求可推进手法量化指标检测设备的研发，反之，手法量化指标检测设备可提高数据的质量，两者相辅相成。目前，推拿手法量化研究的趋势，一是在现有的技术基础上，扩大样本量，建立相关数据库，分析并总结手法量化的规律，指导临床与基础研究；二是运用不断发展的先进技术，实现多学科交叉，研发真正符合临床与科学研究的量化指标检测设备。

以电子计算机结合传感器技术的推拿手法训练和考评系统是近年来推拿手法数字化量化研究的成果之一，尽管其基本原理沿袭了 1981 年发明的推拿手法测定仪，但融入了更多的智能化技术。推拿手法训练和考评系统的工作步骤主要有特征参数确定、动作数据捕捉、数据统计分析及手法动作评价等。其中，特征参数确定是数据收集、分析和动作评价的前提条件。特征参数确定需要依赖多名推拿专家的智慧，通常是专家根据具体手法的动作要领与临床要求进行讨论、分析，并综合研判，进而确定特征参数。此方法主观性、经验性较强，难免出现动作参数种类缺失和动作评价结果不甚合理的现象。因此，对于手法动作与力学的诸多复杂参数如何选择，对各参数的庞大数据如何归纳，对统计分析的目标如何确定等关键问题，制约了推拿手法数字化研究的进一步发展，导致当前推拿数字化研究的结论难以直接应用于手法教学与评价工作中，相应设备也大多只能应用于科研方面，不能满足教学需要。所以，找到能够解决上述难题的技术手段并形成应用路径，对于推拿手法规律挖掘及特征评估，最终应用于手法教学与疗效评价具有重大意义。目前，有多种应用于动物实验的推拿模拟仪研发成功，有力地拓展和提升了推拿学科的实验研究水平。

人工智能技术是开发用于模拟、延伸和扩展人的智能的理论方法技术及应用系统的一门新兴技术科学，主要体现在数据挖掘、机器学习、深度学习、神经网络等方面。在推拿学科领域中，人工智能技术在推拿手法的动作捕捉、三维重建及数据分析方面具备明显优势，且已大量应用于中医临床技能数字化评价当中。为阐释推拿手法动作要领、发力要求等科学内涵，实现推拿手法动作特征参数的确定和手法评价的客观性、合理性，可通过人工智能算法优化评价推拿手法特征性与稳定性的研究方法与思路。未来，推拿手法数字化研究可充分借助人工智能技术，挖掘大量推拿手法的内在规律，建立满足推拿手法教学与临床评价需求的数字化模式。推拿手法教学在人工智能技术的支持下，可形成临床服务于教学与科研、科研反哺教学的推拿手法数字化模式，全面提高推拿手法的教学质量，切实提升推拿医师服务临床的能力和水平。

3. 推拿手法的量效关系研究

推拿手法的量效关系研究一直是一个热点，也是一个难点，量效的明确与否直接关系到临床疗效的评价和推拿疗法的推广应用。手法刺激量参数的多样性和复杂性说明了对于量效关系的研究不是单一的思路和方法可以全面呈现和解答的。推拿手法在临床上的广泛使用，对刺激量的掌控适当与否直接影响临床疗效。关于手法刺激量和手法产生的效应之间的关系，我们可以从临床症状、生理生化指标、生物力学指标等角度去探讨。例如，从临床症状的角度，我们可以从规范手法操作流程、清晰表述刺激量参数，增加单个手法的临床疗效研究、探究单因素刺激量的效应，集中研究力量攻关手法加穴位（或部位）的量效观察等方面进一步拓展研究。

在拓展动物实验及相应生化指标的量效关系研究思路方面，推拿模拟仪在动物实验研究方面的应用相较临床试验具有诸多优势，它既可以更好地控制手法动力学参数，又能够比较便捷地提取各类生理、生化指标，还可以通过标准统一的造模来制作想要研究的病理模型，针对疾病发展过程中的某一病理阶段或状态来研究推拿手法的量效关系。因此，拓展动物实验，设计标准统一的动物模型，细化各类生理、生化指标，尽量全面而细致地反映手法的量效关系，是推拿科研工作者面临的机遇与挑战。

综上，推拿量效关系的研究，可从以下几个方面进行优化。第一，在临床研究中规范手法操作流程，清晰表述刺激量参数，将临床操作手法量化后一一呈现，包括手法的基本刺激量参数、手法组合、操作顺序、辨证加减、疗程、疗效评价指标等，以便研究者之间建立共通的"语言"，各研究结果之间可供相互参照学习。第二，是深化单一手法、单一力学参数效应的探究及多个刺激量参数最优搭配的研究，例如，㨰法的力量、频率和操作时间对其刺激量均有影响，有目的地改变手法力量、频率和时间中任一操作要素，手法刺激量亦随之改变，从而产生不同的手法作用效应，可采用正交试验设计以明确诸因素中多个因素的最佳匹配关系。第三，集中研究力量攻关手法参与到某一病证或病程阶段时，手法加穴位（或部位）的量效观察，可联合高校及各大医院推拿科、康复科等对以上亟待解决或处于攻坚期的课题进行大样本多中心的研究，以提升推拿学科的整体研究水平。第四，拓展动物实验，建立标准统一的动物模型，开展基础研究，补充临床试验研究的不足。第五，加强手法测量高精密仪器的研制及仿真推拿仪器的研发，用智能工具尽可能模拟、观测手法产生的量效结果。

研究揭示推拿手法的量效关系规律，临床推拿手法的操作有望更加规范、标准，疗效更有保障，并可度量；推拿手法的教学和考核有望更直观，并可量化。推拿手法精准的量效数据的研究，有望以国际通用的学术"语言"进行对外交流，有利于推动传统推拿疗法与国际接轨。手法量效关系的研究既可发挥传统中医的精华思想和手段，又结合现代科学的思维和方法，将赋予推拿疗法以新的临床价值。

4. 新型推拿实验设备和实验手段研究

计算机模拟与可视化技术是目前国际高科技前沿技术，可望成为 21 世纪推拿研究的发展方向。可视化技术是利用图像、图形对计算数据和结果进行直观的表达。三维显示是可视化的核心，只有三维显示才能使可视化成为真正意义上的可视。常用的三维显示算法有表面绘制技术和体绘制技术。目前广为应用的是推拿手法与关节功能的计算机数学模型，它能清楚地重复实验内容，能在正常和病理状态下对治疗前后肌肉骨骼系统的功能状态进行定量、非侵入性的生物力学评价。既有 X 线平片对治疗部位整体观察的优点，又兼有 CT 扫描对治疗部位附件骨及软组织的高分辨率，特别在显示不同年龄段、不同疾病状况等条件下对骨性结构及软组织的立体显示是常规方法无法比拟的，因而，此技术在推拿研究中具有广阔的应用前景。新兴的人工智能技术，是对计算机模拟与可视化技术的进一步提升，在教学、临床、科研等领域的应用更为广泛。

红外热成像技术是一种新兴的高科技功能影像检测技术，通过红外摄像镜头获得人体组织代谢、气血运行等功能变化中的红外辐射强弱信号，经计算机多媒体技术处理后，以不同的颜色表达成红外图像，显示人体表面的温度分布情况，继而达到诊断疾病、评估治疗效果等目的。红外热成像技术具有无辐射、操作简单方便、对温度高灵敏度等优点。结合中医理论，既能获得人体全身动态温度分布信息，又能体现中医的整体观，已成为骨伤科功能影像检查的主要手段之一，并逐渐成为骨伤科、推拿科、康复科疾病疗效评价的指标之一。作为一种现代化的诊疗技术，具有无创、高灵敏度的特点，符合中医从能量代谢变化的角度研究生物体生命过程的思维方式，填补了 X 线、CT、MRI 等结构性检查中功能性检查的不足。但是，红外热成像技术在应用中亦有不足之处，如受检者或实验动物的状态、红外检测仪的采图环境及临床科研工作者对红外热成像图的分析解读能力等，均会影响红外热成像检测的精准度，需要推拿临床和科研工作者进一步探索研究。

组学技术是近年来逐渐发展形成的一整套检测分析方法，该方法基于高通量分析和检测技术用于基因表达、蛋白质组成及变化规律、代谢定量分析等现代生物研究。组学技术从人体的有机整体角度出发，通过对基因组学、转录组学、蛋白质组学和代谢组学数据进行整合分析，可以了解目标样本内基因、RNA、蛋白质和代谢产物的基本状态，从而对生物系统进行全面解读。该技术具有整体性和动态性的特点，被广泛应用于中医临床各学科的研究，但针对推拿学科的组学相关研究尚处于初步探索阶段。推拿疗法作为中医药学的重要组成部分，限于研究手段的局限性，其作用机制尚未被充分揭示。研究表明，推拿作用于人体后，除了施术局部的变化以外，还会通过多环节、多层次、多靶点、多维角度对受术者进行整体调节，这与组学技术的优势特点有很大一致性，符合推拿研究的需要。未来是否可以借助组学技术从全局的角度揭示推拿的调节机制，值得我们深入思考。

代谢组学可以针对细胞、生物流体、组织或生物体内的小分子进行大规模的观测，研究生物体受到刺激、干预后其代谢产物种类、数量及变化规律，并进行定量分析，以此分析研究对象的病理生理状态。代谢组学作为新型的研究手段，有望为推拿的临床治疗效果研究提供更符合机体实际情况的证据，为推拿的基础研究提供指引和参考，揭示推拿的现代科学内涵。常用的代谢组学分析技术主要有 MRI、气相色谱与质谱共用技术（GC-MS）、液相色谱与质谱共用技术（LC-MS）等。

蛋白质组学是近年快速发展的一门技术，其在质谱技术基础上，通过对研究的目标样品进行处理，从细胞、组织、体液等提取、采集蛋白质进行研究。蛋白质组学最主要的分支是定量蛋白质组学，该技术广泛应用于现代生物学和医学的基础研究。例如，有学者用蛋白质印迹法检测捏脊手法干预孤独症模型大鼠海马组织中细胞核因子/κ 基因结合核因子抗体（NF-κB p65）、肿瘤坏死因子受体 1（TNFR 1）和肿瘤坏死因子受体 2（TNFR 2）蛋白表达，实时荧光定量 PCR（qPCR）检测大鼠海马组织中 TNF-α、IKKα 信使 RNA（IKKα mRNA）表达水平，发现捏脊疗法可有效改善孤独症大鼠焦虑样行为，并认为其作用可能是通过抑制 NF-κB 通路的过度激活而实现的。

基因组学技术广泛应用于生物体基因表征、定量研究等方面。在该技术的创新引领下，学者们通过从基因的表达谱或表达差异角度，研究中医药方法干预后发生的基因表达与调控规律，探索其内在的干预机制。转录组学能够从整体水平研究特定条件下细胞中基因的转录情况及其调整规律，这一研究思路和中医用药整体观的指导思想不谋而合。推拿手法在干预人或动物机体时，不但会对组织器官产生影响，也会对机体 RNA 的表观表达产生影响。转录组学技术可以实现在复杂干预信息影响下，分析在干预条件下，其作用靶点之间互相关联、协同发挥作用，从整体水平上研究基因功能及基因结构，揭示特定生物学过程及疾病发生过程中的分子机制。有学者利用 RNA 测序技术探究三法三穴对坐骨神经损伤大鼠的神经传导通路关键部位基因表达的影响，从转录组水平阐明了推拿对周围神经损伤的修复机制。

组学技术的产生与发展也为推拿量效研究提供了研究基础，例如，脏腑推拿在调节糖尿病患者的治疗过程中，应用代谢组学观测患者的代谢产物变化，是否能够更加明确、更加快捷地显示推拿的治疗效果、更好地揭示其作用机制？针对咳嗽、便秘、过敏性鼻炎、哮喘等疾病患儿，小儿推拿的手法治疗可以改善他们的症状、自身免疫反应等，在此过程中研究者能否应用组学技术观察小儿推拿对于患儿表观遗传的影响？

在科技飞速发展的新时代，研究者的各种想法和思路，都能够体现现代科技与推拿结合进行的标准化研究，以力学、时间等因素为切入点进行的量化研究，从微观层次的量效关系研究，均能促进推拿手法研究的标准化、规范化、现代化。

四、模拟推拿手法的康复设备研究

推拿手法主要通过医师的手进行治疗，在治疗过程中能给予患者柔和、舒适放松的良好体验，患者接受度较高，在临床治疗中广为应用。但在推拿施治过程中，如果机械地重复操作手法，势必耗费推拿医师大量的时间和精力。推拿器具的研发可以有效节约推拿医师的精力和时间，但是，研发推拿器具首先需要研究推拿手法操作的量化标准，选用部位（或穴位）特异性的规范化和量化标准等。目前，关于推拿防治疾病的标准化研究还比较缺乏。西医康复以功能解剖学、生物力学、神经生物学等现代科学为理论依托，以康复评定为诊疗效果的评估方法，以康复治疗技术为临床干预手段，初步形成了机制明晰、诊疗效果可量化的优势。但是，康复治疗对器械的依赖程度较高，需投入大量的资金购买设备，且患者对某些康复治疗技术依从性较低，导致康复治疗技术难以大面积推广。因此，推拿与康复相互结合是推拿手法创新应用的必然趋势，推拿借鉴康复的研究思路开展科研探究，康复借助推拿扩大自身发展平台，互相取长补短，进一步提升学科优势和临床诊疗效果。两者融合既能推动推拿突破瓶颈走向标准化和现代化，又可让康复面向大众拓展发展空间。

（一）模拟推拿手法的康复设备研究是中医推拿现代化的标志

模拟推拿手法的康复设备主要通过先进的控制理论、机械和控制技术实现传统中医推拿手法"机器人化"或"设备化"，通过推拿机械手机械传动、人机交互、智能传感技术和 AI 技术、远程推送等现代化手段实现康复和保健效果，从而达到用康复设备替代推拿医师进行推拿手法操作的目标。利用建模、运动学和动力学正逆解、运动控制和力控制理论，完成对康复设备的控制，利用模型理论完成人体模型的三维重建，结合智能家居、物联应用等手段，通过康复设备完成推拿的功能，实现传统中医理论与现代先进科技结合，是实现中医推拿现代化最为可行的方法。

人工智能、大数据、互联网、机器人新兴技术能使传统中医推拿理论与现代科学技术有效融合，利用智能推拿康复设备替代推拿医师进行手法操作能强化智能推拿康复设备的康复理疗属性和功能，实现经典案例的积累和规模复制及推拿手法的数字化和远程诊疗。将人工智能技术、传感器技术和特征识别技术引入人体参数的采集，能实现中医推拿的数字化；将康复设备、机器人技术引入推拿过程，能实现中医推拿的标准化；将推拿仪机芯核心技术与新兴技术有效结合向康复设备和机器人转变，能实现中医推拿的现代化。运用智能 AI 计算法能得出符合用户身体状况的推拿治疗程序，结合推拿医师手法动作轨迹、实际体验等综合评测增加智能推拿康复设备的理疗属性和功能。通过大数据采集推拿医师的手法，进行多维度量化，形成各具特色的推拿手法数据库，完成推拿医师手法建模的数字化。随着亚健康市场对推拿产品的需求凸显，推拿手法与新兴技术充分结合后，通过远程推送的程序，可替代推拿医师的部分常规工作，提高医疗效率，缓解就诊压力。与此同时，借助智能推拿康复设备，中医推拿可形成规模化、产业化，助力建立健康大数据共享平台，辅助终端实现智能化诊断，提高产品个性化医疗属性的同时，形成科学化全民健康管理体系。

（二）推拿与康复结合的主要方式

1. 康复评定贯穿治疗全过程

康复医学中的康复评定较为全面、细化、精准，在推拿临床治疗某些疾病中可以借鉴使用。模拟推拿手法的康复设备可采用康复评定的方法，就功能障碍的原因、性质、部位、范围、程度、发展趋势、预后及转归进行准确的评定。评定是治疗的前提条件，根据疾病不同证型、不同分期的评定结果，选用适合患者的推拿手法，在治疗过程中不断调整手法参数，通过调整力量、时间、频率、施术部位，选择最优手法组合，以达到理想中最佳的舒适度和临床疗效。通过精准评估，对比预期效果与愈后疗效，准确无误地向医师反馈治疗信息。康复评定贯穿治疗的初期、中期、终期，为临床工作提供科学依据，有利于总结工作经验、提高治疗水平。可以说，康复推拿始于评定，止于评定。

2. 推拿手法与康复治疗技术

（1）扳法与肌肉能量技术（muscle energy technique，MET）：扳法是指关节瞬间突然受力，患肢做被动的旋转、屈伸或展收等运动，主要用于纠正脊柱相关疾病、延展关节、增加关节活动度，是整复类手法的代表。MET 是由操作者控制施力，诱导患者主动运动，利用肌肉特定收缩方向抗阻的方法，减轻疼痛并提高相关肌肉功能的一类操作技术，也是治疗筋膜软组织受损和活动受限的主要方法之一。MET 要求操作者在摆放患者的体位时，接触到限制性障碍点的起始，距离限制障碍点的末端还有少量活动范围，而后再进行方向调整。扳法的实施要求操作者先摇动关节，使关节充分伸展、屈曲或旋转，在"弹性阻力位"或"扳机点"施加突发性、稍大幅度的扳动，也就是运用"巧力寸劲"。MET 要求操作者在限制性障碍点的起始点操作，这与扳法在功能位和生理位的交界点操作理念是一致的，都是在临界点进行治疗。扳法和 MET 技术都运用到呼吸辅助，用呼吸配合手法操作，说明康复治疗技术与推拿手法有很多共通之处。从两者机制的相似点出发，深入研究扳法对神经，生物力学对肌肉、筋膜、组织的影响，突破手法研究的瓶颈，推动推拿手法的发展进程。

（2）挤压类手法与空气波技术：应用空气波进行康复治疗的设备主要是挤压式脉冲压力系统，适用于治疗四肢肌肉萎缩及血液循环不畅等病证，其治疗原理与挤压类手法的操作要领高度相似。该设备通过适当的压力和波动频率，可以促进血液循环，改善血液供应，缓解四肢疼痛和不适。根据患者的具体情况，通过不同的压力设置调整四肢的脉冲压力，可以满足不同患者的治疗需求，提供个性化的治疗方案。空气波技术通过空气波的传导和挤压作用，可以有效地刺激肌肉和血管，促进血液循环，增加氧气供应，加速废物的排出。

（3）运动关节类手法与动态关节松动术：推拿运动关节类手法是使受术者关节产生被动运动的手法，达到松解粘连、缓解疼痛、增加关节活动度的治疗效果。动态关节松动术是指康复治疗师在患者关节病理状态下进行自主活动的同时对该关节施加持续被动的外力；主要治疗关节的活动障碍和疼痛，操作时以关节的生理运动和附属运动为治疗手段，属于被动运动范畴。运动关节类手法和动态关节松动术的目的相同，都是为了增加关节活动度、缓解疼痛。两者在操作时有共同之处，都是利用关节的生理运动和附属运动。关节松动术对操作者手法有明显分级，较为客观，且分离平稳，操作幅度较小，力量轻，安全性高，患者易于接受。运动关节类手法种类繁多，技巧性强，在临床应用广泛，但操作力度和范围是由操作者自行控制的，操作难度和风险较高。运动关节类手法和动态关节松动术有相似的手法动作形态，治疗手法是可以融合的，如在抖法实施之前，医者要先将患侧肢体适当地牵拉、拔伸，而后再做有规律的抖动；治疗肩关节疾病时，拿揉肩关节的同时配合适当的牵拉，扩大关节活动范围的同时减轻疼痛，疗效更佳，这些都用到了关节松动术中的长轴牵引法。推拿屈伸法可以通过缓慢、反复地屈伸关节，使关节周围的软组织得到伸展，可以增加关节的活动度，其操作原理和多关节等速训练与评估系统也是相通的。

（4）拔伸法与悬吊技术：腰、髋的推拿拔伸法与悬吊技术在原理和操作要领中有共同之处，均为利用方向相反的力对关节进行牵引，但悬吊设备的临床应用范围更加广泛。悬吊技术是在神经肌肉激活技术的理念指导下，以吊索和绳索维持腰部平衡与姿势，通过训练可重建腰段局部肌肉稳定性，促使相关神经组织功能提高、稳定腰段局部核心肌群，有助于激活腰段脊柱深层稳定肌，加强腰部肌肉的控制程度，增强局部肌肉的稳定性，改善腰肌感觉和运动能力。

（三）常见模拟推拿手法的康复设备

1. 穿戴式腰背训练器

穿戴式腰背训练器的工作原理是利用一对传感器和 APP，通过视频游戏进行治疗性锻炼。该训练器通过 50 多场比赛，完成 17 个动作训练核心肌群，从而达到治疗的目的，一定程度上解决了传统运动疗法在临床应用中效果个体差异较大的问题。

2. 智能腰椎推拿康复装置

智能腰椎推拿康复装置是一种基于磁信号引导的康复设备，能提高功能针对性、定位精度和简化设备操作，该设备以嵌入式单片机（STM32）微控制器为核心，推拿部位定位采用线性霍尔传感器对靶点进行磁信号采集，通过三轴运动控制模块驱动按摩指模拟推拿手法，实现了主控程序、靶点定位算法、推拿力度与温控控制和推拿手法程序。智能腰椎推拿康复装置，能够有效模拟腰椎康复推拿手法，且手法参数可进行个性化设置。采用基于磁信号的位置感知技术，保证了对推拿部位的自动定位精准有效，整个系统采用模块化设计的理念，便于后期的维护与拓展研究。

3. 下肢康复机器人

下肢康复机器人是一种辅助康复类医疗设备，是推拿手法、康复医学与机器人学相结合的产物，主要用于对脑卒中患者的早期康复，也可用于为长期卧床的偏瘫患者做日常下肢活动康复，可以有效改善患者下肢血液循环、防止关节僵化。根据临床应用和安全性原则可设计制作适应不同身高、左右下肢、不同高低病床的四自由度机械臂，实现各康复动作角度和速度可调，体验者感觉下肢舒适，能满足下肢康复训练动作的需求。

4. 悬吊康复设备

悬吊推拿运动技术在治疗肩周炎、腰椎相关疾病及骶髂关节错缝中应用广泛，临床疗效明显，悬吊推拿运动技术能够更加有效地减轻患者下腰部疼痛，改善患者的腰部功能障碍，提高患病部位核心肌群的肌力与耐力。

5. 膝关节仿生推拿装置

膝关节仿生推拿装置根据坐位调膝法的手法特性，应用手法数据测试平台，利用压力和角度传感器，根据采集到的医师大拇指压力和患者膝关节角度变化的生物力学参数而设计。驱动控制系统主要由人机交互串口屏、STM32 单片机、压力传感器、步进电机推杆、Maxon 无刷直流盘式电机及角度传感器模块组成。其中角度传感器作为前置输入模块主要负责测量膝盖弯曲角度搭配指尖压力传感器，模拟医师不同角度、不同按压力度手法，可有效减轻医师的劳动负荷，增加推拿的力学刺激。

6. 多关节等速训练与评估系统

多关节等速训练与评估系统由康复训练设备、评估仪器和计算机软件组成，是一种专门用于康复训练和评估的设备，可同时训练多个关节，包括肩关节、肘关节、腕关节、膝关节等。通过模拟人体运动轨迹，可以实现全方位的康复训练。在整个运动过程中保持恒定的速度，这种训练方式可以有效提高肌肉力量和关节灵活性，同时减少运动中的惯性和冲击。此系统还具备评估功能，可以对患者的康复情况进行全面评估，通过测量患者的运动范围、力量和协调性等指标，可以及时调整康复方案，提高康复效果。根据不同的康复需求，多关节等速训练与评估系统可以分为上肢康复系统、下肢康复系统和全身康复系统等不同类型。每种类型的系统都针对特定的康复训练需求进行设计，以提供更加精准和有效的康复治疗。

模拟推拿手法的康复设备是传统推拿学和康复医学有效结合的产物，是一种创新发展，也是我国医学发展的大趋势，在未来的发展具有无限潜力。与传统推拿手法相比较，康复设备新增了评定的功能并将其贯穿康复治疗全过程，可进一步明确疾病诊断，调整手法参数，优化治疗方案，从而实施精准治疗。通过比较推拿手法学与康复治疗学、康复工程学的共通点，深入推进交叉学科的融合，取长补短，不断在现有的基础上改进、升级治疗方法，可以开发出更多可模拟推拿手法的康复设备，充实科学研究、优化康复诊疗，推动推拿与康复学科向更科学、更深入、更广泛的领域发展。

参 考 文 献

曹安，黄国志，曾庆，等，2019. 穿戴式腰背部训练器联合推拿治疗慢性非特异性下腰痛. 康复学报，29（4）：25-29.

陈兆军，2016. 孙树椿教授外踝理筋手法治疗陈旧性踝关节扭伤临床观察及机理初探. 北京：中国中医科学院.

陈振斌，2022. 不同施术体位旋扳手法治疗神经根型颈椎病的对比研究. 福州：福建中医药大学.

段霞霞，谢玲瑶，谭佳旋，等，2023. 三面四关节推拿手法治疗肩周炎临床观察. 山西中医，39（12）：34-35.

方磊，严隽陶，2013. 一指禅推法技术要领的运动学分析. 上海中医药大学学报，27（2）：58-60，70.

方涛涛，2013. 卧式下肢康复训练机器人. 洛阳：河南科技大学.

付艾妮，2013. 训诂学在中医古籍整理研究中的运用. 中医学报，28（11）：1770-1771.

高驰，2011. 中医古籍伪书考辨. 医学与哲学（人文社会医学版），32（12）：66-67，70.

耿楠，胡慧，吴凡，等，2021. 掌振法振动幅度的运动学分析. 中华中医药杂志，36（12）：7429-7432.

龚梦华，吴倩雯，李一纯，等，2023. 捏脊疗法对自闭症模型大鼠焦虑样行为及 NF-κB 通路的影响. 云南中医中药杂志，44（4）：81-85.

侯来永，徐瑞泽，唐学章，等，2019. 推拿结合等速肌力训练治疗膝关节骨性关节炎临床疗效研究. 中国康复医学杂志，34（5）：551-555，572.

胡聪，2021. 基于内容分析法和德尔菲法的腰椎间盘突出症推拿手法方案共识研究. 北京：北京中医药大学.

黄龙祥，2021. 中医古籍校勘的新思考与新探索（续）. 中医文献杂志，39（2）：4-8.

姜丽梅，马玉侠，姜桂宁，2020. 单用摩法治疗原发性痛经疗效观察. 山东中医杂志，39（10）：1071-1074.

井夫杰，詹红生，张静，等，2005. 手法对兔颈椎间盘退变模型骨骼肌超微结构的影响. 中国骨伤，18（3）：146-147.

雷龙鸣，覃书颖，陈广辉，2022. 推拿手法治疗腰椎间盘突出症的生物力学效应机制. 广西医学，44（12）：1397-1401.

李华南，张玮，马菲，等，2022. 组学技术在推拿学科中的应用与刍议. 天津中医药，39（10）：1351-1356.

李俊海，孙树椿，张军，2009. 旋转手法治疗椎动脉型颈椎病的疗效观察. 中医正骨，21（11）：1-3.

李明，2003. 骶髂关节的解剖学和生物力学研究现状. 骨与关节损伤杂志，18（7）：493-495.

李珊红，2013. 中医推拿综合测定系统的若干关键技术研究. 合肥：中国科学技术大学.

李晓龙，2014. 一指禅推法在治疗腕管综合征中的价值研究. 广州：广州中医药大学.

李亚茹，田丙坤，2019. 论中医训诂的重要性及发展问题. 陕西中医药大学学报，42（2）：34-36.

李义凯，查和萍，钟世镇，2003. 脊柱推拿基础研究的新思路：计算机模拟与可视化技术. 中国康复医学杂志，18（7）：431-432.

李正飞，2014. 推拿手法中的生物效应探讨. 中医药临床杂志，26（2）：117-118.

廖彬，王继红，黄珊铃，等，2021. 指按法动力学参数的量化测定与比较分析. 针灸临床杂志，37（1）：13-17.

林丽莉，2019. 基于肥大细胞应激效应探讨捏脊疗法对皮肤-内源性大麻素系统的影响. 福州：福建中医药大学.

刘佳利，2007. 揉法等五种手法规范化的初步研究. 北京：北京中医药大学.

卢群，钱鑫，田为军，等，2020. 摆动类推拿（法）的生物力学模型分析. 中国医药科学，10（9）：1-4.

卢群文，2019. 模拟推拿机械力刺激干预大鼠骨骼肌细胞生物力学效应研究. 成都：成都中医药大学.

吕成超，2014. 推拿弹拨手法治疗第三腰椎横突综合征临床疗效比较观察. 广州：广州中医药大学.

吕桃桃，于天源，2020. 利用 RNA-Seq 技术探究三法三穴对坐骨神经损伤大鼠的修复机制. 中国科技论文在线精品论文，13（3）：315-323.

马邦峰，王殊轶，钟云生，等，2023. 基于坐位调膝法的仿生推拿装置研究. 智能计算机与应用，13（2）：150-154.

马碧涛，吴敏，滕蔚然，等，2021. 膝骨关节炎疼痛与红外热成像、炎症因子的相关性研究. 西北国防医学杂志，42（7）：604-609.

裴宝顺，2020. "以痛为腧" 按揉法对 BPI 大鼠的疼痛及脑内奖赏系统相关区域 GABA 和 DA 的影响. 上海：上海中医药大学.

乔鹏，2023. 智能腰椎按摩康复装置的设计与实现. 合肥：安徽建筑大学.

石向东，沈红梅，赵敏，等，2023. 朱氏一指禅推拿治疗神经根型颈椎病的临床研究. 按摩与康复医学，14（10）：5-7.

邰先桃，张彭跃，张星贺，2022. 选择性脊柱推拿治疗小儿脑瘫技术体系的构建及应用. 中国科技成果，23（9）：1-2.

田育魁，赵丰，玄志金，等，2023. 腹部推拿结合腰椎斜扳法治疗急性腰扭伤的随机对照研究. 中国中医骨伤科杂志，31（12）：23-27.

维加，2020. 古典文献中柔性推拿手法的整理分析. 沈阳：辽宁中医药大学.

冼思彤，于天源，刘卉，等，2016. 掌振法运动轨迹的生物力学分析. 中国康复医学杂志，31（10）：1084-1087，1116.

徐磊，唐雨亭，蔡连芹，等，2023. 项八穴针刺联合推拿手法治疗颈源性头痛的临床观察. 中华全科医学，21（6）：1030-1033.

许世雄，李信安，陈守吉等，1997. 摆动类揉法推拿作用力时域分析. 医用生物力学（1）：25-29.

薛惠天，2023. 不同时间点擦法按摩器对骨骼肌损伤家兔 NF-κB 通路及炎性因子的影响. 长沙：湖南中医药大学.

薛惠天，王兰兰，孙梦龙，等，2023. 推拿手法对骨骼肌损伤修复炎性因子的影响综述. 亚太传统医药，19（4）：247-251.

薛惠天，王兰兰，孙梦龙，等，2024. 中医推拿与康复技术相结合可行性分析. 中国中医药现代远程教育，22（4）：73-75.

严隽陶，赵毅，1998. 现代中医药应用与研究大系：推拿. 上海：上海中医药大学出版社.

严晓慧，严隽陶，龚利，2009. 浅谈中医推拿手法标准化的重要性. 河南中医，29（3）：242-243.

姚斌彬，付春雨，王红卫，等，2023. 基于人工智能技术的推拿手法数字化教学价值探讨. 中医教育，42（5）：93-96.

余顺年，马履中，郭宗和，2005. 中医推拿手法运动学与动力学特征分析. 山东理工大学学报（自然科学版），19（3）：82-85.

郁董卿，盛齐，2024. 面向推拿康复机器人的人机交互界面数字建模与动力学研究. 北京生物医学工程，43（1）：71-77.

曾广南，2012. 滚法推拿作用的动态压力特征研究. 广州：南方医科大学.

张成全，2009. 五种推拿手法的生物力学分析. 北京：中国中医科学院.

张冠中，吕航，王继红，2016. 以一指禅为例浅谈手法量效关系研究思路的优化. 辽宁中医杂志，43（3）：520-522.

张宏. 2008. 推拿滚法行气活血及舒筋活络效应的动力学参数优化研究. 上海：上海中医药大学.

张家鹏，2019. 骶髂关节错缝症患者悬吊推拿运动技术干预后表面肌电信号变化研究. 济南：山东中医药大学.

张帅攀，朱清广，孔令军，等，2020. 基于"筋骨平衡"理论探讨推拿治疗颈椎病的生物力学内涵. 时珍国医国药，31（1）：160-162.

张帅攀，朱清广，孔令军，等，2021. 脊柱微调手法治疗颈型颈椎病的临床疗效观察. 中华中医药杂志，36（5）：3034-3037.

张延海，曹金凤，吕杰，等，2021. 基于多刚体力学模型腰椎推拿斜扳法的优化. 医用生物力学，36（2）：277-283.

张仲博，房敏，蒋诗超，等，2013. 掌振法舒筋活络力学效应研究及时效分析. 辽宁中医杂志，40（9）：1785-1787.

章健秋，2022. 李氏"筋骨并举"推拿结合肢体活动保健功法治疗慢性下腰痛的真实世界研究. 合肥：安徽中医药大学.

赵峻嶚，李拓，赵思雨，等，2023. 基于德尔菲法探讨推拿手法定义的要素组成. 中医药导报，29（12）：215-220.

郑其兴，2018. 手套式推拿信息采集装置及气动式人体器官模拟装置研究. 广州：广东工业大学.

钟叶蓓，杨尚林，林巧婷，等，2023. 传统推拿手法之按法的量化及标准化研究进展. 按摩与康复医学，14（12）：67-70.

Herzog W，Leonard T R，Symons B，et al.，2012. Vertebral artery strains during high-speed，low amplitude cervical spinal manipulation. Journal of Electromyography and Kinesiology，22（5）：740-746.

第3章 推拿的临证应用研究

推拿疗法源于人类的本能，自有人类历史以来就一直在为人类的健康保驾护航。但是，迄今为止，人们对推拿学的认识还存在褒贬不一的现象，原因之一是我们对推拿临证应用的规范化研究还比较欠缺。推拿作为一类不需要介入人体内部的无创自然疗法，临证应用范围广，归纳起来，可分为治疗疾病和养生保健两个方面。无论是治疗还是保健，推拿手法以力的形式作用于体表的特定部位（或穴位），刺激体表相应的感受器，产生有效刺激量是推拿防病治病取得疗效的关键。

第1节 推拿临床的辨治思维研究

推拿作为绿色、低碳、易于被患者接受的中医特色外治疗法，不良反应少，如果合理选用手法和特定部位（或穴位），掌握好恰当的刺激量，可以辨治骨伤、内、妇、儿等各科病证。推拿临床的优势病种主要集中在骨伤、内、妇及儿科，临床辨治思维从病因学、症状学及发病机制等方面均具有很强的专科特性。例如，骨伤科疾病的病因主要与外伤和劳损有关，症状主要集中在"疼痛和功能障碍"两个方面，推拿临床辨治骨伤科病证应建立"筋骨一体观"的思维，辨病与辨证相结合，审证求因，审因论治。治骨先柔筋，筋骨并重，则筋柔骨正，通则不痛，有效达到"理筋止痛、滑利关节"的目的。

一、推拿辨治骨伤科病证的研究

根据骨伤科疾病的临床特点，遵循"筋骨一体观"的思维，分析病因，辨明病位和病性，辨清邪正关系，确立治疗原则，明确治疗方法，研究具体的治疗方案，观察临床疗效及作用机制。本节以颈椎病、肩周炎、膝骨关节炎、第三腰椎横突综合征（third lumbar transverse process syndrome，TLTPS）、腰椎小关节紊乱等推拿临床常见的骨伤科病证为例，综述目前的研究进展，以期为学习者提供可借鉴的研究思路和方法，促进学科的高质量发展。其他病证可通过查询资料，举一反三。

（一）颈椎病

颈椎病是骨伤科临床常见疾病之一，按照病理特征，可分为颈型、神经根型、椎动脉型、脊髓型、交感神经型及混合型等不同类型。依据临床表现的不同，分别归属中医"痹证""头痛""眩晕""痿证"等范畴。临床辨证以风寒湿证、气虚血瘀证、气血不足证、肝肾亏虚证较多。

颈椎病的治疗方法可分为手术治疗和非手术治疗两大类，其中，推拿是非手术疗法中最具代表性的治疗方法。临床常用非手术疗法，只有极少数颈椎病（主要是脊髓型颈椎病）需要手术治疗。查阅2000～2023年的文献，有关推拿治疗颈椎病临床疗效及机制研究方面的文章逐渐增多，发表文章的数量仅次于腰椎间盘突出症，其中，研究临床疗效的多达3000余篇，机制研究的100余篇。

1. 临床疗效研究

用于治疗颈椎病的推拿方法主要有松解类手法和整复类手法，临床常将两类手法组合运用。关于推拿治疗颈椎病的临床疗效研究，既有回顾性总结，也有随机对照临床试验。试验组采用的干预方法，既有单纯采用推拿疗法以观察其临床疗效，也有在基础治疗或其他疗法基础上加用推拿疗法以观察推拿疗法的协同增效作用；对照组既有设置阳性对照的，如颈椎牵引、国药准字号中西医药物等，也有采用其他疗法的，如针灸疗法、中药汤剂内服、中药外用等。观察指标多采用国标临床疗效评定标准、中医证候评分、疼痛 VAS 评分及国内外有关颈椎功能评价量表评分等。研究结果显示，颈椎病是推拿疗法的优势病种之一，推拿治疗颈椎病的疗效取决于选用手法及部位（或穴位）的特异性。

从现有文献来看，有关推拿治疗颈椎病的研究，以神经根型颈椎病最多，且多以颈椎整复类手法的代表手法扳法研究最多。陈焯贤等（2023）通过对经过推拿旋提手法治疗的 500 例颈椎病（除外脊髓型）患者进行回顾性分析与研究，结果显示，旋提手法治疗除脊髓型外各型颈椎病疗效确切，其中以颈型与椎动脉型见效较快。王槐旌等（2023）采用 Meta 分析法评价扳动类手法治疗神经根型颈椎病的临床有效性，通过检索国内外主要文献数据库中自建库至 2021 年 12 月的文献，以神经根型颈椎病为观察对象，试验组干预方法为扳动类手法或扳动类手法联合牵引，对照组为单纯牵引疗法，共纳入 17 项随机对照试验研究，总样本量 1833 例，结果显示，在临床总有效率、疼痛 VAS 评分、田中靖久 35 分积分法、辅助检查结果及颈椎病治疗成绩评分等方面，试验组均优于对照组，表明扳动类手法用于治疗神经根型颈椎病，疗效确切。在推拿治疗神经根型颈椎病的研究中，除了研究扳动类手法外，单独采用穴位按摩也有较好的临床疗效。赵倩等（2022）采用 Meta 分析，通过检索国内外主要文献数据库中自建库至 2021 年 5 月的文献，纳入文献中试验组采用穴位按摩治疗，对照组采用常规治疗，结果共有 13 篇文献被纳入研究，总样本量 1507 例，结果显示，穴位按摩可以改善神经根型颈椎病的临床症状和体征，降低疼痛 VAS 评分。

松解肌肉与整复颈椎关节是目前临床治疗颈椎病的常用推拿方法。房敏等（2015）认为，颈椎病的发生是"筋出槽"和"骨错缝"共同作用的结果，推拿手法应着眼于重建脊柱动静力平衡系统，恢复脊柱的生物力学平衡。在治疗部位的选择方面，主要选择颈、上肢和头部，颈部为常规操作部位。神经根型颈椎病出现上肢麻痛症状时主要选择颈项部和上肢部，椎动脉型颈椎病出现头痛头晕症状主要选择头部，运用不同手法刺激这些部位的局部肌肉、皮下筋结与穴位等。在手法的选择方面，多选用松解类手法与整复类手法（或称正骨类手法）配合使用，或单独采用松解类手法。常用的松解类手法主要有一指禅推法、㨰法、拿法、弹拨法、揉法、点法和按法等，多用于颈部两侧、肩背、上肢和头部；整复类手法则应用于颈椎关节，主要有颈椎扳法与拔伸法，以颈椎扳法应用较多。常用的颈椎扳法主要有颈椎旋转复位法和短杠杆微调法等。颈椎病患者出现霍夫曼征（Hoffmann 征）阳性者，慎用或禁用颈椎旋转、斜扳和拔伸等整复类手法。房敏等（2011）开展的一项临床研究发现，理筋手法联合颈椎关节调整手法可以增加颈椎病患者颈部伸肌群运动神经元募集数量和运动单位放电频率，从而缓解颈椎病患者颈部肌群的疲劳程度。

关于推拿治疗颈椎病临床疗效的相关研究虽然开展得较多，但采用大样本、多中心随机对照临床试验设计来观察推拿手法治疗颈椎病或观察手法增效作用的研究仍然较少。仲卫红等（2021）开展了一项具有代表性的临床研究，观察了推拿配合功法治疗颈型颈椎病的临床疗效及安全性：采用多中心、单盲、随机对照的临床研究方法，将 5 个中心 820 例颈型颈椎病患者按 1∶1 随机分为试验组与对照组，试验组采用推拿配合功法治疗，对照组采用间歇性颈椎牵引治疗，于治疗前、治疗后观察两组患者的颈椎功能障碍指数、总有效率、复发率和不良反应，结果提示，推拿配合功法治疗颈型颈椎病的疗效优于间歇性颈椎牵引，且复发率更低，安全性更高。

关于推拿对椎动脉型颈椎病治疗价值的研究，王文东等（2023）通过检索国内外主要文献数据库自建库至 2023 年 2 月有关牵引旋转手法治疗椎动脉型颈椎病的临床研究文献，试验组单独采用牵引旋转手法或牵引旋转手法联合运用其他疗法，对照组仅采用基础疗法，结果共纳入 12 项随机对照试验研究，总样本量 1781 例，结果显示，在临床疗效、临床症状体征积分方面，试验组均优于对照组，表明牵引旋转手法能显著改善椎动脉型颈椎病的临床症状与体征。王宇澄等（2011）一项系统评价研究表明，在治疗椎动脉型颈椎病方面，推拿与针刺或牵引相比，临床疗效相当。

颈型颈椎病多以颈椎局部症状为主，推拿疗法疗效尤佳。王琼等（2014）检索国内外主要文献数据库中有关手法干预颈型颈椎病的随机对照试验研究，检索时限从 2002 年 1 月至 2013 年 4 月，试验组为手法或手法联合其他疗法（与对照组相同），对照组为非手法治疗，即其他疗法，结果共纳入 12 个随机对照试验研究，总计 1902 例患者。Meta 分析结果显示，手法能显著减轻患者疼痛，提高颈部功能，增加颈椎活动度，显著改善患者生活质量，短期随访发现手法有降低疼痛的优势，中期随访发现手法有降低疼痛及提高患者生活质量的优势，长期随访发现手法有改善患者生活质量的优势，提示推拿治疗颈型颈椎病具有较好的临床疗效和中远期随访效应。

脊髓型颈椎病通常被列为推拿的绝对或相对禁忌证，临床医生多数持审慎态度。但从文献研究来看，推拿对于脊髓型颈椎病仍然具有一定的临床疗效。李义凯教授团队（2017）曾报道 1 例推拿保守治疗脊髓型颈椎病的成功案例，患者经治疗后复查颈椎 MRI，提示原先在颈椎 $C_5 \sim C_6$ 水平突出的椎间盘明显缩小，对脊髓的压迫明显解除。朱成林等（2016）通过检索国内外主要文献数据库中有关手法治疗脊髓型颈椎病的随机对照试验研究报告，试验组采用单纯推拿手法治疗，对照组采用其他疗法或联合其他手法治疗，结果共纳入 4 项研究，Meta 分析结果显示，在治愈率及上下肢运动感觉功能、膀胱功能及躯体感觉功能方面，试验组优于对照组，说明手法在治疗脊髓型颈椎病方面具有一定优势。但由于纳入文献较少，报道的临床试验研究质量不高，仍需要更多高质量的随机对照试验进一步探索。

关于推拿治疗颈椎病临床疗效的研究方面，我们认为，以下几个方面的问题仍然值得进一步关注。第一，颈椎病的分型施治问题。随着对颈椎病基础研究的深入，交感神经型颈椎病和椎动脉型颈椎病的提法不建议采用，但临床现实中，仍然存在这样的患者，其临床症状和体征符合这两种类型颈椎病的相关理论，按照这两种类型颈椎病的相关理论进行治疗，可以获效。第二，颈椎扳法等复位手法使用的频率及时机问题。临床上，在手法治疗的最后，患者常常要求、医生也常习惯性施用扳法，这样的做法是否必要，是否会影响颈椎的稳定性与退变程度。第三，颈椎局部手法治疗的力度与疗效的关系问题。临床上，在运用手法治疗颈椎病时，部分医生习惯采用重手法治疗，有时患者还会主动要求使用重手法。重手法的远期疗效如何？重手法治疗是否会影响颈椎的稳定性？是否存在安全隐患等问题值得进一步探索。第四，手法治疗的时间间隔问题。目前的研究大多关注手法的有效性，很少有人关注是否存在手法过度治疗的问题。鉴于病程与病情的具体情况，某些时候，静息状态下不予手法治疗，可能更有利于损伤组织的修复。

2. 机制研究

推拿治疗颈椎病的作用机制，目前主要集中在纠正异常解剖位置、消炎止痛与中枢镇痛、缓解肌肉痉挛、改善脑部血液供应、增加肌力及肌肉协调性 5 个方面。

（1）纠正异常解剖位置：临床多采用旋转手法、扳法等正骨手法治疗神经根型颈椎病。机制在于正骨手法可以纠正异常解剖位置、扩大变窄的椎间孔。寰枢关节调整手法治疗椎动脉型颈椎病，有时可迅速解除患者头痛、头晕症状，可能通过调整寰枢椎关节异常位置关系，使骨性结构与被压迫椎动脉的相对位置发生变化，缓解对交感神经的刺激，减轻或解除椎动脉的刺激或压迫，改善椎-基底动脉系统的血流动力学异常与脑供血，从而改善临床症状。

近年来，计算机有限元分析（finite element analysis，FEA）成为研究脊柱推拿复位手法的主要技术手段和方法。它可以直观表达人体结构内部应力，与传统尸体实验比较，具有操作简便、模型获取方便、实验可靠性强等优点。张明才等（2011）应用此方法，经 CT 扫描一青年男性患者创建 $C_4 \sim C_6$ 节段有限元模型，模拟 C_5 错缝椎骨。结果发现，中立位时 C_5 对相邻节段椎间盘和关节突关节均存在应力集中现象，模拟手法矫正后，应力集中现象明显改善。提示椎骨错缝后易引起相应关节突关节和椎间盘的异常应力，而手法能有效改善异常应力分布。朱清广等（2012）采用三维重建技术观察颈椎调整手法对异常解剖位置关系的整复作用。将 20 例患者随机分为理筋组和理调（理筋联合颈椎调整手法）组，各 10 例，设正常对照组 10 例。治疗前后采用螺旋 CT 获得数据，计算机软件根据数据完成颈椎重建，比较三组治疗前后颈椎椎骨三维空间变化。结果显示，颈椎调整手法可调整颈椎病患者颈椎三维空间位置关系。刘广伟等（2023）采用三维重建及运动捕捉技术，通过测量旋提手法前后下颈椎间孔的纵径及面积发现，旋提手法可以增大下颈椎间孔，椎间孔的增大可能有助于松解椎间孔周缘的粘连，从而缓解神经根刺激症状。

（2）消炎止痛与中枢镇痛：颈椎病疼痛症状的产生与局部炎性致痛物质及中枢神经的疼痛感知有关。手法缓解颈椎病疼痛症状可能与其外周消炎止痛与中枢镇痛作用相关。按揉等松解类推拿手法对局部组织的直接刺激，以及手法所产生的温热效应，可以加快血液、淋巴液等体液的循环，促进局部的新陈代谢，加快炎性致痛物质的清除，起到消炎止痛的作用。金子开等（2023）通过复习文献，总结分析手法治疗颈椎病的中枢镇痛机制主要通过以下方式实现：①加强中枢门控作用调节感觉运动整合过程；②增强默认模式网络中感觉皮质和执行功能皮质的连接强度以加快局部神经重塑，进而减弱负性记忆、情绪相关区域之间的白质纤维连接；③调节交感神经功能，恢复脑疼痛抑制机制和中枢敏化作用。

（3）缓解肌肉痉挛：由于炎性致痛物质刺激局部肌肉内细小神经血管，以及肌肉本身的过度疲劳等，颈椎病患者可出现肌肉痉挛。手法具有较好的缓解肌肉痉挛的作用，主要通过以下三个途径实现：①轻柔的手法可以放松神经，以缓解肌肉紧张与痉挛；②手法所产生的温热效应可以加快局部循环，炎性致痛物质含量下降，从而缓解疼痛，通过减轻疼痛刺激而缓解肌肉痉挛；③手法对肌肉的纵向牵拉与牵伸可以直接解除肌肉痉挛。

（4）改善脑部血液供应：椎动脉壁上分布的交感神经纤维，若受到持续性刺激可引起椎动脉痉挛，影响血流运行与头部的血液供应。颈椎病患者由于颈椎节段失稳，钩椎关节增生等退变因素存在，体位改变时会刺激到椎管内的窦椎神经，引起椎动脉及其远端小血管痉挛，引发头晕症状；加之随着年龄的增加椎动脉弹性下降，椎动脉相对于椎体出现"多余"性扭曲，更易受到由于颈椎旋转活动时钩椎关节的应力挤压，椎动脉受到挤压刺激，反射性引起远端小血管痉挛，出现大脑血液供应不足。李加斌等（2001）研究发现，采用一指禅推法作用于颈椎、上段胸椎督脉、双侧颈夹脊，以及肩井至肩峰一线，并施以颈夹脊痛点定点旋转复位手法，观察 32 例椎动脉型颈椎病患者，治疗 1 周、3 周后较治疗前椎-基底动脉平均流速增加，差异有显著性，阳性药物对照组增加不明显。周志彬（2005）以椎动脉型颈椎病模型家兔作为观察对象，设置正常饲养组（不造模）、空白对照组（只造模不干预）及阳性药物对照组（造模成功后用氟桂利嗪灌胃），以实验动物眼震电图、椎-基底动脉血流、前庭血流量等作为观察指标，结果发现，空白对照组的眼震电图频率、椎-基底动脉血流速度和前庭血流量降低，高、中、低切变率全血黏度增高；试验组（造模成功后振大椎穴）可显著改善眼震电图频率、椎-基底动脉血流速度和前庭血流量，对血液黏度无明显改善作用；阳性药物对照组（氟桂利嗪组）可显著降低全血黏度，增快基底动脉的收缩期血流速度，但对其舒张期血流速度和平均血流速度无明显作用。结果显示，大椎振法可能通过缓解基底动脉的远端阻力，增强其顺应性和舒缩活动，提高舒张期基底动脉对血流的推动作用，可能通过增强内耳微循环局部调节改善前庭血供，恢复前庭功能。血管内皮素（endothelin，ET）具有缩血管作用，研究表明，推拿可降低椎动脉型颈椎病患者血浆 ET 水平，推测手法通过刺激头皮神经末梢和头皮血管感受器及颈部软组织内的感受器，通过反射机制使交感神经紧张度降低，血浆 ET 水平下降，改善椎动脉供血，可能是推拿治疗椎动脉型颈椎病的作用机制之一。一项系统评价研究亦表明，推拿可以改善椎动脉型颈椎病基底动脉平均血流速度，其效果与药物及小针刀相当，且优于牵引和电针疗法。

（5）增加肌力及肌肉协调性：颈部肌肉维持着颈椎力学平衡与正常生理曲度。颈型颈椎病以局部肌肉劳损为主，颈部肌肉过度劳损与疲劳可导致颈部肌肉功能下降，进而使颈椎动静态稳定性下降，影响颈椎力学平衡与正常生理曲度，有可能进一步发展为其他类型的颈椎病。研究表明，推拿手法可显著增强颈椎周围肌群肌力，提高其肌肉抗疲劳能力，增强颈椎稳定性，且其疗效优于对照组颈椎间歇牵引法。颈部及其周围肌肉协调性对于维持颈椎稳定同样具有重要意义，提高颈部肌肉协调性是治疗的重要环节。朱清广等（2014）将 65 例颈椎病患者随机分为微调手法组（理筋和颈椎调整手法）与对照组（牵引组），应用等速测试系统测试颈部肌群力学性能，结果发现推拿手法可以改善颈部肌群收缩力量、做功效率，改善颈部肌群屈肌群和伸肌群协调能力。曾杨等（2018）研究了推拿对颈型颈椎病患者颈部肌肉协调性的影响，将 60 例颈型颈椎病患者随机分为试验组（推拿组）和对照组（牵引组）各 30 例，于干预前及干预 2 周后检测颈部前屈、后伸、左右侧屈时等长收缩肌力，以及双侧胸锁乳突肌、头夹肌、上斜方肌的同步均方根值，分析其协同激活比比值，结果发现，推拿能提高颈部肌肉协调性，且其效果优于颈椎间歇牵引。

在推拿治疗颈椎病机制研究方面，以下两个方面值得今后关注。首先，运用有限元分析方法，对颈椎扳法等复位手法从解剖学及生物力学方面开展研究，是目前研究的热点，尤其是复位手法在神经根型颈椎病的应用研究中，但临床上很多神经根型颈椎病患者给予脱水消炎及营养神经药物亦能获效的现象，应该引起重视并给今后研究带来启发。推拿手法应该同样存在着其化学效应机制，对此应该加以研究和应用。其次，除了从局部解剖与病理生理学方面开展手法治疗颈椎病作用机制研究外，还应该从中医整体观和经络腧穴理论出发，将人作为一个整体来加以研究。有时，临床上采用远端部位手法治疗对部分颈椎病患者也非常有效，例如，采用手法刺激下肢足三阴经经穴，可有效缓解椎动脉型及交感神经型颈椎病的临床症状。

（二）腰椎间盘突出症

腰椎间盘突出症（lumbar intervertebral disc protrusion，LIDP）是引起腰腿痛的常见病之一，主要临床表现为腰痛及患侧下肢放射性痛麻，属于中医"腰痛"与"痹证"范畴。临床辨证以血瘀、寒湿及肝肾亏虚证型较多。

目前，保守疗法仍然是 LIDP 的主要治疗方法，推拿具有活血通络、祛瘀止痛与理筋整复等作用，是重要的保守治疗方法之一，对绝大多数 LIDP 有效。近 20 年来，有关推拿治疗 LIDP 临床疗效及机制研究方面的文献较多，其中，检索到关于临床疗效研究的文章 5000 余篇，研究机制（含理论探讨、在体研究与动物实验研究）的 100 余篇。

1. 临床疗效研究

推拿治疗 LIDP 有效性研究多为随机对照临床研究，研究设计中，试验组既有单纯采用推拿方法，也有基础治疗或其他疗法上加用推拿疗法，对照组既有阳性对照（如腰椎牵引、国药准字号中西医药物等），也有采用其他疗法，如针灸疗法、中药汤剂内服、中药烫熨等 LIDP 临床常用方法。观察指标主要采用国标临床疗效评定标准、中医证候评分、疼痛 VAS 评分和国内外有关腰椎功能评价量表评分等。由于研究文献过多，故仍主要采用文献中已有的循证医学研究结果来加以展现。王艳国等（2013）采用 Meta 分析，检索国内外主要数据库自建库至 2011 年 11 月推拿治疗 LIDP 的文献，结果共纳入 52 项研究。Meta 分析结果显示，推拿治疗优于牵引、中药及其他综合疗法。李鹏飞等（2019）采用系统评价方法，检索国内外主要文献数据库自建库至 2018 年 7 月 1 日公开发表的关于推拿治疗 LIDP 的文献，共纳入 6 项随机对照试验研究，分析结果显示，无论长期（＞3周）或短期（≤3 周）的推拿手法干预，均可以明显改善 LIDP 患者的疼痛症状及腰椎功能。

从文献分析来看，关于推拿治疗 LIDP 临床观察虽然较多，但采用大样本、多中心随机对照临床试验设计以观察单纯应用手法对 LIDP 的治疗作用仍然较少，且多为观察手法对 LIDP 的增效作用或不同推拿方法孰优孰劣。高娟（2016）的一项研究观察了推拿与西药（布洛芬）对 LIDP 的疗效差异，150 例 LIDP 患者被随机分为试验组与对照组，每组 75 例，试验组采用 LIDP 规范化的常规推拿方法治疗，对照组采用口服布洛芬治疗，疗程均为 4 周，以腰痛视觉模拟评分、下腰痛功能障碍表评分、简化 McGill 疼痛量表评估治疗前后腰痛程度、腰椎功能、疼痛感觉、心理情感等多维度指标，结果显示，推拿在改善腰痛方面疗效优于西药，尤其在改善腰痛、腰椎功能及疼痛感觉方面疗效持久。

松解肌肉与腰椎整复是目前临床治疗 LIDP 的代表性推拿治疗方法。治疗部位的选择，主要为患侧腰臀及下肢，腰臀部为常规操作部位，若伴根性症状出现下肢痛麻症状，则操作下肢，运用不同手法刺激局部肌肉、皮下筋结及经穴和阿是穴等。治疗手法的选择，多采用松解类手法与整复类手法配合使用，亦可单独采用松解类手法。松解类手法主要有㨰法、按法、揉法、弹拨法等，不同医师应用的松解类手法相对统一；整复类手法应用于腰椎关节，主要有腰椎扳法与腰椎拔伸法，以腰椎扳法应用居多。腰椎扳法方法较多，不同流派应用的扳法不同，主要有腰椎旋转扳法、腰椎斜扳法、脊柱微调手法、龙氏正骨手法、冯氏脊柱定点旋转复位法和石氏伤科手法等。对于突出物较大的患者，慎用或禁用腰椎整复类手法。

推拿治疗 LIDP 的临床疗效研究，值得关注以下几个方面的问题。第一，手法治疗 LIDP 的量效关系研究。目前的研究几乎为观察推拿是否有效的有效性研究，少有或未见有关推拿手法力度、方向（主要是复位手法）、操作时间等手法的量与临床疗效之间关系的相关研究。

第二，手法治疗 LIDP 不良反应与推拿意外的相关研究。目前的文献中，研究手法不良反应的报道较少。估计多数文献存在报喜不报忧的情形，临床中 LIDP 患者经不恰当手法治疗后病情加重的情况并不少见；此外，由于 LIDP 发病时合并存在局部（腰部）肌肉扭伤造成的组织损伤，损伤组织的修复与手法的应用是否合理应该存在着相关性，适度的手法可以促进修复，刺激量过大的手法则有可能加重或造成新的损伤。

第三，中西药物与手法协同增效的研究。LIDP 发病早期或首次发病时，腰痛症状较为明显，腰部的药物外用如中药烫熨、中药贴剂外用与西药乳剂超声导入，往往能收到较好疗效。但是，从文献来看，如何将中药膏剂、酊剂及西药乳剂与手法结合应用以增强药物与手法治疗作用，这一方面的研究报道较少。

2. 机制研究

推拿治疗 LIDP 的机制研究主要体现在以下三个方面：生物力学效应机制、消炎止痛与中枢镇痛机制、受损神经修复机制。

（1）生物力学效应机制

1）改善神经根与突出物位置关系：腰脊神经根受到椎间盘纤维环内髓核突出、脱出的间接挤压，从而引发 LIDP 根性症状，研究发现，推拿可以调整筋骨错缝，通过回纳突出的椎间盘改变神经根与突出物的相对位置关系，从而解除或者减轻挤压。坐位腰椎旋转手法被认为是治疗 LIDP 的主要复位手法。冯敏山等（2018）采用运动捕捉技术进行在体研究，对坐位腰椎旋转手法实施动态监测，结果发现该手法运动轨迹为"前屈—侧旋—后旋"，旋扳发力时呈"高速低幅"特点，推测通过前屈张开小关节、侧旋致上位椎体下关节突沿下位椎体上关节突的关节面发生撬拨运动，从而调整筋骨错缝。窦云龙等（2012）通过查阅文献，统计分析了手法治疗前后 CT 或 MRI 图像髓核的变化情况，论证了推拿手法可以使突出髓核回纳，但临床中回纳的比率较低。文献报道显示，病变节段腰椎棘突下患侧旁肘压复位法、动态瞬间拉压整复法、扳腿压腰复位法都有可能使突出物回纳。

2）松解腰脊神经根与周围组织粘连：适当的推拿手法具有松解粘连的作用。LIDP 患者随着损伤修复会形成组织瘢痕，加之损伤后急性期炎性刺激，腰脊神经根与其周围软组织之间会形成粘连，这种粘连对于陈旧性 LIDP 可能更为明显，粘连的形成会进一步加重临床症状。王希等（2001）的研究发现，恰当的被动直腿抬高手法可以通过牵拉神经根来促使神经在椎管内移动，通过改变神经根与髓核的相对位置关系来有效松解神经根局部粘连。吴山等（2010）应用有限元分析法研究发现，坐位旋转手法可以通过改变相邻椎体的位置，既能改变椎间孔形态大小，又能促使椎间盘、关节突产生微小位移，起到松解神经根周围粘连的治疗作用。徐海涛等（2011）利用三维有限元技术观察与分析坐位腰椎旋转手法作用时退变椎间盘内部的应力、位移、应变情况，结果显示，手法能增加旋转侧椎间盘的位移，有利于解除神经根粘连，但同时增加了对神经根的压迫，因此向健侧旋转较为安全，如合并腰椎椎管狭窄则不宜使用该手法。

3）调整腰椎小关节紊乱：LIDP 病情与腰椎小关节紊乱之间会相互影响，腰椎小关节紊乱患者易于发展成为 LIDP，而椎间盘突出后椎间隙的变窄又会使相邻椎体上下关节突关节发生位移，继发腰椎小关节紊乱，加重对腰脊神经根卡压刺激和腰椎的不稳定性。推拿可能整复腰椎小关节微小错位，纠正椎体与关节突关节之间异常的解剖位置，实现脊柱稳定性结构的力学重建。张军等（2016）的研究发现，推拿旋转手法可以使腰椎产生屈伸牵拉，屈伸的角度位移能调整腰椎上下关节突的位置，即调整腰椎小关节紊乱。

4）解除可能合并存在的滑膜嵌顿：LIDP 可能合并存在滑膜嵌顿，尤其是第一次发病且有明确扭腰史患者。贾一波（2008）通过临床观察发现，俯卧位腰椎推压法是解除嵌顿的有效方法。雷龙鸣等（2022）进一步研究认为，腰椎斜扳手法可以使腰椎后关节上下关节面分离，减轻对滑膜的挤压和对末梢神经的刺激，有利于滑膜滑出而解除嵌顿。

5）缓解腰臀肌痉挛：急性期 LIDP 患者常常存在腰背肌与臀肌痉挛，LIDP 急性期腰椎侧弯是肌肉痉挛后双侧腰臀肌力学不平衡的结果。松解类手法可以减轻或解除肌肉痉挛。手法对肌肉的纵向牵伸及手法产生的温热效应可以直接解除肌肉痉挛。周楠等（2012）的一项研究发现，推拿可以有效改善 LIDP 患者腰背伸肌群收缩力量、做功效率，改善腰部屈、伸肌的协调性，提高腰背伸肌群的放电频率，缓解腰部肌群的疲劳程度，改善 LIDP 患者腰背伸肌群失衡状态，从而有利于恢复LIDP 患者腰背伸肌的生物力学特性。

6）恢复腰椎生理曲度：腰椎生理曲度是评价腰椎力学平衡的重要指标之一，LIDP 患者腰椎曲度与病情轻重程度有相关性。腰椎曲度改变是腰椎病变后的一种代偿性调整，这种改变反过来又会改变脊柱正常的生理生物力学模式而加重病情。加力后伸位的腰椎后伸扳法能有效改善或恢复减小或变直的腰椎生理曲度。此外，松解类手法还可以通过减轻或解除腰臀肌痉挛、缓解腰臀及下肢疼痛症状来恢复腰椎的生理曲度。

（2）消炎止痛与中枢镇痛机制：手法产生的温热效应可以加快局部循环，使炎性致痛物质含量下降，起到消炎止痛的治疗作用。张勇等（2019）将 60 例 LIDP 患者随机分为试验组（推拿+牵引组）与对照组（牵引组），每组各 30 例，比较两组治疗后临床疗效及治疗前后疼痛评分、JOA 评分等疗效性指标与 IL-1β、TNF-α 和血栓素 B2（TXB2）等实验室指标变化情况。结果发现，试验组疗效性指标优于对照组，治疗后试验组血清 IL-1β、TNF-α 和血浆 TXB2 水平显著低于对照组，提示推拿能降低血清炎性因子水平和血浆 TXB2 水平，减轻机体炎性状态。吕立江等（2021）将 58 例LIDP 患者随机分为试验组和对照组，各 29 例，试验组采用杠杆定位手法结合脉冲电场治疗，对照组采用脉冲电场治疗，评价两组治疗前后疼痛程度，测量治疗前后血清中 IL-1β、TNF-α 浓度。结果发现，试验组较对照组具有更好的止痛效应，对血清 IL-1β 和 TNF-α 浓度有明显影响，提示推拿手法具有外周消炎止痛作用。在动物实验研究方面，张磊等（2014）研究发现，按压环跳穴的推拿手法对慢性坐骨神经痛（CCI）大鼠有较好的镇痛作用，其作用机制可能与中枢某些核团的 GABA、γ-氨基丁酸 A 受体（GABAAR）含量增加及参与有关。林志刚等（2017）发现，推拿能够降低 LIDP大鼠背根神经节（DRG）神经元 P2X3 受体的水平进而发挥镇痛效应。陶艳红等（2017）研究发现，推拿手法拨法能下调 CCI 模型大鼠外周血清中促炎性细胞因子 IL-1β 的表达，上调脊髓中单胺类神经递质 5-HT2A 受体表达，从而达到消炎止痛与中枢镇痛的治疗作用。姚重界等（2022）研究认为，推拿可能通过 p38 MAPK 信号通路调控下游炎症反应，进而抑制脊髓背角中枢敏化，参与 LIDP 的镇痛环节。

（3）受损神经修复机制：LIDP 存在坐骨神经不同程度损伤，表现为患侧下肢放射性麻痛，直腿抬高试验及加强试验阳性。松解类推拿手法具有促进受损神经修复的作用。向勇等（2024）对推拿手法干预坐骨神经损伤模型兔观察，发现手法能明显抑制炎性反应，促进炎性因子的吸收，促进神经生长因子蛋白表达，促进神经纤维的再生与修复。国内于天源、唐宏亮等研究团队就其修复的具体作用机制开展了较多研究。

在推拿治疗 LIDP 机制研究方面，以下两个问题值得重视。第一，推拿手法对神经根周围炎性环境及对机体内环境的影响问题。目前的研究多从解剖学及生物力学角度对腰椎复位手法治疗 LIDP 的效应机制进行研究，但在临床实践中，我们发现，神经根及其周围组织炎症水肿引起根性症状明显的 LIDP 患者，给予消炎或脱水药物后，也能快速起效，而采用非复位手法（通常所指的松解类手法）的推拿效果也很好。为此，针对这一现象，有必要进一步研究推拿手法的生物学效应机制。第二，整复手法应用对象及时机的基础研究问题。整复手法能否使突出物回纳的问题，不同的研究发现存在不一样的结果，需要进一步探索。对于首次发病的青壮年 LIDP 患者，早期应用整复手法应该存在促使突出物回纳的可能，因为青壮年时期椎间盘水分尚充足，具有较好的弹性，有回纳的生理学基础，而对于陈旧性及中老年 LIDP 患者，整复手法促使突出物回纳的可能性则较小。

（三）肩关节周围炎

肩关节周围炎（PAS）简称肩周炎，是由肩关节周围肌肉、肌腱、韧带、滑囊和关节囊等软组织的慢性无菌性炎症而引起的肩部疼痛和肩关节活动障碍的病证，又称为"冻结肩""五十肩""肩凝症"等。根据国内文献资料显示，40 岁及以上人群患本病的风险明显增加，其中高发人群年龄约 50 岁，65 岁以上人群中发病率高达 30%～50%，成年男女发病率约为 1∶3，且体力劳动者发病居多。

中医认为，本病应当属"痹证-肩痹"范畴，《灵枢·贼风》首次提出痹证与外伤关系密切，机体受到外伤后，体内恶血留而不去，阻于经络，发为痹证。《类经图翼》中记载，肩臂发冷是由于阳气亏虚，无力抵抗外邪，气血不足，肩部失于温煦濡养所致。《诸病源候论》中记载，痹证是由于正气亏虚，腠理不闭，复感风邪，邪气客于肌肤，伤及筋脉，使筋脉拘急。邪气客于足太阳膀胱经，会出现肩背拘急。故肩周炎的发病与感受外邪、外伤及正虚密切相关。肩周炎的病机本在气血亏虚，筋骨失养，标在寒凝血瘀，筋脉不通。

西医认为，慢性劳损、退行性变及急性创伤是导致肩周炎的直接因素。这些因素会使肩部肌肉、肌腱、韧带、滑膜囊等产生炎症，炎性渗出物会刺激神经，导致肌肉挛缩，肌肉挛缩又会使肩部组织血供不足而加大炎症范围，形成恶性循环；炎性渗出物也会使纤维组织广泛增生，关节囊增厚。目前研究已证实粘连性肩关节囊炎的病理变化主要包括关节囊的增厚，关节囊周围肌腱、韧带、滑膜囊等组织的弥漫性炎症及纤维化。

推拿作为中医外治疗法，具有舒筋通络、行气活血、理筋止痛、滑利关节的功效，通过中国知网、万方数据库搜索 2000～2023 年的文献研究，关于推拿治疗肩周炎（搜索关键词：肩周炎、推拿）临床疗效的文章 2500 余篇，研究机制的文章 60 余篇。

1. 临床疗效研究

沈灏（2009）采取坐位行一指禅推法、㨰法、按揉法、弹拨法等，之后使用足蹬牵抖法，即患者取仰卧位，针刺条口得气后，术者一足蹬患者腋窝，双手握患肢手腕做拔伸、牵引、外旋和内旋动作，并且逐步加大外展、后伸幅度，以患者疼痛耐受为度，配合针刺，反复操作，最后坐位放松，疗效较好。刘鹏（2011）观察评价了单一活血舒筋手法对肩周炎的治疗作用。选取肩周静止痛、活动痛、压痛、肩关节活动度等观察指标，治疗 7、14 天后观察疗效，结果显示，活血舒筋手法可显著降低主症分值，具有安全、有效的作用。邬学群（2012）在应用施氏整肩三步九法治疗肩周炎时指出，理筋手法具有松解粘连、缓解筋脉拘挛的作用，整骨手法具有调筋理骨，恢复筋骨动静力平衡的作用，并可以进一步松解粘连；通络手法具有舒筋通络、行气活血的作用，三步手法配合揉、拿、搓、摇、拔、收、摩、抖、拍九种具体手法，针对性强，对肩周炎疼痛的缓解和功能障碍的恢复有显著疗效。

王丰（2010）以宫廷正骨手法治疗 91 例肩周炎患者，通过运用松肩法以最大限度放松肌肉，解除痉挛；涮肩法松解肩前外喙突肩韧带粘连，伸展肩部肌腱；盘肩法松解肩关节囊后部的粘连，旋肩法改善肩关节旋转功能，缓解症状，与对照组 84 例口服双氯芬酸钠，痛点注曲安奈德+利多卡因封闭治疗作比较，治疗组治愈率、总有效率均明显高于对照组。张君涛（2012）将 90 例肩周炎患者随机分为手法组、针刺组和扶他林组，每组 30 例，在相同功能锻炼的情况下，分别给予手法治疗、针刺治疗和扶他林外敷治疗，疗程均为 14 天。分别对肩周静止痛、活动痛、压痛、肩关节活动范围进行评分，结果显示，手法、针刺、扶他林外敷治疗肩周炎均安全、可靠，其中，手法对改善肩周炎肩周压痛作用明显高于针灸。

研究发现，目前国内外治疗肩周炎主要采用口服非甾体抗炎药、局部痛点封闭、局部麻醉关节扩张、手术松解等方法，疗效不一，存在一定副作用；推拿治疗肩周炎效果显著，主要体现在以下两个方面：①缓解疼痛。症状的缓解效果显著，并有可持续性，不需要长期依赖药物，患者更容易接受。推拿手法可通过理筋活血，改善肩关节的气血运行，达到"通则不痛、荣则不痛"的效果。②改善关节活动度。由于肩贞、肩髃、肩前等穴位具有滑利关节的作用，推拿手法可理筋正骨，通过牵拉、旋转等手法改善关节活动度，恢复肩关节正常的活动功能。手法治疗不单以止痛为目的，更侧重于使患者的筋骨关节尽量恢复到能完成日常生活动作，达到"筋柔骨正"的状态。

2. 机制研究

推拿治疗肩周炎现代医学原理主要是通过手法作用于患者的病变部位，实施推拿，在肩周炎急性期，推拿治疗能改善局部血液循环，加速渗出物的吸收，促进病变肌腱及韧带的修复。肩周炎粘连期，推拿能达到滑利关节、使关节功能逐渐恢复的作用。推拿治疗肩周炎的机制研究主要体现在以下几个方面：松解关节粘连，改善微循环，促进渗出物和水肿的吸收，镇痛等。

（1）松解关节粘连：肩周炎系肩关节退变，其周围的肌腱、韧带在劳累、外力闪挫等因素作用下出现损伤，早期出现局部软组织充血、水肿、渗出、增厚等无菌性炎症病变，临床表现以疼痛为主，对应治疗为消炎止痛，后期则软组织粘连形成，甚至肌腱钙化，症状为肩关节运动障碍，对应治疗为松解粘连、滑利关节。运动关节类推拿手法可间接松解粘连，而按、揉、弹拨等手法则可直接分离筋膜、滑囊的粘连，促使肌腱、韧带放松，起到运动关节的作用。推拿手法中滚法和揉法等具有接触面积大、渗透力强的特点，在运用时可将力量渗透至肌肉和韧带粘连处，可起到疏通经络、行气活血的作用，直接缓解肌肉或韧带的痉挛和损伤。郭张海等（2019）探索五步一摇法治疗肩周炎的临床疗效，结果显示，五步一摇法可以有效减轻肩周炎患者痛苦，缩短病程，优于普通针刺疗法。五步一摇法中的弹拨法有剥离粘连、调理筋膜之效，表明推拿能通过松解关节粘连来达到止痛的效果。

（2）改善微循环，促进渗出物和水肿的吸收：跨越肩关节的肌腱、韧带较多，而且大多是细长的肌腱，正常人的肌腱是十分坚韧的，但由于肌腱本身的血供较差，随着年龄的增长，常有退行性改变。由于日常生活、工作的需要，肩关节经常要进行时间较长或幅度较大的活动，极易产生扭伤、拉伤等急性损伤或慢性劳损，代谢废物未得到及时排出而长期堆积，引起微循环障碍，造成附近组织功能退变，进而导致粘连、疼痛。此外，肩关节周围组织退变、劳损或感受风寒之邪后，出现局部炎症细胞浸润，毛细血管扩张充血通透性增加，细胞成分及液体渗出引起局部组织水肿、坏死，影响局部组织代谢，从而激活并释放以 5-HT 和 P 物质等为主的致痛物质。肩周炎患者的肩周组织有炎性细胞浸润，毛细血管扩张充血，通透性增加，细胞和液体渗出引起局部组织水肿、坏死，关节囊和滑囊的纤维组织增生和粘连，影响局部组织的代谢，并释放致痛物质，造成肩部疼痛。肩周炎的病理改变急性期主要是肱二头肌长头肌腱肿胀、关节滑膜水肿、炎性细胞浸润和组织液渗出，导致肩周软组织粘连、挛缩和盂肱关节活动严重受限。推拿对肩关节及周围软组织的作用在于：促进肌肉组织中的血液循环，使血液、淋巴液回流加快，消除肌肉肿胀、瘀血，达到活血化瘀、消肿止痛的目的；采用痛点按摩及穴位按压的方法，可以取得舒筋通络、行气活血、散寒止痛的功效，能够舒张肩关节肌肉、韧带、关节囊，加速血液、淋巴液的运行，调整肩关节的内压平衡，阻断肩关节活动受限恶性循环链中的疼痛与肌肉痉挛环节，使症状得以改善、恢复，亦可使粘连松解，尽早恢复活动功能。疼痛使得肩关节活动减少，进一步加重了局部的微循环障碍，使大量的浆液性和纤维素性物质积聚，炎症细胞继续浸润至组织中，引起浆液性、纤维素性炎症反应，使肌间质中渗出的纤维素机化，结缔组织增生，滑膜粘连进行性加重，最终造成肩关节活动障碍。周进等（2023）认为，肩关节轴向拔伸手法可有效降低肩周炎肱二头肌肌腱组织中羟脯氨酸、DNA、蛋白质含量，从而促进慢性炎性渗出物吸收，改善肩周微循环障碍。

（3）镇痛的机制

1）镇痛神经递质的双向调节作用：现代神经生理学已经发现人体内存在调节疼痛的兴奋性神经递质和抑制性神经递质，两者相互协同，共同调节疼痛信号的传导。调节疼痛的兴奋性神经递质主要包括 5-HT、乙酰胆碱（acetylcholine，ACH）、儿茶酚胺（catecholamine，CA）等；抑制性神经递质主要包括 β-EP 和 GABA。当人体受到伤害性刺激时，兴奋性神经递质水平升高，增加痛敏；相反，抑制性神经递质含量下降，疼痛加剧。提示疼痛可能和这两类神经递质失调有关。林彩霞等（2009）在观察推拿对软组织损伤兔的实验中发现，经过推拿治疗后，软组织损伤兔外周血液中 β-EP、5-HT 含量均接近正常水平，表明推拿对参与镇痛的神经递质 β-EP 和 5-HT 具有双向调节作用。周明（2021）通过探讨经筋推拿结合侧卧推扳复位手法治疗疼痛期肩周炎的效果及机制分析，认为推拿可减弱损伤局部炎症反应，具有延缓甚至减轻组织损伤和关节退变的功效；其也可减少 P 物质释放，起到有效的止痛作用，从而抑制 β-内啡肽及 PGE2 的释放，提高总体治疗效果。

2）镇痛的脊髓水平机制：脊髓是中枢神经系统的低级中枢，是痛觉信息加工、处理和译释的第一站，也是一个疼痛反射中枢。疼痛信息和伤害性信息经脊髓后根传入脊髓，再经脊髓的初步整理和分析，一方面继续上升到脑的不同节段，另一方面经传出神经到肌肉、腺体等效应器，完成简单的初级反应。同时，脊髓背角 V 层有大量的特异性伤害性神经元。根据脊髓节段性抑制的研究，表明脊髓水平的 GABA、阿片肽和 P 物质，均不同程度地参与了突触前抑制和突触后抑制，从而产生镇痛效应。从经典的闸门镇痛学说分析，在脊髓水平推拿镇痛的机制可能是通过兴奋较粗的 A 类纤维，使其传入的信息部分抑制 A 类纤维与 C 类纤维的共同投射的感觉传递纤维。如同关闭了痛觉传递的闸门，在脊髓水平就直接抑制了疼痛信号传导而起到镇痛作用。

研究表明，推拿治疗肩周炎效果显著，安全性高、稳定性好。近年来，肩周炎的病因病理研究取得了很大的进步，但关于推拿治疗肩周炎的机制研究还不够深入，难以为进一步推广推拿技术提供更多的理论支持。目前，由于推拿治疗肩周炎的手法选择、治疗部位（或穴位）选择、力度控制和疗程设置等还缺乏统一的标准，大多数研究仅着眼于观察即刻疗效，长期疗效及机制研究尚待进一步深入。

（四）膝骨关节炎

膝骨关节炎（KOA）是一种以关节软骨损害为特征的慢性关节疾病。流行病学显示，KOA 发病呈世界性分布，是全球最常见的疾病之一，全球整体患病率约为 7.6%，且发病率随年龄增长而增加，60 岁以上人群中患病率高达 50%。本病多见于中老年肥胖女性。膝关节活动时出现膝部疼痛或疼痛加重，初起疼痛为阵发性，后为持续性，劳累及夜间更甚，上下楼梯疼痛明显；膝关节活动受限，甚则跛行，极少数患者可出现"交锁"现象或膝关节积液，关节活动时可有弹响、摩擦音，部分患者关节肿胀，日久可见关节畸形。

中医认为，本病当属于"痹证-膝痹"范畴，多因年老体弱、肾气亏虚、肝血暗耗而气血不足，筋骨失养所致；复因感受风寒湿邪，停滞于关节，痹阻经脉，关节肿胀而拘挛，功能活动受限而屈伸不利。《素问·长刺节论》曰："病在骨，骨重不可举，骨髓酸痛，寒气至，名曰骨痹。"

西医认为，本病的发生与膝关节功能退化、骨质疏松、关节软骨慢性重力磨损等因素有关。KOA病变首先发生在关节软骨，软骨内的胶原纤维支架分离，受损伤的软骨承受应力下降，导致软骨下骨在承受较多的应力时发生微骨折，骨组织经修复后失去了正常的弹性，使其吸收震动的能力下降，使覆盖其上的关节软骨承受更大的压力，致使关节软骨受到进一步损伤，局部发生软化糜烂，并导致关节软骨下骨外露，继发骨膜关节囊和关节周围肌肉的损伤，关节面生物平衡应力失调，造成恶性循环，病变不断加重。

推拿采用推揉点按、拔伸屈膝、摇转屈膝、拿捏弹拨等多种理筋、整骨手法治疗，可增强肌力、改善关节僵硬、缓解关节疼痛、恢复关节功能，提高患者生活质量。通过中国知网、万方、维普数据库，查阅 2000～2023 年的文献研究，关于推拿治疗 KOA 临床疗效的文章约 2110 篇，研究机制的 26 篇。

1. 临床疗效研究

胡炳麟等（2017）将 60 例 KOA 患者随机分为一指禅推法治疗组和滚法推拿治疗对照组，平均每次治疗 20min，每周 3 次，持续 4 周。治疗 4 周后，两组患者的膝关节疼痛 VAS 评分在各自的组内均有明显差异，结果显示，一指禅推法和滚法对于治疗 KOA 均有效，均能减轻疼痛。秦宇航等（2017）发现，温补肝肾手法相较于常规推拿手法在治疗 KOA 上可以增强关节稳定性，提高治疗效果。娄灵睿（2021）对 34 例 KOA 患者采用彭德忠教授"拿髌拨筋束悗法"以滚法、点法、揉法、拿法、拨法等手法进行治疗，对照组以传统手法进行治疗；试验组总有效率（93.75%）高于对照组总有效率（80.65%）。浦媛（2023）重点运用三步推拿点穴手法治疗试验组的 30 例 KOA 患者，与对照组中药熏洗比较，两组均每天治疗 1 次，共治疗 30 天后统计，试验组有效率为 96.67%，高于对照组的 76.67%，说明三步推拿点穴手法可有效缓解 KOA 患者的疼痛、活动功能受限等症状。

王翠平等（2023）对 KOA 患者采用下肢皮牵引+点穴揉筋推拿法，证明点穴揉筋推拿法治疗 KOA 伸直障碍可有效缓解疼痛、僵直等症状，减轻局部炎性反应，改善膝关节功能及 X 线下生物力学指标。陈羲等（2023）将 65 例患者分成两组：治疗组 33 例接受腿足经络推拿法治疗；对照组 32 例采用氯芬酸二乙胺乳胶剂外用；研究显示，氯芬酸二乙胺乳胶剂外用疗效低于腿足经络推拿法。王帅等（2023）选取 102 例 KOA 患者作为研究对象，分为筋骨并重推拿手法和外用双氯芬酸二乙胺乳胶剂各 51 例；治疗 10 周后，筋骨并重推拿法治疗 KOA 的效果确切，能改善患者膝关节活动度和疼痛程度，增大胫股关节间隙。

推拿治疗 KOA 的效果显著，主要体现在以下两个方面。第一，缓解疼痛。症状的缓解效果显著并有可持续性，不需要长期依赖药物，患者更容易接受。推拿手法可理筋活血，推动气血运行，改善膝关节的血液循环，达到"通则不痛、荣则不痛"的效果。第二，改善关节活动度。膝阳关、鹤顶、解溪等穴位具有滑利关节的作用，采用推拿手法理筋后正骨，通过牵拉、旋转等手法增加关节活动度。手法治疗不单以止痛为目的，更侧重于使患者的筋骨关节尽量恢复到能完成日常生活动作，达到"筋柔骨正"的状态。

2. 机制研究

推拿治疗 KOA 的作用原理主要是通过手法作用于患者的病变部位，促进炎性介质吸收，改善局部血液循环，修复损伤，达到消除炎症、改善膝关节功能的效果。推拿治疗 KOA 的机制研究主要集中在神经、循环和运动系统三个方面。

（1）推拿治疗 KOA 的神经调节机制

1）中枢系统：KOA 患者会出现不同脑区功能连接的异常改变，相较于健康人，膝痛患者皮质变薄程度更显著，且大脑双侧区域性皮质厚度与疼痛持续时间呈负相关，推拿可通过作用于 KOA 患者膝关节及其周围结构，减少外周伤害性刺激传入脑中枢，重塑异常的脑中枢功能和结构。卿伦学（2019）对 KOA 疼痛程度最重的单侧患膝进行推拿干预，结果显示，单次推拿和多次干预后的大脑改变区域存在差别，单次推拿后大脑右半球扣带回、额中回、中央前回、额内侧回的信号增强，推拿 6 次后，大脑左半球的梭状回和颞中回的信号增强，降低疼痛对于脑网络的干扰，表明推拿可调整 KOA 疼痛相关脑中枢功能网络的变化。

2）抑制细胞凋亡：KOA 发生时，软骨细胞发生凋亡，细胞外基质的合成与降解的平衡被打破，降解多于合成，造成了软骨的不可逆损害。相关研究显示，Piezo1 通过两面神激酶 2（JAK2）活化诱导的关节软骨细胞的凋亡在 KOA 进展过程中发挥着重要致病角色。王勇（2019）发现，通过对 KOA 大鼠模型进行推拿，可以下调 Piezo1 蛋白的表达和抑制 Piezo1/JAK2 信号传导通路的激活。表明推拿可以抑制膝关节软骨细胞的凋亡，延缓 KOA 的进展。

3）镇痛作用：KOA 患者膝关节局部炎症介质释放，刺激膝关节局部的神经纤维，转化为疼痛感受信号传输至脊髓。因此，脊髓背角中小胶质细胞会被活化，一些受体表达会选择性增加，导致 TNF-α、IL-1β、IL-18 等的产生及释放增加，最终增强疼痛信号向大脑的传递，导致中枢敏化。推拿手法产生的一系列机械性刺激，可激发皮肤下的多种感受器产生信号，沿着粗纤维传入脊髓后角，抑制小胶质细胞活化，降低神经元兴奋性，抑制 TLR、NF-κB、p38 MAPK 等信号通路或者其下游分子，减少致痛性物质释放。

（2）推拿治疗 KOA 的循环机制：KOA 患者的膝关节软骨内血液循环受阻，全血黏度及血沉（ESR）升高，造成骨内高压，骨内高压使滑膜分泌酸性滑液而使关节呈酸性环境，进一步促进关节软骨的降解，同时骨内高压也是导致该病各种疼痛症状的直接原因。推拿可通过加快血液循环和淋巴循环，促进皮肤毛细血管扩张，血流量同步增加，局部软组织代谢增快，促进病变周围组织及骨关节增加产氧量，抑制骨质继变。戴七一等（2017）通过对 KOA 兔使用揉髌手法治疗 17 次后，发现 lucose、lactate 及 glycine 等代谢物含量出现差异，且软骨损伤程度下降。说明推拿手法可促进局部循环代谢，抑制软骨破坏。

（3）推拿治疗 KOA 的运动机制

1）改善步态：KOA 患者伴有不同程度的运动功能减弱，包括关节僵硬、不稳、活动范围减少，股四头肌力量的减弱还可引起膝关节伸膝受限，导致不同程度的平衡功能和步行能力减低。疾病过程中，为了避免负重的疼痛，患者会采取轻微的膝关节过伸位进行负重以减小关节面压力，导致关节受力的分布不均，行走时会产生保护性的屈膝步态，重心往健侧移，步态分析参数中频率减慢，总支撑相升高、地反应力发生改变，内翻力矩、外翻力矩也会发生相应的变化。推拿可以减轻疼痛，使患者能正常用力、正常跨步，恢复正常步态。此过程中，KOA 患者膝部生物力学特性可得到一定的改善及恢复，主要反映是步态分析中的时空参数、动力学参数，如步频、总支撑相、地反应力第一峰值、屈肌力矩、伸肌力矩等的改善。有研究报道，推拿疗法可提高 KOA 患者肌群力量、做功及功率，使下肢力学关节更趋于稳定。以上研究表明，推拿手法可通过特定的生物力学作用，改善 KOA 患者局部关节骨及组织的解剖特性，纠正患者膝关节偏歪的重力线及运动轨迹，改善其肌骨生物力学特性，进而达到改善稳定性的作用。

2）促进炎症介质分解、稀释：软组织损伤后，血浆及血小板分解产物会形成许多炎症介质，这些炎症介质具有强烈的致炎、致痛作用。推拿手法可让肌肉横断面的毛细血管数比手法治疗前增加 40 余倍，改善微循环中血液流速、流态，加速体内活性物质的转运和降解，使炎性产物得以排泄，起到消炎止痛的作用。王良京等（2018）通过对 KOA 患者推拿前后促炎因子 IL-1、TNF-α 和基质金属蛋白酶（MMP）的测定，发现首次推拿后，患者血浆中的 IL-1、TNF-α、MMP-3 的含量呈现非常明显的下降，表明推拿可促进静脉、淋巴回流，加快物质运转，促使炎症介质的分解、稀释，使局部损伤性炎症消退。多项研究发现，推拿治疗 KOA 效果显著，安全可靠，其机制可能通过多靶点、多途径实现。由于 KOA 的病因及发病机制尚未完全明确，推拿治疗 KOA 的机制也缺少相应的循证医学支持，临床研究中推拿方法、部位选择、力度控制和疗程设置还缺乏统一标准。大多数研究着眼于即刻效果，长期疗效及机制尚待进一步深入研究。试验设计也需进一步完善。随着 CT、MRI 等设备和有限元软件处理能力的不断强大，未来可借助传感器技术、步态分析、生物力学分析技术等对膝关节结构及运动模型化，分析膝关节的运动功能，进一步探寻推拿手法治疗 KOA 最优化方案，并明确其治疗机制。

近年来，推拿治疗 KOA 的机制研究多集中在改善局部血液循环和关节活动运动功能方面，难以为进一步推广相关的推拿技术提供更多的理论支持。因此，在今后的临床研究工作中，应该进一步加强这两个方面的研究：一是加强对 KOA 的理论研究。例如，从"脊柱源性疾病"理论和"肾主骨"理论出发，在治疗方案中整合部分整脊类手法和补肾益精类推拿手法，以进一步提高临床疗效。二是进一步加强推拿治疗 KOA 的机制研究。例如，借鉴先进的研究手段，从关节局部超微结构和炎性物质变化方面入手，研究关节局部一氧化氮（NO）等活性分子、异常的细胞因子水平及调控信号转导通路的变化等，进一步阐明推拿治疗 KOA 的机制。

（五）第三腰椎横突综合征

第三腰椎横突综合征指因腰部软组织劳损、筋膜增厚、粘连等病理变化，穿行通过第三腰椎横突的腰脊神经后外侧支因周围软组织病理性变化对其造成卡压，出现以腰部生理性活动受限伴腰、臀局部酸痛不适等一系列症状，是引起腰腿痛的常见原因之一。根据第三腰椎横突综合征的症状、体征等特点，本病可归属于中医"腰痛""痹证""筋伤"的范畴。

推拿具有行气活血、调和脏腑、理筋活络之功，可以活血行气镇痛、畅达经络、滑利关节。通过查阅 2000～2023 年的文献研究，关于推拿治疗本病临床疗效的文章 206 篇，研究机制的 11 篇。

1. 临床疗效研究

唐杰等（2011）以"病在筋、调之筋"及"骨正筋自柔"为理论指导，观察按法、推法、揉捻法、扳法等手法治疗此病，使用中频理疗仪进行对照，两组均配合飞燕式功能锻炼法，研究结果显示，手法治疗在改善症状与缓解疼痛方面均优于中频治疗，并指出手法治疗能够有效缓解肌肉痉挛，并能调整腰椎小关节的位置，相比中频治疗，手法治疗具有无创、舒适、患者接受度高等特点，值得临床进一步推广应用。

张欣等（2017）治疗 60 例第三腰椎横突综合征患者，试验组采用分筋点穴推拿法，对照组采用电脑中频治疗对比，结果显示，试验组总有效率为 83.3%，高于对照组的 73.3%，说明推拿手法治疗第三腰椎横突综合征优于一般中频治疗。

毛雄伟等（2010）使用推拿手法治疗 78 例第三腰椎横突综合征患者，结果显示，治愈 65 例，好转 9 例，未愈 4 例，总有效率为 94.9%。研究表明，推拿手法可通过理筋整复，调整腰椎小关节紊乱，改善局部肌肉痉挛，促进局部炎症吸收，进而达到治疗目的。

吕璨等（2022）通过体外冲击波联合腹部推拿治疗 30 例第三腰椎横突综合征患者，对照组采用单一放散式体外冲击波疗法（radial extracorporeal shock wave therapy，rESWT）治疗，试验组在此基础上联合腹部推拿治疗，结果显示，试验组有效率为 93.33%，明显优于对照组的 73.33%，并指出，运用推拿手法对腰腹进行同治，有助于缓解患者腰痛，加强腰椎稳定，临床疗效满意。

邱峰等（2019）运用手法治疗 60 例第三腰椎横突综合征患者，试验组基于肌筋膜经线理论，使用肌肉牵张手法对患者腰背筋膜所在功能线等处进行治疗，对照组使用传统按法、揉法、擦法等在患者双侧第三腰椎横突处、双侧骶棘肌、大腿内收肌等处行手法治疗。治疗 7 天和 21 天后，两组患者 ODI 评分均有所改善，试验组改善作用优于对照组。

研究表明，推拿作为中医常用的外治法，在本病的治疗中发挥着不可替代的作用。推拿可以调节促炎性细胞因子表达，且炎症因子水平下降与患者的疼痛症状、生活质量及功能障碍有关。同时，推拿治疗可提高骨骼肌微血管氧合及动脉血流量，增加微循环灌注，从而改善患者的临床症状。此外，推拿还可以通过改变腰部肌肉及软组织状态来调整脊椎骨性结构的应力，在慢性脊柱筋骨疾病的治疗中疗效肯定。

2. 机制研究

推拿治疗第三腰椎横突综合征的机制主要集中在炎症、肌肉和脊柱三个方面。

（1）消炎镇痛：临床研究表明，第三腰椎横突综合征患者的炎症因子水平显著高于正常人，说明机体发病与炎症因子刺激存在密切关系。急性外伤或慢性劳损造成第三腰椎横突周围软组织损伤，大量的促炎性细胞因子如 IL-6 及 TNF-α 分泌，激发并参与病变局部的炎症反应，造成慢性无菌性炎症。

《医宗金鉴·正骨心法要旨》曰："按其经络……摩其壅聚，以散瘀结之肿。"说明推拿具有散瘀消肿止痛的作用。研究表明，炎性介质通过引起损伤病灶部位外周及中枢敏化反应，激活 TNF-α、IL-6 等炎症因子，进而引发疼痛。推拿通过手法作用于机体组织，改善机体微循环，促进多种活性物质的运转降解，抑制外周及中枢敏化过程，从而起到镇痛效果。有学者将患者治疗前后血浆中的脂质过氧化物（LPO）和 IL-1 的水平进行比较，发现推拿治疗后，患者血浆中的 LPO 和 IL-1 值较治疗前明显降低，证明推拿具有抑制炎症反应的作用。另外，推拿通过调节 MAPK 通路或 TLR4/MyD88 通路，延缓抑制释放细胞炎性因子，从而发挥消炎镇痛作用。采取具有渗透性，且达到特定时间和频率的推拿手法治疗第三腰椎横突综合征，既可以促进第三腰椎横突周围炎性水肿物质的吸收，减轻炎症反应；还可以使疼痛传导通路得到有效阻断，进而发挥镇痛作用。

（2）调节肌肉状态：研究表明，第三腰椎横突具有特殊的生理解剖特点，位于肋弓与髂嵴之间，在其周围密布着大量的肌肉、筋膜、韧带、血管及神经。游离于横突前方外侧缘的腰方肌及位于腰方肌前侧的腰大肌等软组织筋膜，它们的筋膜中层纤维汇聚成肌肉束的形态，附着于腰椎横突末端，由腰部筋膜中层穿出的神经血管束走行于腰椎横突间隙，形成"横突-神经支-肌肉-骨骼交集处"。第三腰椎是腰部活动的中枢点，如果长期维持不恰当姿势，受风寒或体力劳作等原因使腰部负荷过大，第三腰椎横突处所受剪力将达到最大，造成该处的筋膜增厚、变性，逐渐形成顽固性痉挛时，穿行于第三腰椎横突的腰脊神经、血管束因走行受到挤压则会产生腰痛。

由于第三腰椎横突与其周围肌肉、韧带、筋膜长期持续摩擦，造成横突周围组织粘连、肌腱膜挛缩增厚、形成条索瘢痕等病理改变。推拿手法作用于机体组织，由浅及深逐层递进，继而改善腰背肌肌肉纤维功能和肌肉营养状态，加快肌肉微循环物质代谢，促进受损组织修复，恢复腰背肌的肌张力，增强腰部稳定性。再者，推拿手法可直接分离粘连组织，解除第三腰椎横突周围肌肉痉挛，恢复肌肉松弛度，进一步减轻痉挛肌肉对第三腰椎横突的损伤。

（3）纠正脊柱失衡：脊柱平衡是由内在静态平衡与外在动态平衡所维持，前者主要是指由椎体、椎间盘、关节囊、韧带及筋膜所构成的脊柱相对稳定的自身结构，后者主要是指为脊柱提供原始动力的神经对于椎旁肌收缩能力的调节和控制系统。当脊柱的稳定平衡性被某些因素所改变时，机体的整体平衡系统会代偿性形成新的"病态平衡"以维持人体功能的正常运作。腰椎段第三腰椎是腰部活动中心点，是腰椎应力的交叉点，当腰部长时间负载或其他外部应力作用于第三腰椎，附着于脊柱周围的后表链肌群的平衡状态改变，造成腰椎动静力学失常，使得局部脊柱结构形态发生改变，影响整体脊柱平衡，从而出现疼痛不适等一系列临床症状，甚则会有椎体的位移或不稳。

腰部不协调的运动或急性扭挫伤时，使第三腰椎横突处附着的筋膜、筋肉等软组织舒缩失衡，对同侧或对侧肌肉牵拉损伤，日久累及脊柱，造成整个脊柱原有力学平衡遭到破坏。当第三腰椎节段部分力学结构失常时，会导致脊柱相邻节段整体力线传导紊乱，造成椎体发生不稳甚或位移，牵拉或压迫腰脊神经出现临床症状。手法作用于机体肌肉组织，松解痉挛的肌肉组织，利用针对性整脊手法纠正脊柱病变小关节，恢复脊柱内外平衡状态。

研究显示，相对于西医治疗，推拿在第三腰椎横突综合征的治疗上具有安全可靠、有效、副作用少的优势。在临床实际治疗中，应根据患者的实际情况，为其制订最合适的治疗方案。然而，此病的推拿治疗仍有不足之处，发病机制的相关研究目前尚无统一定论，仍需进一步进行大量的基础实验与临床试验。因此，推拿对此病的治疗仍有着广阔的前景，如何发挥推拿治疗的特色，并联合现代医学的优势，达到最佳的治疗效果，仍需进一步深入研究与探讨。

（六）腰椎小关节紊乱

腰椎小关节紊乱是临床常见病、多发病，也是引起腰痛的主要原因。腰椎小关节紊乱是腰部不正确的活动或负重造成的腰椎小关节的微动错位，继发关节突、关节周围滑膜和关节囊的损伤，在各种体育活动和体力劳动中时有发生，对人们的日常生活和工作都会造成不良的影响。本病常见于外伤或体位突然改变后，发病年龄多见于 20～40 岁，以青中年男性发病较为多见，发病率为 5%～35%，最常见的发病椎体为 L_5、S_1，其次为 L_4、L_5。

中医没有"腰椎小关节紊乱"这个病名，按照腰椎小关节紊乱的临床表现，当归属于中医"筋出槽，骨错缝"范畴。病机主要为气滞血瘀、经络不通，经脉受损、血溢脉外，脉络瘀阻、不通则痛。临床以"气滞血瘀型"较为多见。

推拿作为中医外治法之一，具有疏通经络、滑利关节、调整脏腑气血功能的作用。查阅 2000～2023 年的文献研究，关于推拿治疗腰椎小关节紊乱临床疗效的文章 156 篇，研究机制的 8 篇。

1. 临床疗效研究

中医治疗腰椎小关节紊乱的手法通常分为两大类，第一类以局部松解为主，第二类以整复错位为主。治疗原则为活血化瘀、理筋整复。手法整复是治疗腰椎小关节紊乱的关键，操作时要求稳、准、快、巧，通过腰椎手法复位，调整脊椎小关节紊乱，改善脊柱失稳状态，恢复正常的脊柱力学平衡，快速缓解患者的疼痛，并解除功能障碍。

李伟等（2007）用自身牵引手法推拿治疗腰椎小关节紊乱，利用患者自身重力使脊柱延伸是对患者推拿前有效的放松调整方法，可放松椎间关节，使椎间隙伸展到最大自然极限，而不致拉伤腰部的肌群，减少小关节间摩擦并缓解肌肉痉挛，可保证不伤害组织。结果显示，愈显率为 95%，总有效率为 99%。

郭晋生（2009）采用松解、整复及缓解推拿手法治疗 174 例腰椎后关节紊乱患者，首先采用松解手法使紧张、痉挛的腰背肌充分放松，然后施用整复手法（对挤顶推伸展法、牵伸膝顶旋腰法），最后施行缓解手法，结果发现治疗后痊愈 120 例，显效 37 例，有效 17 例，总有效率为 100%。

张国忠（2010）运用定点旋扳复位法治疗腰椎小关节紊乱，操作时先用双拇指点按患者的承山、委中、大肠俞穴，待局部放松后，再用定点旋扳复位，此法治疗腰椎小关节紊乱，特别是对急性发病者疗效显著。结果显示，愈显率为 86%，总有效率为 100%。

研究表明，手法操作虽然疗效显著，安全性相对较高，但在手法操作的过程中，我们首先需要对腰背肌进行充分松解，从而减少相应抵抗力，避免因患者紧张而产生肌肉痉挛；同时在整复错位的过程中应注意复位时手法的旋转角度、力度、方向力及作用部位的精准性，避免因操作失误而损伤小关节。

2. 机制研究

推拿治疗本病的机制主要集中在解剖学、生物力学和生理病理学三个方面。

（1）纠正解剖位置异常：人体的腰椎，其后关节由上位椎骨的下关节突及下位椎骨的上关节突所构成。小关节面有软骨覆盖，具有一小关节腔，周围有关节囊包绕，其内层为滑膜，能分泌滑液，以利关节运动。腰椎关节突关节面的排列为半额状位及半矢状位，其横切面近似弧形，对伸屈、侧屈及旋转均较灵活。由于腰骶部活动范围较大，腰骶后小关节亦较松弛，腰部不正确的活动或负重，易造成腰椎的小关节错位或滑膜嵌顿。

运用腰椎斜板手法复位治疗腰椎小关节紊乱，可以纠正腰椎小关节的错缝移位，调整腰椎上下关节突之间的距离，使错位的小关节或嵌顿的滑膜因扭转牵拉而达到复位。研究显示，下腰椎后部结构在运用斜扳手法后可松动上下小关节突，正确的手法可调整根管容积，松动上下关节突，使神经根内容物和小关节的粘连获得松解，从而改善局部循环，减少神经根的机械性刺激所产生的症状。此外，牵抖法可以促使腰椎小关节关节面张开，松解嵌顿在关节面之间的滑膜，重塑脊椎的生理曲度和力学平衡，从而达到治疗腰椎小关节紊乱的临床效果。

（2）生物力学改变机制：研究发现，人体在直立位时腰椎小关节在力学上承载的轴向负荷为16%，在坐位时腰椎小关节承载的轴向负荷显著降低，腰椎小关节为腰椎提供后方力学机械支持，在腰椎活动屈伸过程中起到稳固作用，并可防止腰椎间盘在活动过程中过度扭转。

腰椎小关节的应力值最大是在侧弯和旋转状态下。因此，手法操作时，医者要明确诊断，注意手法作用部位，旋转角度、力度、方向的准确性，以及患者放松配合，切忌在患者紧张状态下施术，以免造成损伤和事故。临床通过腰椎矫正手法三维有限元分析研究，根据手法原理将倒悬旋转手法进行分解，结果显示，实施倒悬旋转手法时，应力在腰椎中不是均匀分布的，终板比腰椎间盘更容易受到损伤，说明该手法对小关节是安全有效的，但旋转角度不宜过大。孙武权等（2002）运用短杠杆微调手法，通过最小节段被动运动幅度，调节小关节、相对位置变化，达到治疗目的。黄萍等（2022）通过研究脊椎角速度和角加速度发现试验组脊椎角速度平均值、峰值和角加速度平均值、峰值均较对照组减小，说明腰椎小关节紊乱患者腰部运动能力有一定程度受限，腰部生物力学性能较正常有所减弱。

（3）生理病理学机制：推拿可以加快体液循环，提升机体对有害代谢产物的代谢，促进炎症介质的分解、稀释，减轻局部肿胀，消除激惹现象，对于骨错缝运用整复手法可纠正紊乱关节解剖位置，恢复受限关节的正常活动范围。

根据其临床症状和病理改变将腰椎小关节紊乱分为三型，可采用腰椎定点端坐旋转复位法治疗腰椎小关节错缝（Ⅰ型）、腰椎小关节滑膜嵌顿（Ⅱ型）和腰椎小关节炎（Ⅲ型）。通过手法的外力作用使关节突及周围的软组织发生位移，纠正腰椎棘突偏歪，解除周围软组织对神经根的压迫，改善腰部血液循环，加快炎症物质的吸收，从而恢复脊柱的内外生理平衡。

肌肉损伤时，血清肌酸激酶和乳酸脱氢酶病理性升高，但血清肌酸激酶比乳酸脱氢酶更有特异性。近年来，越来越多相关的动物实验和临床研究都表明，当颈部或者腰部的肌肉损伤时，血清肌酸激酶与乳酸脱氢酶都会出现不同程度的升高。因此，观察这两项指标的变化对骨骼肌损伤的诊断和预后判断有着重要的参考价值。临床研究发现，穆里根手法（Mulligan）以被动与主动相结合的方式，促进腰部肌肉疼痛物质的代谢，激活腰部核心肌群，从而快速恢复腰部肌群的受力平衡，有利于促进血液循环，促进损伤组织的自我恢复。

研究表明，推拿治疗腰椎小关节紊乱不仅能快速纠正小关节紊乱，解除滑膜嵌顿，缓解疼痛，还能改善腰椎功能活动，而且在改善其预后、降低复发率方面具有显著优势。但随着科技的发展、社会的变化和疾病谱的不断演变，传统推拿手法也面临许多挑战，我们需要与时俱进，进行大量的基础实验与临床研究，进一步提高治疗的安全性和有效性。

二、推拿辨治内科、妇科病证的研究

根据内科、妇科疾病的临床特点，此类病证的病因主要有外感风寒暑湿燥火六淫邪气、饮食内伤和情志不调等，症状复杂，涉及肝、心、脾、肺、肾等五脏六腑功能失调所表现出来的现象，病位可在表，也可在里。推拿临床辨治内科、妇科疾病应建立"形神一体观"的思维，辨清病因、病位、病性和邪正关系，确立治则治法，研究具体的治疗方案，观察临床疗效及作用机制。本节以原发性高血压、头痛、近视、更年期综合征（climacteric syndrome，CLS）、痛经等推拿临床常见的内科、妇科病证为例，综述目前的研究进展。其他疾病可通过查询资料，举一反三。

（一）原发性高血压

高血压是常见的心血管疾病，主要表现为体循环动脉血压长期维持在高水平。高血压临床分为原发性高血压和继发性高血压两种类型。原发性高血压是指在静息状态下，收缩压和（或）舒张压超过 140/90 mmHg，这是心脑血管疾病的重要危险因素。中医没有"高血压"这个病名。按照高血压的临床表现，当归属于"眩晕""头痛""耳鸣"等范畴。临床尤以肝肾阴虚、肝阳上亢证型多见。

推拿作用于相关的部位（或穴位）具有平肝潜阳、息风明目、安神定志的功效。通过中国知网、维普、万方等数据库，查阅 2000～2023 年的相关文献，关于推拿治疗高血压临床疗效的文章 240 余篇，研究机制的 20 余篇。

1. 临床疗效研究

原发性高血压以头晕、头痛为主症，多属于中医"眩晕""头痛"等范畴。病因与情志失调、饮食失节、脏腑虚损等因素相关。病机以火、饮、痰、虚为主，脏腑阴阳失调，多涉及肝、肾、脾、心等脏腑。推拿治疗原发性高血压主要选取足太阳膀胱经、足少阳胆经、足厥阴肝经及督脉四条经脉。头为诸阳之会，推拿治疗原发性高血压以头部和颈项部手法为主，具有疏经通络、行气活血、清利头目、平肝潜阳、息风明目、安神定志等作用。头项部手法多采用开天门、推坎宫、揉印堂、运太阳、点风池、扫散颞部、推桥弓、拿五经、拿颈项、推足太阳经枕项段；背部多用推、揉法刺激督脉及膀胱经，并按压相关的背俞穴；四肢则以按揉穴位为主，常用穴位有内关、合谷、足三里、涌泉穴等。一项 Meta 分析的结果显示，穴位按摩/手法推拿联合西医常规治疗比单用西医常规治疗能平均降低收缩压 9.30 mmHg/4.47 mmHg，降低舒张压 5.61 mmHg/5.00 mmHg，在临床有效率上也能平均高出 18% 和 22%，但单纯手法推拿与单纯西医常规治疗比较，疗效相当。多项研究发现，推桥弓具有明显的降压作用，并证实了推桥弓降压具有短时效应。在推桥弓配合点按风池穴对原发性高血压的疗效中，试验组有效率（93.3%）明显高于对照组（53.3%）。

推拿应用推、拿、按、揉等手法作用于人体体表的特定部位（或穴位），通过"推穴道，走经络"，疏经通络、调理气血、调整脏腑、调和阴阳，从而实现平稳降压，维持血压稳定，改善临床症状。推拿治疗高血压的临床研究，多数着眼于即刻效应，长期疗效的研究不多。推拿治疗的部位（穴位）选择、操作方法与流程、操作频率与时间、刺激力度与层次及推拿手法组合的筛选等尚缺乏相对的统一标准，影响疗效的评价。目前推拿治疗高血压的临床研究缺乏大样本多中心的随机对照研究，下一步，需要采用真实世界研究方法，或设计规范的临床随机对照试验方案，进行相关的临床研究，进一步验证推拿治疗高血压的优势。

2. 机制研究

推拿治疗原发性高血压的机制可能通过多靶点、多途径实现。本节主要介绍内分泌、神经、血管调节三个方面的机制。

（1）推拿降压的内分泌调节机制

原发性高血压的发生和发展与肾素-血管紧张素-醛固酮系统（RAAS）异常有关。研究显示，RAAS 通过两条通路调节血压：第一，血管紧张素转换酶（ACE）-血管紧张素Ⅱ（AngⅡ）-血管紧张素Ⅱ受体（AT1R）轴线，具有收缩血管和促进血管平滑肌细胞增殖的作用；第二，血管紧张素转换酶 2（ACE2）-人血管紧张素 1-7（Ang1-7）-G 蛋白偶联受体（Mas）轴线，具有扩张血管和抑制血管平滑肌细胞增殖的作用。AngⅡ 在其中发挥关键作用，直接参与了心血管的重塑，增加了外周阻力；与血管受体、肾脏受体、中枢受体结合，使全身血管收缩，同时增加了对水和钠离子的重吸收，扩充了血容量。以上两条拮抗轴的水平失衡，导致 RAAS 激活，使血压上升。

有研究观察了七味三芎汤联合推拿治疗原发性高血压。结果显示，试验组收缩压和舒张压改善率均明显高于对照组。治疗后肾素、醛固酮和 AngⅡ 水平在推拿组下降幅度更大。此外，推拿组患者的睡眠状况、焦虑状况和情感职能评分明显改善，生活质量提高。以上研究表明，推拿降压可能通过抑制 RAAS 来实现，推拿改善睡眠及焦虑状态等方面的作用，可能与抑制 Ang II 的表达有关。

（2）推拿降压的神经调节机制

1）中枢神经系统：推拿通过刺激体表的特定部位（或穴位），激活大脑相关区域，可能通过躯体-内脏反射通路影响血压。研究证实，中枢神经系统功能异常与高血压直接相关。利用功能性磁共振技术发现，与推颈中线相比推桥弓治疗组高血压患者收缩压下降更明显。治疗后丘脑、小脑、扣带回等区域与屏状核、脑岛、额上回等区域的功能连接度分别下降和升高。研究表明，推拿可能通过调节高血压患者丘脑静息状态下的功能连接异常发挥降压作用。另一项研究是通过观察正反向推桥弓对高血压患者血压和大脑中枢响应特征的变化，观察到经推桥弓治疗后，患者大脑中的特定部位有不同程度的激活，推测推桥弓降压的中枢作用机制可能与大脑中某些特定区域（如枕叶、扣带回等）功能密切相关。故，推拿治疗原发性高血压的作用机制可能是通过调控神经系统完成的。

2）周围神经系统：推拿降压的周围神经机制既往多关注颈动脉窦压力感受器。此压力感受器对机械压力很敏感，能感知压力刺激并产生电信号传入延髓和下丘脑的心血管神经元，从而抑制交感神经、兴奋迷走神经，进而降低心率、扩张血管使血压下降。通过在颈动脉区植入装置来激活压力感受性反射，也能对血压产生良好调节作用。桥弓穴与颈动脉窦位置相近，而且推桥弓降压效应也得到了临床研究的证实，故，推桥弓治疗高血压主要通过刺激颈动脉窦，降低心脏搏出量，舒张血管等发挥作用。当动脉血压升高时，通过推桥弓，给颈动脉窦一个强刺激，感受器处血管壁所受到的机械牵张刺激增大，传入神经冲动增多，使心迷走中枢紧张性加强，心交感和交感缩血管中枢紧张性减弱，通过传出神经，使心迷走神经传出冲动增加，心交感神经传出冲动减少，心率减慢，心输出量减少，交感缩血管神经纤维传出冲动减少，血管扩张，外周血管阻力降低，因而动脉血压下降。此外，孤束核发出的神经纤维向上到达下丘脑的视上核和室旁核，通过调节抗利尿激素的分泌参与循环容量的调控，最终达到调控血压和心率的目的。研究发现，推桥弓穴可明显降低收缩压，而对舒张压的作用不明显，通过分析影响血压的因素可知，在其他因素无明显变化情况下，收缩压主要反映搏出量的多少。故，推桥弓具有降压作用，主要是降低了心脏的搏出量，即使心肌收缩减弱，以减少了心脏的搏出量。推桥弓可引发血管神经冲动，达到舒张血管的目的，从而改善血压。而舒张压主要与血管外周阻力相关，提示对舒张压产生作用的机制与收缩压是不同的。

（3）推拿降压的血管调节机制

1）推拿对血管内皮细胞功能的影响：血管内皮细胞具有很强的代谢能力，它能合成许多血管活性物质，如一氧化氮（NO）、内皮素（ET）、血管紧张素 II 等。由于 NO 有舒血管的作用，内皮素和血管紧张素 II 具有缩血管的功效，因此内皮细胞可通过释放这些活性物质起到调节血压的作用。血管内皮细胞功能紊乱是高血压早期表现的重要特征，故改善内皮细胞的功能对于治疗高血压具有重要意义。血管内皮细胞可以感受切应力在内的不同形式的机械作用力，并通过改变生长速度、形态和细胞外基质蛋白的分泌等方式响应力学信号刺激。推拿在很大程度上也是通过改善血管内皮细胞功能来调控血压。有人通过研究推拿手法对人脐静脉内皮细胞内游离钙离子浓度的影响，发现患者经过推拿手法治疗后，血管内皮细胞钙离子浓度升高，而这一效应可以被钙拮抗剂抑制。推拿可以降压的机制为在推拿的过程中，内皮细胞的钙离子通道被打开，钙离子进入细胞内，使得内皮细胞释放了 NO 等舒血管活性物质，启动舒血管效应，从而引起血压水平的降低。研究者通过对比药物联合推拿治疗高血压和单纯使用药物治疗高血压时血压、血浆 NO 浓度、红细胞膜钠、钙泵活性的改变，结果显示，推拿治疗高血压的机制可能是通过改善内皮细胞的生理功能，增加 NO 等舒血管活性物质的释放，影响中枢神经系统的功能。因此，认为中医推拿治疗原发性高血压可能是通过下丘脑-垂体-肾上腺轴，作用于内皮细胞的钠泵，使其活性增强，降低平滑肌细胞对内皮缩血管因子的反应能力，从而达到舒张血管的作用，进而将血压维持在一定的水平。研究者观察单纯西药治疗和西药联合推拿治疗高血压时，将血压、E-选择素（E-selectin）、诱导型一氧化氮合酶（iNOS）、内皮型一氧化氮合酶（eNOS）的改变进行对比，结果显示，两组的 E-selectin、iNOS 浓度都有所降低，且西药联合推拿治疗组作为内皮细胞激活特异性指标的 E-selectin 下降明显。研究认为，推拿降压的机制可能在于细胞因子活化内皮细胞的抑制作用，调整患者的血管内皮细胞的功能，使之恢复正常，从而将血压维持在正常水平。

2）推拿对血管弹性的影响：血管弹性是维持血管正常生理功能的基础，而脉搏正是血流与弹性血管壁连续作用的结果。高血压患者血管弹性下降贯穿整个病程，既降低了血管系统对心脏泵血的容纳量，也增加了脉搏波对靶器官的冲击损害。研究显示，轻度高血压患者常规用药联合推拿治疗 2 个月后，颈总动脉顺应性显著提高，僵硬度和弹性系数明显下降，脉搏波传导速度也有所降低，其中除脉搏波传导速度外，其他指标的改善程度优于单纯药物治疗组。这表明推拿可能通过改善血管弹性，增加血管系统对心脏泵血的容纳量而发挥降压作用。

推拿降压的基础研究，首先应强调从推拿临床基本诉求出发，强化临床对基础研究的导向作用，明确推拿降压基础研究的自身定位，为临床优化治疗方案提供支撑和指导。推拿属于非特异性体外刺激疗法，推拿手法有别于其他物理与化学刺激，其作用位点可能是多层次的，治疗途径也可能是多靶点的，一味追求单靶点的研究可能会走入死胡同。推拿治疗高血压，应充分考虑高血压的基础病理特点，借鉴和优化基础研究手段，不仅需要着眼于局部治疗的思维，更要关注血压节律的调节、血管功能的改善及靶器官的保护，单纯追求降压，追求研究中的高精尖指标，最终难以形成系统而完整的证据链，使研究陷入片面、孤立的境地。

（二）头痛

头痛是临床常见的自觉症状，可见于多种急、慢性疾病。本病的病因及发病机制极为复杂，故本节讨论内容限于推拿临床常见的以病程长、反复发作的慢性头痛为主。主要包括偏头痛、紧张型头痛及颈源性头痛（CEH）。

推拿作为中医外治法非药物疗法，具有平肝潜阳、通络止痛的功效，通过中国知网、维普、万方等数据库，查阅 2000～2023 年的文献研究，关于推拿治疗头痛临床疗效的文章 600 余篇，研究机制的 30 余篇。

1. 临床疗效研究

临床常见的原发性头痛，偏头痛表现为反复发作性的中重度搏动性头痛，常同时伴恶心或呕吐、畏光、畏声等症状；紧张型头痛主要表现为双侧轻中度压迫样或紧箍样头痛，通常不伴有恶心呕吐，日常活动后不加重；而颈源性头痛为颈部包括颈椎、椎间盘或软组织疾病导致的头痛，通常不总是伴有颈痛，疼痛性质为牵涉痛，神经阻滞为其特异性诊断标准之一。以上类型头痛的正确诊断率及规范治疗率较低，故造成的疾病负担也会相应增加。

本病的发生与外感风、寒、湿邪侵袭头项部经络，气血痹阻相关；也与肝肾亏虚、筋骨失养、经脉气血承运不畅关系密切。内、外因相合而致头痛。在治疗方面，因头面部为阳经交汇之处，故历代医家多以阳经穴位为主要治疗点，多取六阳经、督脉及足厥阴经，以头项部穴位印堂、太阳、百会、风池穴等为主。兼取躯干及四肢穴位，施以挤压、摩擦及运动关节类手法。通过疏通经络、行气活血、理筋整复、滑利关节及镇静安神，调和脏腑的作用发挥止痛功效。头痛的辨证，应根据各种症状表现的不同以审证求因；另外尤应注重头痛的久暂、疼痛的性质、疼痛的特点及疼痛的部位。松解寰枕部肌肉的紧张，降低局部交感神经兴奋，改善颈颅局部微循环是推拿治疗本病的关键所在，采用寰枢关节定点旋转上提复位法治疗颈源性头痛疗效显著，并可降低颈源性头痛患者的 VAS 评分。梁丁龙（2019）采用辨证取穴推拿法治疗紧张型头痛，将紧张型头痛患者 126 例随机分为对照组（常规推拿）和试验组（辨证选穴推拿），应用 VAS 评分法比较两组治疗前后的头痛程度及临床疗效。结果显示，两组患者 VAS 评分均有显著降低（$P<0.01$），且试验组治疗后 VAS 评分显著低于对照组（$P<0.01$），试验组总有效率显著高于对照组（$P<0.05$），疗程结束后半个月内发作次数，试验组显著少于对照组（$P<0.05$）。庞军等（2015）的一项对 88 例无先兆偏头痛患者

的研究表明，运用"枢经推拿"治疗偏头痛，试验组在头痛发作次数、头痛程度、伴随症状、临床症状总积分及偏头痛残疾程度评估问卷（MIDAS）评分等方面的改善程度均优于常规推拿组。

推拿作为一种良性的物理刺激，是中医外治法治疗头痛的主要方法之一，并为部分用药禁忌者或不适宜用药的患者的治疗提供了可能。

首先，对于头痛的推拿研究，从症状、病因、病机到诊断和治疗是逐步发展的。在推拿治疗头痛历程中，古代形成经络辨证思路与整体论治法则在目前已形成了分病论治的诊治模式。由于临床常见的偏头痛、紧张型头痛、颈源性头痛等疾病在病理生理机制上有诸多不同，因此，治疗的方法也不一样。分病论治中如偏头痛的推拿临床研究应注重评价手法对发作期的镇痛效应、在诱发因素存续情况下发作的减少和缓解期发作频率的降低等疗效；对紧张型头痛则评价减轻发作程度，改善患者的情绪障碍等；对颈源性头痛则评价其对上位颈椎解剖位置的纠正及改善与颈丛神经的关系。不同的疾病其治疗目的与干预靶点不同，所以既要看到共同的头痛症状，也需要根据具体情况分而治之，则针对性更强。

在临床研究中传统的循经辨证尚不能够完全阐释头痛的全部病机与变化。如在紧张型头痛中，外感、情绪、疲劳等因素明确与其发生密切相关，环境改变、饮食、年龄、性别、特殊生理期（经期、妊娠、围绝经期）等诸多因素也同样起着重要的作用。故有"证"在还是要辨证。在偏头痛、紧张型头痛、颈源性头痛等与内伤因素相关更密切的头痛中则更为显著。因此，推拿治疗头痛的研究应在"辨经"与"辨证"相结合的头痛诊治体系中完成。

其次，推拿治疗头痛的核心在于手法，手法的关键在于松筋和理筋，而"松"始终贯穿整个治疗全程。在体表施以一定的手法，通过肌肉牵张反射直接抑制肌肉痉挛，又可通过消除疼痛而间接解除肌紧张状态。故能有效地放松肢体，消除骨骼肌过度紧张和僵硬，保持肌肉的正常弹性。对人体不同层次组织进行力学加载，引起组织应力变化、形态变化及位移的变化，致使局部产生生理、物理化学和生物学的变化，从而直接发挥其生物学效应。运用各种手法技巧有效的力量实现能量的转移与转化，促进病理组织的新陈代谢，提高局部组织的痛阈，牵拉紧张和痉挛的肌纤维，松解粘连，从而达到缓解肌肉痉挛状态，改善血供，加速损伤组织修复的目的。

2. 机制研究

慢性头痛的病理生理极其复杂，不同类型的头痛在疾病发生发展的不同阶段的病理基础差异较大，本节主要以颈源性头痛为例，阐述推拿治疗头痛的机制。

（1）推拿治疗头痛的解剖结构调整机制：$C_1 \sim C_3$ 脊神经的外周神经结构异常是颈源性头痛的重要解剖学基础。C_1 脊神经（枕下神经）支配寰枕关节，累及该关节的病理改变或损伤是头部枕区牵涉痛的可能来源；C_2 脊神经及其后根神经节紧靠寰枢（$C_1 \sim C_2$）关节突关节的外侧关节囊，且支配寰枢关节和 $C_2 \sim C_3$ 关节突关节。这些关节出现创伤或周围病理改变可导致头部牵涉痛；第 3 枕神经（C_3 后支）与 $C_2 \sim C_3$ 关节突关节解剖学位置邻近，且支配 $C_2 \sim C_3$ 关节突关节，来自 $C_2 \sim C_3$ 关节突关节的疼痛牵涉头部枕区、额颞和眶周区域（第 3 枕神经性头痛）。$C_2 \sim C_3$ 关节突关节受累是颈源性头痛最常见的病因，所占比例高达 70%，其中第 3 枕神经性头痛的患病率约占 1/3。除以上结构，上颈段局部的肌肉、筋膜的病变，亦可累及 $C_1 \sim C_3$ 脊神经。颈椎间盘发生退行性病变，椎体错位、错缝、紊乱，导致关节间隙变窄，更有甚者出现椎管狭窄，压迫刺激局部软组织，产生疼痛。颈部病变致使高位脊神经所经过的结构发生病损，引起高位颈神经伤害性感受信息传入，通过脑神经传入纤维在中枢汇聚，使中枢对伤害性信息的传入来源判断出现错误，形成神经支配区域的牵涉痛。因此，恢复颈部生物力学平衡是推拿治疗本病的关键。肌群紧张痉挛、劳损产生无菌性炎症、水肿、区域内张力增高，从而对脊神经产生刺激，促使肌群进一步痉挛，进入痉挛-疼痛-痉挛的恶性循环模式。手法通过机械性刺激，理顺肌筋关系，整复关节错位，切断循环链，恢复生物力学平衡，对神经末梢与周围无菌性炎症组织进行间接分解粘连，放松肌肉，促进代谢，减轻组织炎性状态，解除对神经的刺激和压迫，从而缓解或消除症状。

（2）推拿治疗头痛的镇痛机制：通过脑功能磁共振扫描发现，颈源性头痛患者区域同质性（regional homogeneity，Re-Ho）值升高区域有双侧脑区楔前叶、左侧胼胝体压部、左侧背侧丘脑、左侧海马旁回、右侧岛叶、右侧枕中回及双侧小脑半球，疼痛矩阵区域受损，导致疼痛信息整合、传导受损；Re-Ho 值降低区域有双侧额上回-额中回-前扣带回、右侧中央后回、右侧楔前叶-后扣带回、右侧颞中回、左侧枕下回，长期慢性疼痛导致认知功能受损，皮质重塑，对疼痛的调节能力下降。研究显示，经一指禅推法、扳法治疗后，颈源性头痛患者脑功能区双侧眶直回、双侧额下回及额中回，双侧楔叶、双侧前扣带回低频振幅（ALFF）值增高，说明手法可通过对大脑皮质-边缘系统、情绪相关脑区的调控发挥镇痛效应。

下丘脑-垂体-肾上腺（HPA）轴是神经-内分泌系统的重要组成部分，具有调节应激反应、炎性反应，整合疼痛、记忆，以及情绪体验的功能。颈源性头痛（CHE）患者 HPA 轴功能失衡致使促肾上腺皮质激素释放激素（CRH）、促肾上腺皮质激素（ACTH）、甘油三酯（TG）水平异常，这些神经递质可作用于中枢神经系统影响痛阈及镇痛效应。颈源性头痛患者与正常人相比，血浆 CRH、ACTH、肾上腺皮质激素（CORT）分泌异常，CRH 含量明显高于正常人，ACTH 含量明显低于正常人，此为应激反应时 HPA 轴双向反馈调节所致。研究显示，未经治疗的颈源性头痛患者血浆中 ACTH 及皮质醇水平较正常人异常偏高，采用经颈椎旁神经阻滞联合针刺治疗 3 周后，患者血浆 ACTH、皮质醇水平显著下降，VAS 评分下降，说明颈椎旁神经阻滞联合针刺可通过 HPA 轴的调节维持神经-内分泌系统稳定，提高痛阈。研究显示，以温针灸联合推拿可有效降低 CHE 患者的 ACTH 含量，提高 β-EP 含量，降低疼痛发作的频率及程度，缩短疼痛发作的时间，增强镇痛效应。由下丘脑弓状核及垂体中叶合成、分泌的 β-EP，具有镇痛、维持神经-内分泌环境相对稳定、调节免疫反应的作用。可通过对 HPA 轴各神经递质水平的调节，反作用于中枢神经系统，发挥镇痛效应。还可以经 IL-1、CRH 刺激免疫细胞产生 β-EP，引流至淋巴结时可释放出大部分 β-EP，作用于局部神经末梢，产生镇痛作用。

现有的推拿治疗头痛的研究多以推拿手法对照其他非手法治疗方法验证临床疗效，如小针刀、电针、神经阻滞治疗等，或在疗效解读中掺杂更多的其他因素，使得推拿反而退为次要研究对象。事实上推拿治疗头痛的方法颇为庞杂，在阐明推拿手法的作用机制方面难以深入研究。迄今为止，手法起效时的功能状态和作用模式尚不清楚，本体感受器是如何兴奋的、如何整合的、如何传入的、如何汇聚的、中枢处理后又是如何传出的、效应器官的功能状态如何，诸多问题均尚待解决。

因此，在研究一个复杂系统对应另一个复杂系统的研究中，化繁为简，寻求一个适合推拿的研究道路势在必行。根据既有的研究结果，推拿治疗头痛的机制仍是多靶点、多通路、多系统、多因素共同作用的结果。依据不同的理论、学说、观点、推断等所进行的研究内容及研究结果逐年增多，数量可观。但在实际研究中未将不同系统对同一因素的影响进行有效整合，缺乏对数据的深度挖掘、内在逻辑的厘定及宏观上的整体把握。

（三）近视

近视是指双眼在放松状态下，平行光线经过眼部屈光介质折射后，物像聚焦于视网膜之前的屈光状态，是以视近清楚、视远模糊为特征的眼科常见疾病。其主要表现为自觉症状视远模糊，但视近清晰，眼部需要向近距离目标移近，视远时需眯眼视物。近视临床上分为屈光性近视和轴性近视，前者与角膜或晶状体屈光力的改变有关，后者由于眼轴长度延长所致，也就是我们常说的真性近视和假性近视。

中医认为，近视的发病主要在于心肝脾肾功能失调，目失所养。根据近视的临床表现，归属于中医"目不能远视""近觑""能近怯远"等范畴。临床辨证以心阳不足、脾虚气弱、肝肾亏虚证型较多。

推拿治疗近视具有调达经络、疏通气血、调理脏腑、益气明目的功效，通过检索知网、万方、维普数据库,整合 2000～2023 年的文献研究,发现关于推拿治疗近视临床疗效文章 87 篇,研究机制文章 10 余篇。

1. 临床疗效研究

现代医家多采用单独推拿干预,或配合其他疗法共同作用,均有较好的疗效。王新宇等(2020)单独使用推拿疗法进行干预,采用清肝明目一指禅推法配合特定小儿推拿手法对儿童假性近视进行为期 8 周的干预,通过对调节痉挛度数、远近视力和脑部血流速度的观察,发现推拿可以提高患儿的裸眼视力、降低痉挛度数、提高脑部血流速度,这与现代医学的神经支配和血液供应理论不谋而合。王雨玉等(2021)则配合其他疗法共同干预,采用推拿疗法联合热敏灸的干预手段治疗儿童假性近视,通过对患儿治疗前后的有效率、裸眼视力、调节幅度、眼内压和眼轴长度的观察,发现两法联用整体疗效较好。他们认为,在推拿过程中,前期采用放松类的手法可以使眼周肌肉得到放松,血液循环得到改善,后期采用点按类手法可以将穴位产生的神经电生理信号传入相应的中枢,使副交感神经和睫状肌的兴奋性降低,悬韧带收缩,从而降低晶状体的屈光度,而热敏灸则可以提高穴位的敏感度,激发经气,使气至病所,提高治疗效果,两者共同作用起到更好的疗效。

聂莹莹等(2021)则对近 20 年各数据库检索的中医穴位按摩治疗儿童青少年调节性近视和轻度近视的临床疗效文章进行 Meta 分析,选取符合纳入标准的 9 篇随机对照试验文章,873 位 1745 只眼进行分析,以有效率和裸眼视力作为主要结局指标,屈光度为次要结局指标,证实了中医穴位按摩对儿童青少年调节性近视和轻度近视疗效显著,有效率优于睫状肌麻痹剂或纯中药治疗,大数据证实了推拿在干预近视方面疗效显著。

关于推拿治疗近视的临床文献报道逐年增多,说明推拿手法能够有效治疗儿童青少年近视,在提高远视力、矫正屈光度等方面均有明显效果,且年龄越小、病程越短、度数越低,效果越好。推拿穴位一般选取头面部、背部及四肢部等局部穴位,常用推拿手法包括振法、推法、点法、揉法、拿法、抹法、按法、扫散法、扳法及小儿捏脊手法等,临床应用效果较好。但是,目前的研究仍存在以下问题:疗效评价指标较少且较为简单,绝大部分仅以治疗前后裸眼远视力及近视屈光度改变作为疗效评价标准;缺乏随访周期,无法评定推拿治疗近视的远期疗效;推拿手法单一,缺乏中医分型、辨证论治,缺乏不同推拿手法疗效的比较研究。

2. 机制研究

近视的发生发展与眼轴长度、视网膜、脉络膜、晶状体厚度等眼部生物学参数相关,用眼距离过近、使用电子产品时间过长、采光照明不合适、户外活动少、睡眠不足等是影响近视发展的主要因素。推拿治疗近视的原理主要是通过对眼周穴位或肌肉的按摩刺激,对远端穴位或经络的手法刺激,增强脏腑功能,促进气血生成,缓解肌肉疲劳,加速代谢。推拿治疗近视可能的作用机制主要有以下几个方面。

(1)缓解肌肉痉挛:现代医学认为青少年假性近视属于调节性近视,早期多是由于视近物时间过长而引起睫状肌长期处于紧张状态,产生了睫状肌痉挛收缩。当长时间视近时,副交感神经支配增加,使睫状肌持续收缩,引起调节痉挛,调节滞后增加,调节性集合与调节比值(AC/A)增加,诱发假性近视,导致近视发生。其病理改变和中医学的肌痿相似。眼周局部推拿可直接作用于眼轮匝肌及各条眼球外肌,可明显缓解局部肌肉的紧张状态。

(2)改变眼轴长度,提高调节灵敏度:近视的形成是从量变到质变的过程,研究显示调节灵敏度异常导致视网膜像的调整异常,调节灵敏度越高,对离焦模糊的视网膜像的调整能力就越快,视网膜像清晰时间越长。有学者设计动物实验,研究推拿对透镜诱导性近视豚鼠眼球生物学参数和组织病理学的影响,发现通过四明穴推拿能减缓透镜诱导近视豚鼠屈光度的发展,延缓眼轴增长速度,抑制近视的发展。庞亚铮等(2023)观察四明穴为主小儿推拿干预轻中度近视的临床疗效,发现四明穴为主小儿推拿和常规推拿干预后的患儿裸眼视力均有明显上升,睫状肌麻痹后屈光度和眼轴长度在干预后均有增加。

（3）优化巩膜、视网膜组织结构，维持细胞形态：庞亚铮（2023）在四明穴为主小儿推拿干预轻中度近视的临床及实验研究中，选取 30 只 2 周龄英国种三色短毛豚鼠，探讨四明穴推拿对近视豚鼠眼球活体参数和病理组织学的影响，结果显示推拿组屈光度、眼轴长度增长幅度均低于模型组，眼部温度高于模型组；巩膜、脉络膜和视网膜组织病理切片比较，模型组和推拿组豚鼠巩膜、视网膜组织中的细胞数量、排列及连接均发生改变，脉络膜血管数目减少，但推拿组变化小于模型组。这表明四明穴推拿可能通过维护巩膜、视网膜组织结构的完整性和细胞形态的正常化，以及脉络膜血管数量来减缓透镜诱导近视模型屈光度的发展，延缓眼轴增长速度，抑制近视的发展。

（4）改善椎基底动脉血供、脉络膜微循环，提高血氧饱和度：中医对近视发病机制的认识由来已久，认为其与气血阴阳和经络紧密相关，近视的产生还与眼部血液循环障碍有关，颈椎生理曲度消失、变直压迫颈椎血管导致眼部供血障碍。研究发现，近视患者不仅脉络膜厚度变薄，且脉络膜血流密度也降低。有大量研究在推拿治疗近视的操作中包含头颈部放松手法，最终证明推拿能有效缓解颈部肌肉紧张状态，改善椎动脉管腔变窄程度，增加脑干的供血及营养，从而改善眼外肌和眼内肌的血液供应，改善眼功能。王新宇等（2020）运用清肝明目穴（太溪、太冲、行间、大敦、肝俞）一指禅推法配合特定小儿推拿治疗假性近视，发现治疗后患儿视力评分显著升高，痉挛度数指数显著降低（$P<0.05$），且左、右椎动脉和基底动脉平均血流速度（Vm）均显著升高，差异具有统计学意义。

（5）改善大脑视觉皮层功能：大脑视觉皮层位于枕叶，主要接收从视网膜传达的电信号，是大脑皮质中主要负责处理视觉信号的部分，在视觉通路中发挥重要的作用。有研究显示，在病理性近视中，眼底病变会造成视觉信号在接收起始阶段部分损害，最终到达视觉皮层的信号降低。有学者运用磁共振成像技术采集 8 例近视性屈光参差患者视觉皮层的数据，结果显示在矫正屈光度数的基础上，近视性屈光参差者双眼激活范围没有明显差异，视力较差眼屈光矫正前后皮层激活范围有显著变化，说明近视性屈光参差可能没有发生明显的皮层功能损害及优势眼的转移，而矫正屈光可明显提高视力较差眼的皮层激活。有研究招募 12 例健康志愿者，运用血氧水平依赖性磁共振脑功能成像技术观察按揉合谷穴的脑激活情况，结果显示中央前回、顶叶、额中回等脑区信号升高，表明按揉合谷穴可以刺激头面及肢体的相关运动和感觉中枢。风池、合谷、光明等穴均是防治近视的常用穴，以上研究说明，推拿与眼相关的经络穴位可明显改善大脑皮质的视觉功能，影响近视发展。

（6）其他：研究发现，穴位按摩可以提高交感及副交感神经的兴奋性及其相互作用，改善调节功能，缓解视疲劳，抑制近视的发展。另有研究从推拿调节的结构特点出发，提出并验证了利用平衡感觉系统调节"眼-前庭-颈部"反射治疗近视的理念。

多项研究发现，推拿治疗近视效果显著，安全可靠，其机制可能是通过多靶点、多途径实现的。目前，临床研究中，涉及推拿干预近视的作用机制的动物实验仍较少，未来研究者应重视相关基础研究，注重研究方法的创新，增加样本量，对推拿干预近视的作用机制进行深入探讨。实验设计也需进一步完善，通过基因和细胞分子水平的研究有助于阐明其更深层次的作用机制，为进一步提升推拿治疗近视的临床疗效提供依据。

（四）更年期综合征

更年期综合征，又称围绝经期综合征，是妇科常见病。是妇女围绕绝经前后一段时间，由于雌激素水平急剧下降，下丘脑-垂体-卵巢轴失衡，出现的以自主神经系统功能紊乱为主，伴有心理症状、骨量丢失的一组症候群。主要表现为月经紊乱、烘热汗出、心烦易怒、失眠健忘、关节疼痛等一系列精神和躯体症状。

更年期综合征属中医学"绝经前后诸证""脏躁""百合病"等范畴。本病病位在肾，常累及心、肝、脾等多个脏腑及冲任二脉。病理机制是绝经前后肾气逐渐衰退，天癸将竭，冲任二脉亏虚，精血化源不足，脏腑阴阳失衡、功能紊乱而发为本病。肝肾阴虚、脾肾阳虚、肾阴阳两虚、心肾不交、肝郁气滞等是更年期综合征常见的五种中医证型。

推拿治疗更年期综合征，具有补益肝肾、疏肝健脾、交通心肾、平衡阴阳的功效。通过对中国知网、维普、万方、PubMed 等中英文数据库进行检索，查阅 2000～2023 年的文献研究，经过对文献的题目、摘要、全文进行浏览，通过筛选，排除重复，最终确定推拿治疗更年期综合征临床疗效的文章 102 篇，研究机制的 12 篇。

1. 临床疗效研究

循证医学系统评价/Meta 分析证实推拿及推拿联合其他疗法治疗更年期综合征临床有效，可改善结局指标：更年期综合征症状积分、库珀曼评分（Kupperman 评分）、匹兹堡睡眠质量指数、抑郁自评量表评分等。本节主要从单独推拿治疗及推拿联合其他疗法治疗两方面展开论述。

（1）单纯推拿疗法

1）点穴疗法：主要是以祖国医学的经络、脏腑及气血学说等为理论基础，运用手指进行点、按、推、括、击、揉等不同手法的刺激，通过手法与经络穴位相互结合，调节气血的循行，作用并影响于脏腑，调整人体内在的失衡状态，消除症状，使机体得以康复。贾超等（2017）对更年期综合征患者给予点穴疗法结合捏脊治疗，观察治疗前后变化，发现治疗后改良 Kupperman 总评分明显低于治疗前，可有效改善潮热盗汗、疲乏、心悸等症状。严春燕等（2018）将 82 例更年期综合征伴抑郁症患者随机分为两组，每组 41 例，对照组采用常规药物治疗，观察组在对照组基础上实施按摩手法治疗，主要选取合谷、太冲、神门、内关、三阴交、肝俞、肾俞、关元和照海等穴位，予以点按为主的手法，持续治疗 6 个月后评价疗效。结果提示按摩手法可明显缓解更年期综合征患者临床症状，改善睡眠障碍，并有效减轻抑郁情绪。付氏等运用中医推拿疗法治疗更年期潮热汗出患者 31 例，采用 Kupperman 评分，观察患者治疗前后潮热汗出评分的变化，结果总有效率为 100%。

2）腹部推拿疗法：腹部推拿根据中医基础理论，以脏腑经络学说为依据，从脏腑理论、经络理论、气机升降理论、三焦理论及调神理论等多方面，通过按腹、揉腹、运腹、推腹、振腹等手法操作对更年期综合征起到了良好的调节作用。骆仲达等（2010）采用骆氏腹诊推拿法治疗更年期综合征患者 30 例，对照组 30 例采用腹部顺时针轻揉，隔日 1 次，10 次为 1 个疗程，结果显示，骆氏腹诊推拿法对阴虚火旺型更年期综合征具有良好的症状改善作用，可提高更年期综合征妇女的生活质量。张兆国等（2015）采用运腹通经推拿法治疗围绝经期失眠症患者 30 例，并与传统推拿法随机单盲对照，7 次为 1 个疗程，4 个疗程结束后评定疗效，结果总有效率优于对照组；于明超等（2015）采用运腹通经推拿法治疗绝经综合征肾虚肝郁证，并与口服中成药左归丸和逍遥丸治疗作对照，经 1 个疗程治疗后，结果显示，推拿可有效改善绝经综合征的抑郁症状。

3）其他推拿：金涛等（2009）将 60 例更年期综合征患者随机分为两组，推拿组采用补肾活血法推拿，对照组采用激素替代疗法。经治疗 2 个月后，结果显示推拿手法对于更年期综合征女性患者的 Kupperman 指数评价的 13 项主要症状均有明显的改善作用。黄氏采用任督周天推拿治疗围绝经期失眠症并与常规推拿方法治疗作对照，结果显示总疗效上优于对照组；治疗后两组匹兹堡睡眠质量指数总评分、日间功能障碍、睡眠质量、睡眠效率因子等方面比较，任督周天推拿法优于常规推拿法。

（2）推拿联合其他疗法治疗：推拿手法分别与功法、针刺、中西药、心理疗法、反射疗法、复方精油等及其他疗法相联合治疗更年期综合征，经临床试验证明临床疗效优于单种方法对照组。

在本病的诊治过程中，以辨证论治为核心，宜遵循辨病与辨证相结合的辨治思路。以补肾立法，通过对不同个体临床证候的辨证分析，结合疏肝、养血、健脾、安神等法，腹部推拿与局部点穴等相结合，重视心（脑）-肾-胞宫轴的调节。鉴于推拿疗法外治的特点，研究推拿治疗的量-效关系，并探索其机制，即探讨推拿手法不同层次、不同频率干预下的临床疗效及其作用机制，探明推拿作用于不同证型更年期综合征的作用机制，为提高临床疗效提供依据。

2. 机制研究

目前，推拿治疗更年期综合征的机制研究主要集中在神经、内分泌调节方面。

下丘脑-垂体-卵巢轴（hypothalamic-pituitary-ovarian axis，HPOA）是一个完整而协调的神经内分泌系统，下丘脑通过分泌促性腺激素释放激素（GnRH）调节垂体黄体生成素（LH）和促卵泡激素（FSH）的释放，从而控制性腺发育和性激素的分泌。女性生殖具有周期性，卵巢在促性腺激素作用下，发生周期性排卵并伴有卵巢性激素分泌的周期性变化；而卵巢激素对中枢生殖调节激素的合成和分泌又具有反馈调节作用，从而使循环中 LH 和 FSH 呈现密切相关的周期性变化。性激素反馈作用于中枢，使下丘脑 GnRH 和垂体促性腺激素合成或分泌增加时，称正反馈（positive feedback）；反之，使下丘脑 GnRH 和垂体促性腺激素合成或分泌减少时，称负反馈（negative feedback）。

卵巢是女性性激素的来源，但是随着年龄的增长，卵巢的储备功能逐渐下降，激素分泌会减少。一旦雌激素水平出现大幅下降，失去对性腺轴即下丘脑-垂体-卵巢轴的负反馈作用，则会导致垂体功能亢进，促性腺激素等分泌异常增多，从而引起肾上腺轴、甲状腺轴及代谢、免疫等系统紊乱，产生各种围绝经期综合征临床症状。

推拿可能是通过刺激皮肤感受器及内脏感觉神经，通过中枢系统整合，调节下丘脑-垂体-卵巢轴的功能，进而达到改善更年期综合征临床症状的作用。推拿手法产生的机械力作用于体表，可引起触觉感受器、压力感受器及深部感受器的兴奋，产生动作电位，向中枢传入感觉冲动信号，这些信号通过复杂的神经反射，引起机体功能的变化，进而对疾病产生治疗效应。金涛等（2009）研究发现，推拿能使血清雌二醇（E2）的水平明显增高，但推拿治疗前后 FSH、LH 没有明显变化，提示推拿可能是通过对卵巢功能的改善，提高其分泌激素的功能，进而改善更年期综合征妇女的雌激素水平。骆仲达等（2010）研究针推结合疗法、单纯推拿疗法及常规西药对更年期综合征大鼠模型神经生殖内分泌激素的影响，结果显示，三组均可提高血清 E2 水平，降低 LH 及 FSH 水平，从而有效调节下丘脑-垂体-卵巢轴紊乱。

更年期综合征的发病机制涉及多种学说，包括神经内分泌学说、免疫学说、自由基学说及血管舒缩学说等，这些学说相互交叉，共同发展，从不同的角度揭示了更年期综合征的分子机制。推拿治疗更年期综合征具有多靶点特征，尤其在调控神经、炎症因子及肠道菌群方面作用明显。

（五）痛经

痛经是临床常见的妇科疾病，主要表现为在经期或行经前后，出现周期性小腹疼痛，可掣及全腹或腰骶，或外阴及肛门坠痛，疼痛剧烈者可出现面色苍白、冷汗淋漓、手足厥冷，甚至昏厥虚脱等症状。临床分为原发性痛经和继发性痛经两种类型，原发性痛经盆腔无明显器质性病变，继发性痛经多由子宫腺肌病、肿瘤及其他疾病导致。

痛经属中医"经行腹痛"范畴，病位在胞宫和冲任二脉，与肝、脾、肾密切相关；病理机制为"不通则痛"或"不荣则痛"；气滞血瘀证、寒凝血瘀证、湿热瘀阻证、肝肾亏虚证、气血虚弱证是痛经常见的五种证型。

推拿治疗痛经，具有温通经络、活血化瘀、养血调经、行气止痛的功效。通过对中国知网、维普、万方、PubMed 等中英文数据库进行检索，查阅 2000~2023 年的相关文献，经过对文献的题目、摘要、全文进行浏览，通过筛选，排除重复，最终确定推拿治疗痛经临床疗效的文章 1592 篇，研究机制的 150 篇。

1. 临床疗效研究

循证医学系统评价/Meta 分析证实推拿及推拿联合其他疗法治疗痛经临床有效，可改善结局指标：痛经症状积分、VAS 评分、基于环氧化酶（cyclooxygenase，COX）抑制剂的痛经症状评分、疼痛数字评分（NRS）等。本节主要从单独推拿治疗及推拿联合其他疗法治疗两个方面介绍。

（1）单独推拿治疗

操作部位及穴位选择：部位以腹部、腰骶部为主；穴位包括局部取穴和远端取穴。局部（腹部）取穴选择神阙、中极、关元、气海等穴。腰骶部取穴以十七椎、八髎穴、阿是穴为主。远端（下肢）取穴选择三阴交、地机、血海等穴。

手法选择：①腰骶部多以摩擦类手法居多。横擦八髎，掌擦八髎，骶髂关节斜板法，点按八髎穴，点按十七椎。②腹部多以揉法居多。按揉神阙穴，按揉小腹部，太极揉腹法，拿腹法。③下肢穴位以点揉为主。概括起来有腰骶部阿是穴推拿、腹部推拿、整脊推拿、辨证推拿四种。

1）腰骶部阿是穴推拿：阿是穴作为病痛的反应点或压痛点，推拿手法通过对压痛点的刺激，可起到行气活血、疏通经络的作用。袁汉坤等（2021）通过运用腰骶部阿是穴推拿法，采取前后自身对照，连续治疗3个疗程，观察治疗原发性痛经的疗效。结果显示，临床总有效率为83.3%，治疗后，痛经VAS评分及周期性乳房痛症状严重程度评分（CMSS）均明显下降。

2）腹部推拿：胸腹为五脏六腑之宫城，阴阳气血之发源，经脉循行（十二经脉与奇经八脉）分布也与腹部相连。任脉为阴脉之海，调节统领全身阴经气血；督脉为阳脉之海，起于胞宫，总统诸阳；冲脉为血海，溢蓄全身气血。三经均起于胞宫，称为一源三歧。另，足三阴经亦汇入腹部。手法作用于腹部及周围穴位，可温通经络，调和脏腑，可有效治疗痛经。娄爽（2020）将60例寒凝血瘀型原发性痛经患者分为两组，试验组采用温通冲任腹部推拿法治疗，对照组采用口服布洛芬缓释胶囊治疗，经3个月治疗后结果显示，两组都可使患者经期内各项疼痛评分降低，但手法组总有效率优于西药组。

3）整脊推拿：整脊手法可调整脊柱-骨盆间的紊乱，降低腰-盆腔神经的高敏感性，促进血液运行和供给，改善内脏功能，达到"骨正筋柔""荣则不痛"的效果，从而缓解经期疼痛。江永桂将90例原发性痛经患者分为试验组和对照组，每组45例。对照组给予传统推拿手法治疗，试验组给予整脊推拿手法治疗，比较两组患者的治疗效果及治疗前后VAS评分。结果显示，试验组总有效率高于对照组。治疗后，两组患者的VAS评分均较治疗前降低，且试验组的VAS评分显著低于对照组。说明整脊推拿法可有效降低患者的痛经疼痛程度。谭维选等（2017）将78例原发性痛经患者随机分为整脊组、振腹组、整脊配合振腹组三组，每组26例。三组均在月经来潮前1周开始治疗，7天为1个疗程，共治疗3个疗程。结果显示，治疗后三组NRS评分均明显降低，其中整脊配合振腹组缓解疼痛的作用最为明显，整脊组总有效率与振腹组相当，整脊配合振腹组总有效率明显高于整脊组和振腹组。

4）辨证推拿：辨证推拿法是按照病证差异采用不同穴位配伍方法进行推拿治疗的方法。赵娟等（2015）将60例原发性痛经患者随机分为对照组和试验组，每组30例。对照组口服布洛芬缓释胶囊，试验组予辨证推拿治疗，共治疗3个月经周期，结果显示，试验组总有效率明显高于对照组。赵培等（2022）将原发性痛经患者分为试验组（辨证点穴推拿法）193人，对照组（口服元胡止痛片）192人。寒凝血瘀型选取膀胱经、督脉、奇经八脉穴和局部阿是穴；气滞血瘀型选用背俞穴、脾经、胃经、任脉经穴；气血虚弱型选用任脉、脾俞经穴；肝肾亏损型选用背俞穴、肾经和局部取穴。结果显示，辨证点穴推拿组总有效率优于口服元胡止痛片组。

（2）推拿联合其他方法治疗：推拿手法分别与功法、针刺、汤药、艾灸、穴位埋线、耳穴压丸及其他疗法相联合治疗痛经，经临床试验证明临床疗效优于单种方法对照组。

在痛经的诊治过程中，以辨证论治为核心，辨明病因、病位、病性、病势，谨守病机。辨病与辨证相结合，治以调肾、健脾、疏肝，通调冲任二脉。在推拿施术的过程中，腹部推拿与整脊推拿等相结合，重视"脊柱-骨盆"平衡。在推拿临床试验中需结合推拿疗法的特点，改进创新研究方法与思路，建立相应的规范或标准，按照科学的方法评价推拿的适用性、安全性、有效性和经济性，以促进推拿治疗的研究规范化和科学表达，得出高质量的临床评价。

2. 机制研究

推拿手法对痛经具有明显的镇痛效果。关于推拿镇痛的机制研究涉及面较广，本节仅介绍推拿镇痛的内分泌、神经、免疫调节三方面的机制。

（1）推拿治疗痛经的内分泌调节机制：原发性痛经的发生和发展与内分泌物质有着较强的联系，目前公认的病理机制是前列腺素（prostaglandin，PG）学说。月经后期，卵细胞未受精，负责黄体酮（P）生成的黄体萎缩，P 水平降低，释放磷脂酶，磷脂酶水解磷脂产生花生四烯酸（AA），AA 由 COX-2 途径代谢生成 PGF2α 和 PGE2。异常升高的 PGF2α 作用于子宫螺旋小动脉上相应受体（PTGFR），诱导 Ca^{2+} 或三磷酸肌醇（IP3）内流，激活蛋白激酶 C（protein kinase C，PKC）信号通路，使子宫平滑肌产生剧烈收缩，进而影响子宫血流灌注，减少子宫血液流动量，使得肌肉组织缺血缺氧，骨盆神经末梢对化学、物理刺激痛阈降低，酸性代谢产物在肌层堆积，刺激自主神经痛觉纤维而引起痛经。PGE2 作用相反，可使非妊娠子宫内膜血管松弛，子宫平滑肌舒张。据报道，原发性痛经患者在月经期间的 PGF2α 和 PGE2 循环水平较高，且 PGF2α/PGE2 越高，痛经程度越严重，PGF2α 对子宫螺旋小动脉壁上相应受体（PTGFR）的作用与血清浓度呈正相关。

沈潜等（2018）基于 PGF2α、PGE2 及前列腺素 F2α 受体（PTGFR）水平，观察振腹推拿对原发性痛经大鼠模型的影响，结果显示推拿组大鼠的扭体潜伏时间延长，扭体次数减少；血清及子宫组织中 PGF2α 含量均降低，PGE2 含量均升高；子宫内膜上 PTGFR 表达水平下降，这表明推拿治疗原发性痛经其作用机制可能是通过调节血清及子宫组织中 PGF2α、PGE2 的水平，抑制 PTGFR 在子宫内膜上的表达实现的。

（2）推拿治疗痛经的神经调节机制：推拿治疗原发性痛经的作用与中枢镇痛机制密切相关，主要是直接经中脑导水管周围灰质（PAG），或通过延髓吻段腹内侧部（RVM）向脊髓背角投射，这些部位也是中枢神经系统中痛觉调制下行抑制系统的重要组成。内源性阿片肽可在人体内自主合成，并且主要通过下行抑制通路发挥镇痛作用，根据其前体来源可分为内啡肽（EP）、脑啡肽（ENK）、强啡肽（DYN）和孤啡肽（OFQ）四类。EP 中最主要的是 β-EP，其在脑内和脊髓发挥镇痛作用；ENK 在脑内和脊髓大量分布并且镇痛范围较广；DYN 在纹状体、杏仁核、下丘脑前区含量最高，脑干网状结构、脊髓亦有密集分布，其活性强于 EP、ENK，内源性 DYN 与 κ 受体、μ 受体相结合，参与中枢痛觉调制系统，发挥镇痛作用。研究表明通过 κ 受体、μ 受体激动剂均可有效抑制子宫颈扩张引起的剧烈宫颈刺激反应，如小腹坠胀、痉挛疼痛等。DYN-干扰素融合蛋白作用于外周神经的神经末梢阿片类受体也可发挥镇痛作用。

目前，推拿对原发性痛经的神经机制研究涉及脑区的变化和中枢神经递质两个方面，并开展脑区环路的研究，同时推拿还可以通过调整低级中枢治疗脊柱紊乱导致腰-盆腔神经高敏感性而引发的痛经。李征宇等（2007）通过 fMRI 观察推拿前后脑区激活和抑制的情况，发现推拿时可以兴奋属于愉悦回路的伏隔核、下丘脑、杏仁核，抑制属于疼痛回路的前扣带回区。张秀娟等（2002）认为，基底前脑较大的核团伏隔核内含有内源性阿片肽类，其与镇痛有密切的关系。PAG 投向伏隔核的上行投射和从伏隔核向 PAG 的下行投射构成闭环通路——中脑边缘镇痛环路，起到镇痛作用。推拿不仅影响患者的心理状态和情绪，也会影响中枢系统的调控能力。推拿镇痛的心理机制可能是其激活脑内的愉悦环路与镇痛环路，降低致痛性神经递质，提高抑痛性神经递质，阻滞疼痛信号的传导，从而产生舒适感。

研究表明，β-EP、5-HT 在中枢和外周均是重要的镇痛参与物质。β-EP 参与子宫功能的调节，卵巢中也可产生 β-EP，并释放到血浆中，血浆 β-EP 浓度降低可能是引起原发性痛经的原因。5-HT 也参与疼痛发生，可使 PGE2 等疼痛介质大量分泌，从而使致痛作用明显增强。王强（2009）研究表明，推拿可以使患者血浆和脑脊液中的内啡肽含量升高，其镇痛效应与升高幅度呈正相关。樊远志等（2018）对推拿治疗原发性痛经的研究发现，推拿可引起血浆中 5-HT 含量减少，加速其他致痛物质（如缓激肽、组胺、钾离子、儿茶酚胺等）的运转代谢，从而起到镇痛作用。朱秀英等（2021）

研究发现，运用五禽戏联合推拿治疗原发性痛经，可升高血清 β-EP 水平。袁兰英等（2022）研究表明，理筋手法可通过升高中枢（脊髓、下丘脑）β-EP、ENK，外周（颈后肌组织、血浆中）β-EP 的表达量，降低外周（颈后肌组织、血浆中）5-HT 的表达量，参与中枢、外周镇痛过程。

脊髓是中枢神经系统低级中枢，推拿可通过调节脊柱间的小关节紊乱，刺激脊神经，达到改善 PDM 的目的。尤其是脊柱紊乱导致腰-盆腔神经高敏感性而引发的痛经，推拿可提高原发性痛经患者疼痛的阈值。

（3）推拿治疗痛经的免疫调节机制：研究证实，原发性痛经患者存在免疫功能异常，内分泌-免疫网络失调是原发性痛经发病原因之一。T 细胞根据分化抗原不同分为 T 淋巴细胞（CD3$^+$）、辅助性 T 细胞（CD4$^+$）和细胞毒性 T 细胞（CD8$^+$）。CD3$^+$T 细胞在整个月经周期中存在于子宫内膜，其数量在月经前增加，研究显示，原发性痛经患者 CD4$^+$/CD8$^+$T 降低。类痛经大鼠免疫器官胸腺和脾脏发生了明显的病理变化，并且 CD4$^+$、CD3$^+$水平及 CD4$^+$/CD8$^+$低于正常组。CD4$^+$T 细胞分化的辅助性 T 细胞包括辅助性 T 细胞 1（Th1）、辅助性 T 细胞 2（Th2）、辅助性 T 细胞 17（Th17）和调节性 T 细胞（Treg）等。辅助性 T 细胞的异常分化可能参与炎症和自身免疫性疾病的发病机制。在辅助性 T 细胞中，Th1 细胞及 Th2 细胞是最为经典的两个亚群。Th1 细胞主要分泌 IL-2、γ 干扰素（interferon-γ，IFN-γ）等细胞因子，介导细胞毒素和炎症反应；Th2 细胞主要分泌 IL-4、IL-10 等调节性细胞因子，参与体液免疫应答及诱导免疫耐受。Th1 细胞分泌的 IFN-γ 可促进 Th1 亚群的分化，但却抑制 Th2 亚群的增殖。反之，Th2 细胞分泌的 IL-4 可促进 Th2 亚群的分化，抑制 Th1 细胞的活化。生理状态下，Th1 和 Th2 细胞处于动态平衡，维持机体正常的免疫功能；当机体受到异己抗原攻击或机体内部免疫平衡发生异常时，可导致 Th1/Th2 平衡失调，表现为 Th2 过度表达，Th1/Th2 平衡向 Th2 偏移。翟凤婷等（2021）的研究显示，Th1 细胞、Th2 细胞能够调节 PGF2α/PGE2、TXB2/6-酮-前列腺素 F1α（6-Keto-PGF1α）及 COX-2、AVP、缩宫素（OT）含量，验证了原发性痛经寒凝血瘀证的 Th1、Th2 分化异常是其病机。朱秀英等（2021）研究发现，运用五禽戏联合推拿治疗原发性痛经可以降低患者 TNF-α 与 OT 水平，升高血清 CD4$^+$、β-EP 水平。表明推拿方法可通过细胞因子调节机体免疫，抑制炎症反应治疗原发性痛经。

综上，原发性痛经与神经-内分泌-免疫网络调控关系密切，且免疫细胞产生的细胞因子和神经递质在痛觉调制过程中起着重要作用。推拿具有多靶点治疗效果，可调控多种细胞因子表达，有效调节神经-内分泌-免疫网络系统，进而达到治疗原发性痛经的目的。

三、推拿治疗儿科病证的临床研究

鉴于小儿"脏腑娇嫩，形气未充；生机蓬勃，发育迅速"的生理特点和"发病容易，传变迅速；脏气清灵，易趋康复"的病理特点，儿科疾病的病因多责之于先天因素、外感因素和内伤乳食。小儿因"肺常不足"，容易罹患感冒、咳嗽等肺系病证；因"脾常不足"，容易罹患泄泻、便秘等脾系病证；因"肾常不足"，容易罹患尿频、遗尿等肾系病证；因"心肝常有余"，容易罹患惊风、汗证等心肝病证。另外，小儿在生长发育过程中，不仅脏腑娇嫩，骨骼筋肉也处于发育不全的状态，容易因胎位因素、姿势不良或用力不当等原因发生骨骼筋肉的损伤，如容易发生小儿肌性斜颈、小儿桡骨小头半脱位等病证，推拿治疗儿科脏腑病证应建立"形神整体观"的临床思维，遵循"外治之理即内治之理"的治疗原则，强调八纲辨证和脏腑辨证，以"汗、吐、下、和、温、清、消、补"为主要治法，结合"脏腑经脉五行相关证治法"施治；推拿治疗儿科筋伤病证应建立"筋骨整体观"的临床思维，遵循"一松解、二调整"的治疗原则，研究具体的治疗方案，观察临床疗效及作用机制。本节以咳嗽、哮喘、过敏性鼻炎、便秘、泄泻、厌食、肌性斜颈（congenital muscular torticollis，CMT）、脑性瘫痪（cerebral palsy，CP，简称脑瘫）等病证为例，综述小儿推拿目前的研究进展。其他病证可通过查询资料，举一反三。

（一）咳嗽

咳嗽是一种暴发性的呼气动作，其目的是排出气管及支气管内的分泌物或异物，本节指以咳嗽为主要症状的儿科常见肺系病证。本病一年四季均可发生，尤以冬、春两季发病率较高。小儿肺常不足、腠理疏薄、卫表不固，六淫之邪侵袭肌表，肺失宣肃，气逆痰动发为外感咳嗽；或脏腑内伤，痰浊内生，阻碍肺司肃降之职，导致内伤咳嗽。《幼幼集成·咳嗽证治》指出："凡有声无痰谓之咳，肺气伤也；有痰无声谓之嗽，脾湿动也；有声有痰谓之咳嗽，初伤于肺，继动脾湿也。"即所谓"咳嗽不止于肺，而不离乎肺"。西医认为，咳嗽作为一种临床症状常见于急慢性咽炎、扁桃体炎、支气管炎、肺炎等呼吸道疾病及胸膜炎等其他系统疾病。通过中国知网数据库，查阅 2000～2023 年的文献资料发现，关于研究推拿治疗小儿咳嗽临床疗效的文章有 235 篇,研究机制有 26 篇。

1. 临床疗效研究

推拿治疗小儿咳嗽疗效确切。李文等（2019）应用小儿推拿治疗痰湿蕴肺型儿童肺炎支原体感染后的慢性咳嗽，结果显示，试验组临床总有效率明显优于对照组。罗界兰（2022）用湘西刘氏小儿推拿治疗小儿外感咳嗽，与常规小儿推拿比较，结果显示，湘西刘氏小儿推拿治疗小儿外感咳嗽较常规推拿具有更好的治疗效果。推拿若与穴位敷贴、拔罐、刮痧、耳穴贴压、中药浴足等中医特色疗法联合应用，可起到推拿与其他疗法的协同增效作用，能缩短病程，提高临床疗效，并降低复发率。赵莉（2018）运用推拿加肺俞穴拔罐治疗小儿急性支气管炎，结果表明，试验组患儿临床有效率及咳嗽、咳痰、发热、肺部啰音等症状的消退时间均显著优于对照组。刘伟然等（2020）运用推拿联合穴位贴敷治疗小儿支气管肺炎，结果表明，推拿联合穴位贴敷能有效缩短病程，改善患儿呼吸功能、提高血氧饱和度。

2. 机制研究

推拿手法作用于特定的穴位，具有止咳化痰的功效。其机制研究目前主要集中在推拿抗炎和改善免疫功能两个方面。

气道炎症与咳嗽的发病机制密切相关，慢性咳嗽尤其是反复感染性咳嗽往往与免疫功能紊乱或低下相关。甘婵婵（2023）应用热敏灸联合推拿治疗痰湿阻肺型慢性咳嗽患儿，发现患儿体内炎症因子水平降低，机体炎症反应得到控制，患儿肺功能获得改善，加速了康复进程。刘峰等（2022）研究表明，推拿治疗感染后咳嗽，可降低患儿体内血清炎症因子 P 物质（SP）、IL-8 水平，提高分泌型免疫球蛋白（SIgA）的浓度。相关研究显示，推拿联合相关中成药及中药汤剂治疗小儿支气管炎、肺炎等，其咳嗽、咳痰症状缓解明显，肺部湿啰音消失时间显著缩短，C 反应蛋白（CRP）、红细胞沉降率、血浆纤维蛋白原（FIB）水平均显著降低。刘氏小儿推拿治疗小儿风热闭肺证肺炎喘嗽病，可以通过调节患儿体内免疫球蛋白 IgG、IgA、IgM 和 IgE 的水平，提高患儿机体自身的免疫功能，达到缩短疗程，提高临床疗效的目的。

多项研究表明，推拿治疗小儿咳嗽，尤其是与其他疗法联合应用时，临床疗效显著。但针对小儿推拿治疗咳嗽的机制研究较少，绝大多数研究集中在观察临床疗效。此外，有关推拿治疗小儿咳嗽的动物实验研究甚少，与动物模型受限、推拿干预方式、小儿特定穴的位置分布等诸多因素有关，这也是小儿推拿开展基础研究的共同瓶颈，如何运用现代科学技术，突破小儿推拿基础研究的科研壁垒，构建小儿推拿优势病种的机制研究范式，值得进一步探讨。

（二）哮喘

哮喘是小儿时期常见的一种呼吸道疾病，"哮指声响言，喘指气息言"，哮必兼喘，故通称哮喘。临床上以阵发性呼吸困难，呼气延长，"吼而上气，喉中水鸡声"为特征。小儿哮喘的发病原因既有内因，又有外因。内因责之于伏痰，与素体肺、脾、肾三脏不足关系密切。肺虚易感外邪生痰；脾虚生湿酿痰，上贮于肺；肾虚不能蒸化水液，水湿郁积成痰。外因责之于感受外邪，接触异物以及嗜食酸、甜、辛、辣等异味。外因引动伏痰，痰阻气道，肺失肃降所致。《景岳全书》指出："喘有夙根，遇寒即发，或遇劳即发者，亦名哮喘。"西医认为，哮喘是一种以嗜酸性粒细胞（EOS）、肥大细胞介导为主的气道变应原性慢性炎症性疾病，一般指小儿支气管哮喘和喘息性支气管炎。

通过中国知网数据库，查阅 2000~2023 年的文献研究，关于研究推拿治疗小儿哮喘临床疗效的文章有 111 篇，研究机制的文章 39 篇。

1. 临床疗效研究

推拿治疗小儿哮喘的基本原则是急则治其标，缓则治其本，急性发作期以攻邪气为主，缓解期以扶正气为主。临床研究表明，推拿能明显改善哮喘患儿的临床症状，有效减轻气道炎症，缩短病程，减少哮喘发作次数，有效提高机体免疫力，改善患儿过敏体质。同时，推拿可通过加强膈肌运动提高肺活量，增加有效肺泡通气量，减少残气量，改善肺功能。李旗等（2014）运用小儿推拿手法治疗哮喘的不同时期，通过测定治疗前和治疗后 14 天呼出气 NO、血清 NO 及硫化氢（H_2S）水平的变化，发现小儿推拿能有效缓解哮喘症状，降低呼出气 NO 及血清 NO 水平，提升血清 H_2S 水平，降低血管通透性、黏液分泌和呼吸道炎性反应，舒张呼吸道平滑肌，从而有效控制哮喘。李明等（2022）研究发现，推拿治疗支气管哮喘患儿 4 周后，其外周血中的 EOS、IL-5 水平及支气管肺泡灌洗液中的嗜酸性粒细胞趋化因子水平均有所下降，提示推拿能够通过降低嗜酸性粒细胞趋化因子水平来抑制 EOS 的活化，缩短 EOS 存活时间，从而改善气管黏膜的通透性，缓解哮喘症状。有学者观察刘氏推胸背法治疗慢性持续期哮喘患儿的临床疗效，发现刘氏推胸背法能有效改善哮喘患儿的临床症状，改善患儿的甲襞微循环，降低气道炎症及高反应性。小儿推拿治疗哮喘缓解期，可有效改善患儿小气道通气功能障碍，减轻患儿哮喘夜间发作的症状，改善肺功能，提高其生活质量。临证应用中，推拿与中药口服、穴位贴敷、艾灸等中医特色疗法联合应用，可起到协同增效的作用。

作为防治儿童哮喘常用的外治法之一，小儿推拿最具特色的操作法主要是胸背部的操作，如按揉定喘穴，按揉肺俞、脾俞、肾俞穴，捏脊，擦膻中、肾俞和八髎等，其次是手部的操作，如推肺经、推脾经、推肾经等。推拿对小儿哮喘各个时期皆有较好疗效，但因考虑安全性问题，临床选择以推拿治疗哮喘缓解期比较多。

2. 机制研究

小儿推拿止咳平喘的机制研究主要集中在减轻气道炎症、改善气道高反应性及提高免疫功能三个方面。

（1）降低血清促炎物质，减轻气道炎症反应，从而减轻哮喘症状。哮喘是以慢性气道炎症为特征的异质性疾病，研究发现，推拿不仅能直接降低血清促炎物质，减轻气道炎症反应，且能够缩短 EOS 存活时间，减少哮喘发作次数，延长哮喘发作间隔时间。湘西小儿推拿以"推五经"为主，能下调患儿外周血 IL-4 及 IL-17 的含量，减轻气道炎症反应，有效控制哮喘，并防止复发。田福玲等（2015）研究发现，推拿能降低哮喘慢性持续期患儿血清 IL-4、IgE、组胺及白三烯的水平，改善毛细血管通透性及炎症细胞浸润状态，减轻哮喘症状。

（2）调节神经和体液免疫，纠正 Th1/Th2 失衡，改善气道高反应性。气道高反应性是哮喘的另一特征，是指气道对刺激因子的高敏感状态。研究表明，气道高反应性与 Th1/Th2 失衡密切相关。陈倩婧等（2021）研究发现，小儿推拿治疗可下调血清中 IL-4、IL-13、IgE 水平，升高细胞因子 IFN-γ 水平。说明推拿可以通过细胞、体液免疫调节，促进血清中 IFN-γ 的分泌，抑制 IL-4、IL-13 的产生，纠正 Th1/Th2 失衡，缓解机体持续过度炎症状态，减轻对气道上皮的损害，降低上皮下神经末梢的裸露，达到降低气道高反应性的目的。邵湘宁等（2017）研究表明，刘氏推胸背法可抑制咳嗽变异性哮喘（CVA）大鼠 IL-4 等 Th2 类细胞因子释放，改善气道 Th1/Th2 平衡。石维坤等（2014）研究表明，刘氏小儿推拿可升高血清 IFN-γ 水平，降低 IL-4 及 IL-17 水平，并抑制组蛋白乙酰转移酶（histone acetyltransferase，HAT）活性，增强组蛋白去乙酰化酶（histone deacetylase，HDAC）活性，说明推拿能调节患儿免疫平衡，并具有组蛋白乙酰化修饰机制。

（3）促使局部免疫器官产生免疫应答反应，提高免疫功能。研究发现，推拿能够降低应激因素对亚健康大鼠脾脏的损害。脾脏作为各类免疫细胞"居住"的场所，能够合成补体及干扰素等活性物质，清理血液中的免疫复合物及病原体，推拿能够预防及减少凋亡小体的产生，维持细胞结构，防止脾脏指数下降，起到增强免疫力的作用。小儿推拿联合止敏平喘汤治疗 CVA，观察到治疗后外周血 $CD3^+$、$CD4^+$ 水平提高，$CD8^+$ 水平降低，提示推拿能提高哮喘患儿的免疫功能。

肠道菌群与哮喘发作密切相关，肠道菌群可通过提高短链脂肪酸（SCFA）水平来调节机体免疫功能，进而影响哮喘的发生和发展。熊英等（2018）研究发现，脊柱推拿可明显增加肠道微生物群的丰富度和多样性，调节肠道菌群，减弱 Th2 反应和过敏性气道炎症，提高免疫功能，改善哮喘大鼠的脾虚体质。

多项研究发现，推拿治疗小儿哮喘具有一定优势，尤其针对哮喘缓解期治疗，临床效果显著。但目前推拿治疗小儿哮喘的临床研究因受患儿年龄、依从性等限制，高质量的循证临床研究较少，科研设计欠规范，机制研究也有待进一步深入。

（三）过敏性鼻炎

小儿过敏性鼻炎是以突发和反复发作的鼻痒、打喷嚏、流涕、鼻塞等为主要特征的鼻部疾病。本病的发生与人体接触空气中的花粉、真菌、螨虫等致敏变应原及空气污染等有关，属 IgE 介导的 I 型变态反应。

推拿具有宣肺通窍的功效，可以有效改善鼻塞、流涕等症状。通过中国知网数据库，查阅 2000～2023 年的文献研究，关于推拿治疗小儿过敏性鼻炎临床疗效的文章 63 篇，研究机制的 7 篇。

1. 临床疗效研究

小儿过敏性鼻炎是儿科常见疾病，临床应用小儿推拿或小儿推拿联合针刺、中药等治疗对改善临床症状、减少发病次数具有独特优势。

叶兰等（2016）用刘氏小儿推拿治疗小儿过敏性鼻炎，与西药治疗对比，结果显示，刘氏小儿推拿治疗过敏性鼻炎，在提升有效率、改善临床症状方面均优于西药治疗。陈韶（2017）用局部通窍推拿法治疗小儿肺虚感寒型变应性鼻炎，并与常规小儿推拿比较，结果显示，在改善流涕、鼻痒、鼻塞及打喷嚏等症状方面效果优于对照组。孙琪等（2018）采用鼻部九法推拿对比孟鲁司特钠口服治疗小儿过敏性鼻炎，结果显示，推拿试验组总有效率高于对照组。时亚娟等（2018）将 7 个随机对照试验进行 Meta 分析后发现，相较于西药治疗小儿过敏性鼻炎，推拿的效果更好，而相较于单独使用药物或针刺，推拿或推拿结合药物的效果更佳。雷蕾（2022）对脾气虚弱型过敏性鼻炎患儿进行扶正健脾通窍法推拿治疗，结果发现，推拿能有效改善过敏性鼻炎患儿局部症状并降低复发率。王艳国等（2023）对轻度过敏性鼻炎患儿进行推拿治疗，并与氯雷他定进行比较，结果显示，小儿推拿缓解鼻部症状的远期疗效优于氯雷他定。孙卓然（2023）用扶正通窍推拿法与常规推拿相比，观察治疗肺脾气虚型过敏性鼻炎疗效，结果显示，扶正通窍法推拿在有效率提升、主症改善方面优于常规推拿。

研究表明，综合疗法的疗效优于单一疗法。童伯瑛（2019）采用通督开窍推拿法加布地奈德鼻喷剂喷鼻治疗过敏性鼻炎，疗效优于常规西药口服治疗；徐慧贤等（2018）用推拿结合中药治疗、严蕴华等（2023）用推拿加常规药物治疗、李江华等（2023）用推拿结合中医鼻病序贯疗法治疗，以上研究均发现，综合疗法效果优于单一推拿或用药。

2. 机制研究

小儿推拿宣肺通窍的机制研究主要体现在抗炎及免疫调节两个方面。

（1）降低炎症因子水平，减轻鼻腔局部炎症反应。过敏性鼻炎主要是吸入过敏原在鼻腔黏膜局部引发的由 IgE 介导的 I 型变态反应，其中接触过敏原及遗传过敏性体质被视为其发病的两大主因，临床治疗过敏性鼻炎常将避免接触过敏原作为首要治疗目标。研究表明，过敏性鼻炎患儿接触过敏原引起 I 型变态反应的本质是机体免疫失衡所引起的慢性炎症。米健国（2021）研究发现，推拿能有效降低 IgE、TNF-α、IL-4、IL-12 等炎症因子的水平，减缓鼻腔炎症反应。方小娟（2020）应用推拿联合针灸治疗小儿过敏性鼻炎，结果显示，推拿可显著改善患儿临床症状及鼻腔生理功能，有效抑制 TNF-α、CRP 等炎症因子水平，并调节 1,25-二羟基维生素 D_3（1,25-$(OH)_2$-$VitD_3$）水平，降低复发率。

（2）降低血清 IgE 的水平，缓解鼻痒鼻塞症状，改善过敏体质。过敏性鼻炎作为一种过敏性疾病，因过敏原诱导和体内 IgE 相结合，激活肥大细胞并释放颗粒内活性介质，引发 I 型超敏反应导致过敏性鼻炎发生。因此，降低血清中的 IgE 对于抑制过敏反应物质的释放具有重要意义。童伯瑛等（2019）运用推拿治疗过敏性鼻炎，结果发现，推拿能显著降低血清 IgE 的水平，改善过敏体质，减少复发。

推拿治疗过敏性鼻炎能有效改善全身症状，不良反应少。但针对小儿推拿治疗过敏性鼻炎的临床研究多以短期疗效观察为主，缺乏远期疗效的研究报道。机制研究的广度和深度也有待进一步加强，科学回答推拿如何减轻鼻黏膜水肿，如何降低鼻阻力，减轻炎症细胞反复浸润等关键问题，将更好地推广推拿治疗过敏性鼻炎的临床应用，让更多的患儿受益。

（四）便秘

便秘是指以排便次数减少或秘结不通，粪质干燥坚硬或意欲大便而坚涩不畅为主要症状的一种儿科临床常见病证，又称"便闭""秘结"。便秘不仅与大肠的传导功能失调有关，而且与脾胃的纳、运、升、降及肾的温煦与气化功能失常关系密切。由于患儿过食辛辣厚味，食滞肠道而不行，郁久化热，燥结肠道，致使大肠传导失司；或因先天禀赋不足，后天失养，久病脾虚等致气血虚弱，大肠传运无力而成便秘。西医认为，胃肠道的蠕动功能紊乱，粪便在肠道内停留时间过久（超过 48h），水分被吸收过多，以致排出困难，属于"胃肠功能紊乱综合征"范畴。

推拿作为治疗小儿便秘的主要治疗手段，具有健脾和胃、理气通腑的功效。查阅中国知网、万方、维普数据库，共选择相关文献 33 篇，其中研究推拿治疗小儿便秘临床疗效的文献 31 篇，研究机制的 2 篇。

1. 临床疗效研究

李蔷华（2008）将便秘分为实证便秘和虚证便秘。实证便秘以清热通便、健脾和胃、疏通气机为原则，以清大肠、退六腑、补脾土、运内八卦、摩腹、推下七节骨为主要操作法；虚证便秘以健脾益气、调理气血、行滞通络为原则，以补脾经、推肾水、清大肠、推上三关、摩腹、捏脊、按揉足三里为主要操作法。和口服枯草杆菌二联活菌颗粒便秘儿童进行对照观察，总有效率试验组和对照组比较有显著性差异；排便失败、排便不尽感、排便费力感两组比较，试验组疗效明显优于对照组。说明推拿疗法治疗小儿便秘疗效显著。严伟（2009）通过采用点刺单手四缝穴结合清大肠、退六腑、清天河水、顺时针摩腹、推下七节骨等操作法治疗小儿便秘，试验组治愈率高于对照组，差异具有显著性差异。陈海燕（2016）以三字经流派小儿推拿辨证治疗小儿功能性便秘，实证以清大肠、清六腑、清胃、推下七节骨为主，虚证以清补脾、清补大肠、揉二人上马穴为主，与健康及饮食指导的对照组相比较，差异具有显著性意义。黄明愉等（2020）通过文献分析后认为，单纯使用推拿能有效治疗小儿便秘。

沈红岩等（2012）总结王雪峰教授推拿治疗小儿便秘的经验，以中药汤剂增液汤口服为对照，推拿试验组在对照组治疗基础上给予小儿推拿治疗，以清补脾经、清大肠、退六腑、揉天枢、摩腹、推下七节骨、捏脊穴位操作为主。推拿试验组在总有效率上和对照组比较具有显著性差异。杨秋波（2016）对 116 例实性便秘和 62 例虚性便秘患儿进行小儿推拿治疗，实性便秘以通腑泄热、行气导滞为治则，取清脾经、清板门、清大肠、分阴阳、揉膊阳池、推下七节骨、清天河水、退六腑、摩腹、揉天枢为主要穴位；虚性便秘以滋阴清热、补益气血为治则，补脾经、补肾经、揉二人上马、清大肠、清天河水、揉膊阳池、推上三关、捏脊、揉足三里为主要穴位。对照组 180 例便秘患儿以服用调节肠道菌群失调药物或者促进动力药为治疗方案。研究表明，小儿推拿治疗便秘能明显缩短病程，且无不良反应，与对照组比较，差异具有显著性意义。周祺（2021）在服用益生菌并配合基础饮食指导基础上运用小儿推拿腹部六大手法（分腹阴阳、振腹、调全腹、推左侧腹、顺时针摩腹、搓腹）治疗婴幼儿便秘，对照组服用益生菌并配合基础饮食指导。试验组总有效率高于对照组，差异具有显著性意义。

综上，小儿便秘的推拿常用操作法有清大肠、摩腹、推下七节骨、捏脊等，实秘加清天河水、退六腑，虚证加补脾经、推三关、揉足三里等。从研究结果看，小儿推拿治疗便秘的临床疗效显著。但临床疗效评价的研究方法存在研究分组不合理、样本量计算不规范、评价指标单一、循证证据不够高等问题，缺乏多中心、大样本的规范化临床研究。

2. 机制研究

小儿推拿治疗便秘的机制研究主要集中在胃肠动力学、肠道菌群和血清肠神经递质等几个方面。

袁慎霞等（2012）运用肠动力影像学观察推拿联合双歧杆菌乳杆菌三联活菌片（金双歧）治疗对儿童功能性便秘的影响，发现便秘儿童的结肠大多存在传输功能异常，小儿推拿通过刺激体表穴位调节气血，鼓舞脾胃正气，促进肠蠕动，改善结肠动力学异常及便秘症状。于世亭等（2023）将便秘儿童分为清大肠组、推下七节骨组和两者联合操作组，采用胃肠电图仪检测肠胃节律，主要采集患儿降结肠与乙状结肠部位的频率及波幅。通过检测胃动素（MTL）、P 物质和 NO 水平，研究结果显示，治疗后三组患儿的降结肠与乙状结肠的波幅及频率均增加，三组患儿的 MTL 与 P 物质水平均上升，NO 水平均下降。说明小儿推拿的清大肠和推下七节骨可以有效改善胃肠道激素水平，提高胃肠的蠕动力，消除肠麻痹，从而利于排便。胡晔晴（2023）运用益气通腑推拿法治疗儿童气虚型便秘，以顺时针摩腹、按揉中脘、分推腹阴阳、捏脊、清天河水、推脾土、补肾经、清大肠、按揉膊阳池、清板门、清胃经、按揉足三里等操作法为主，以乳果糖口服溶液为对照，观察肠道内菌群数量和神经源性一氧化氮合酶（nNOS）、生长抑素（SS）和血管活性肠肽（VIP）等血清肠神经递质，发现治疗后肠道菌群双歧杆菌、乳酸杆菌数量升高，葡萄球菌、大肠杆菌数量降低，与同组治疗前比较，差异有统计学意义；血清肠神经递质（nNOS、SS、VIP）在治疗后均显著下降说明益气通腑推拿法治疗儿童便秘气虚型可通过降低血清肠神经递质水平，增加肠道有益菌数量，降低复发率。

（五）泄泻

泄泻是以大便次数增多、粪质稀薄，甚或如水样为主要症状的一种儿科临床常见病。好发于 2 岁半以内的婴幼儿，故又称"婴幼儿泄泻"。本病一年四季皆可发生，尤以夏、秋两季为多。小儿脾常不足，易因乳食不节或不洁，或感受风寒、暑湿等外邪损伤脾胃，或因先天禀赋不足，后天失养，久病不愈等致脾胃虚弱或脾肾阳虚。脾胃运化失职，不能腐熟水谷，水反为湿，谷反为滞，水谷不分，合污并下而成泄泻。西医称本病为"小儿腹泻"，并根据病因将其分为感染性腹泻和非感染性腹泻两大类。前者主要与病毒（如轮状病毒、柯萨奇病毒、埃可病毒、腺病毒、冠状病毒等）、细菌（如大肠杆菌、空肠弯曲菌、耶尔森菌、变形杆菌等）、寄生虫引起的肠道感染有关，全身感染少见。后者主要与年龄、体质、喂养方式、食物种类及食量、气候变化等有关，如食饵性腹泻、症状性腹泻、过敏性腹泻、糖原性腹泻等。

通过检索中国知网、万方、维普数据库，共纳入相关文献 37 篇，其中研究推拿治疗小儿腹泻临床疗效的文章 30 篇，研究机制的 7 篇。

1. 临床疗效研究

推拿治疗小儿腹泻疗效比较确切。陈志伟等（2004）用辨证推拿治疗小儿腹泻，以健脾利湿为主要治法，选择推脾经、推大肠、摩腹、揉龟尾、推七节骨、捏脊等操作法为基本处方，伤食型加揉板门、运内八卦、揉脐、揉天枢；寒湿型加推三关、揉外劳、揉中脘；湿热型加清小肠、清天河水、退六腑；脾虚型加揉中脘、揉脾俞、按揉足三里。与口服婴儿素和蒙脱石散（思密达）进行比较，试验组总有效率优于对照组，试验组止泻早于对照组。提示推拿治疗小儿腹泻安全、有效。杨元平等（2013）运用推拿治疗小儿非感染性腹泻，试验组采用推拿方法治疗：补脾经、补大肠、逆时针摩腹、推上七节、点按龟尾。辨证加减：寒湿证加揉外劳宫、推三关，伤乳食证加揉板门、清肝经、点按天枢；湿热证加清小肠、清天河水；脾肾阳虚证加揉脾俞、揉足三里、点按肾俞、捏脊。与口服蒙脱石散、枯草杆菌二联活菌颗粒（妈咪爱）、双歧杆菌乳杆菌三联活菌片等进行对照，试验组有效率优于对照组，试验组止泻时间较对照组短。唐雨兰（2014）运用捏脊疗法治疗脾虚型小儿泄泻，采用脾虚症状积分评价症状改善情况，采用比色法测定尿 D-木糖排泄率。治疗后，试验组的脾虚症状积分、尿 D-木糖排泄率与对照组差异均有统计学意义，说明捏脊疗法能降低脾虚型泄泻患儿的脾虚症状积分和升高尿 D-木糖排泄率，捏脊疗法可以通过改善患儿的脾虚症状和小肠的吸收功能提高临床疗效。李向峰（2015）运用推拿辨证治疗婴幼儿急性期腹泻。寒湿泻：补脾胃经、推三关、补大肠、揉脐、推上七节骨、揉龟尾、按足三里、揉外劳宫；湿热泻：退六腑、清脾胃经、清大小肠、揉天枢、清天河水；伤食泻：补脾经、清大肠、揉板门、运内八卦、揉中脘、按天枢、揉龟尾、摩腹。与口服蒙脱石冲剂进行对照，推拿组的总有效率优于对照组，推拿对婴幼儿腹泻急性期疗效显著，为治疗小儿腹泻简易、有效的方法。张慧（2018）运用小儿推拿法治疗婴幼儿乳糖不耐受腹泻，根据患儿腹泻的类型区别为湿热泻和脾虚泻，进行辨证取穴施治。穴位选取：脾经、大肠、内八卦、六腑、三关、神阙、龟尾、脊柱、上七节骨、足三里。湿热泻：清脾经、清大肠、运内八卦、退六腑、顺时针摩腹、揉龟尾、捏脊、推下七节骨、按揉足三里。脾虚泻：补脾经、补大肠、运内八卦、推三关、逆时针摩腹、揉龟尾、捏脊、推上七节骨、按揉足三里。与去乳糖食物疗法进行对照，试验组患儿的临床总有效率、病程、临床症状缓解时间、复发率等均明显优于对照组。说明对乳糖不耐受腹泻患儿采取中医小儿推拿法治疗可以明显提高患儿的临床治疗效果。

张慧等（2019）基于黄元御"培中气、重升降"思想研究推拿治疗小儿非感染性腹泻，选择补脾经、大肠、肺经，清肝经、捏脊，揉脾俞、胃俞、足三里，以补液、小儿止泻灵颗粒进行对照，试验组临床疗效优于对照组，试验组大便性状、饮食量评分及总分低于对照组，试验组平均治愈时间短于对照组。谢文娟等（2019）用刘氏小儿推拿治疗小儿急性腹泻，选择开窍（开天门，推坎宫，推太阳，按总筋，分阴阳）、推五经、揉中脘、揉脐、按揉足三里、揉龟尾、推上七节骨等操作法，与口服蒙脱石散对照，试验组总有效率、痊愈率和对照组比较，差异具有显著性意义，试验组每日大便次数明显少于对照组，止泻时间明显短于对照组。曹建志等（2020）用推拿治疗小儿消化不良性腹泻，采用推腹法、推背法、分推腹阴阳、按揉足三里等操作法，设置口服蒙脱石散治疗为对照组。试验组大便性状改善时间、腹痛腹胀改善时间和腹泻改善时间比对照组短，不良反应发生率低，总有效率高于对照组。窦现飞（2021）运用小儿推拿治疗小儿腹泻，操作法：摩腹，揉脐，揉中脘，揉板门，清小肠，补大肠，补脾经，按揉足三里，捏脊，推上七节骨，揉龟尾，按揉胃俞、脾俞。辨证取穴治疗：寒湿型腹泻，加揉天枢、推三关、揉外劳宫；食积型腹泻，加搓脐、清脾胃、拿肚角；湿热型腹泻，加推下七节骨、退六腑、清大肠；脾肾阳虚型腹泻，加擦八髎、揉肾俞；脾虚型腹泻，加补脾经、揉脾俞、揉板门、运内八卦。与口服蒙脱石散进行对照，在患儿体温、大便、腹痛、呕吐等临床症状恢复方面，试验组均优于对照组；试验组的治疗有效率、依从性均高于对照组。说明小儿推拿治疗腹泻可有效提高患儿治疗依从性，改善患儿临床症状，疗效确切。王红娟等（2023）以健儿止泻推拿技术治疗小儿迁延性慢性腹泻，操作法选择补脾经、补大肠、揉腹、揉龟尾、捏脊。对照组予以基础治疗（双歧杆菌三联活菌胶囊和多酶片）和饮食调护法。结果显示，推拿组临床疗效优于对照组，大便次数、大便性状积分及中医证候总积分低于对照组。健儿止泻推拿技术治疗小儿慢性腹泻效果显著，可从整体上改善中医证候。该方法简单易操作，依从性好，是治疗小儿慢性腹泻较好的方案。

综上所述，推拿治疗小儿腹泻强调辨证论治，临床常以补脾经、推大肠、摩腹、分推腹阴阳、推七节骨、揉龟尾等操作法为主，由于受地域、医家治疗思想差异等因素的影响，推拿治疗小儿腹泻在选穴、操作等方面还有待进一步规范。随着临床研究的进一步深入，推拿治疗小儿腹泻的文献证据等级在逐步提高，但还是存在随机对照试验的方法学质量及报告质量相对偏低的情况，需要进行多中心、大样本的高质量随机对照试验研究。

2. 机制研究

推拿对小儿腹泻的机制研究主要集中在在改善肠道蠕动功能、肠道菌群、肠黏膜屏障功能、修复肠黏膜和提高免疫功能等方面。

陈玉琴等（2016）通过运脾调中推拿改善患儿的肠道蠕动功能，患儿在治疗后机体免疫得到了显著提高，通过观察患儿的 IgA 抗体、IgM 抗体及 IgG 抗体指标发现治疗后血清免疫球蛋白水平优于治疗前，且治疗组优于对照组，差异具有统计学意义，说明运脾调中推拿可以提高脾胃虚弱型慢性腹泻患儿的免疫力。黎士荻等（2017）观察捏脊疗法对幼龄脾虚大鼠胃肠运动及血清、结肠、下丘脑 P 物质（SP）含量的影响，发现捏脊疗法可调节幼龄脾虚大鼠胃肠运动及血清、结肠、下丘脑 SP 水平，其作用机制可能是通过调节 SP 分泌来改善胃肠运动。陈玉梅等（2018）观察不同频率摩腹对脾虚家兔空肠黏膜形态学的影响，101～150 次/分频率段摩腹法对改善肠黏膜结构能起到最好的治疗效应，健脾补虚效果最佳。王海军等（2018）对脾虚大鼠模型进行捏脊治疗之后，其症状学积分、血常规情况，以及胸腺、脾脏的 IL-2 浓度均出现了不同程度的改善，证明捏脊疗法能明显提高免疫力，并且对脾虚证候有恢复作用。苏家辉等（2020）运用温脾止泻散敷脐联合捏脊疗法对脾虚湿盛型腹泻患儿的肠黏膜屏障功能、肠道菌群及细胞免疫水平进行观察。治疗后两组双歧杆菌、乳酸杆菌均有明显提高，葡萄球菌、大肠杆菌均有明显降低，且试验组双歧杆菌、乳酸杆菌显著高于对照组，葡萄球菌、大肠杆菌显著低于对照组；治疗后两组 CD3$^+$、CD4$^+$、CD4$^+$/CD8$^+$、自然杀伤细胞（NK）明显升高，CD8$^+$明显降低，且试验组 CD3$^+$、CD4$^+$、CD4$^+$/CD8$^+$、NK 高于对照组，CD8$^+$低于对照组；在肠黏膜屏障功能方面：治疗后两组内毒素、乳果糖/甘露醇（L/M）、二胺氧化酶（DAO）、D-乳酸均明显降低，且试验组显著低于对照组。捏脊疗法能促进肠黏膜屏障功能恢复，改善肠道菌群紊乱，提高患儿免疫功能。张强等（2023）开展不同频率摩腹对脾虚型功能性消化不良家兔胃肠动力的调控规律及其与 CaM-MLCK 信号通路相关性的研究。通过研究发现摩腹调控胃肠动力的机制可能如下：①摩腹通过降低胃肠组织中 NO 及 cAMP 的含量，抑制 cAMP/PKA 途径及 cGMP/PKG 途径，减少对 Ca^{2+}-CaM 的竞争性消耗，从而促进上游 CaM-MLCK 信号通路中 Ca^{2+}、Ca^{2+}-CaM 与 MLCK 的结合。②当 CaM-MLCK 信号通路被阻断后，摩腹可通过提高家兔胃 SP 含量，发挥其促进胃肠动力的直接效应；另外，三磷酸肌醇（IP3）的显著下降提示，阻断 CaM-MLCK 信号通路，可能增加 IP3 的消耗促使钙池操纵性钙内流（SOCE）发生，从而改变胞内 Ca^{2+}水平，激发 Ca^{2+}介导的其他信号通路，使胃肠动力受到影响。

推拿治疗小儿腹泻的机制研究已取得一些成果，但是，关于腹泻动物模型手部特定穴位的定位困难等原因，研究机制时选用的操作法主要是捏脊和摩腹，手部特定穴对小儿腹泻影响的研究还未见报道。

（六）厌食

厌食是指小儿较长时期见食不贪，食欲下降，食量减少，甚至拒食的一种儿科常见病证。多由喂养不当，饮食不节，多病、久病及先天不足而致脾失健运，胃失受纳引起。本病以 1～6 岁小儿多见，夏季暑湿当令时节，脾为湿困，常会加重病情。患儿一般精神状态正常，但若长期不愈，可致水谷精微摄取不足无以生化气血，使体重减轻，抗病能力下降，易罹患他病，甚至影响生长发育而转为疳证。西医认为，厌食症是一种全身性慢性疾病，可以由多种全身性和消化道疾病，甚至心理、家庭等因素引起。以上致病因素导致患儿消化液分泌减少，酶活性下降和胃肠平滑肌舒缩功能紊乱，引起小儿对食物产生厌倦，消化吸收功能减低，进而影响其他系统，尤其是内分泌系统功能。患儿体内常缺乏多种微量元素，尤其是锌，若不及时补充，易诱发厌食。

通过检索中国知网、万方、维普数据库，纳入推拿治疗小儿腹泻的临床疗效研究文献 46 篇，机制研究相关文献 7 篇。

1. 临床疗效研究

宁行（2010）运用辨证推拿治疗小儿厌食症，基础方用补脾经、补胃经、揉板门、运内八卦、揉小横纹、掐四缝、摩腹、揉中脘、分腹阴阳、捏脊、拿肩井。脾胃气虚证加足三里，胃阴不足证加运水入土，肝旺脾虚证加清肝经、揉足三里。设置口服健胃消食片为对照组，结果显示，试验组总有效率优于对照组。邓丽君等（2018）运用三字经推拿治疗脾胃气虚、脾失健运型小儿厌食症。脾失健运证采用清补脾、清胃经、推四横纹、顺运内八卦等操作法；脾胃气虚证采用补脾经、清胃经、平肝经、捏脊等。与口服赖氨肌醇维 B_{12} 口服液进行对照，结果显示，推拿组食量积分、证候总积分低于对照组，推拿组总有效率优于对照组。孙波（2018）运用摩腹捏脊推拿法治疗脾胃气虚型小儿厌食症，与口服多潘立酮混悬液进行对照，试验组治疗总有效率显著高于对照组、胃排空 1/2 时间显著短于对照组。说明摩腹捏脊推拿法治疗小儿厌食症具有显著的临床疗效。徐步坚（2021）运用五步小儿推拿治疗脾胃虚弱型小儿厌食症。开窍：开天门、推坎宫、推太阳；辨证取穴：补胃经、清心经、补肺经、补脾经、清肝经、运内八卦。对症取穴：便溏者加揉大肠、掐四缝穴、推四横纹；腹胀明显者加清大肠、推下七节骨；出汗多者加揉龟尾、推上七节骨；局部取穴：捏脊、顺时针摩腹。关窍：提拿肩井。与常规小儿推拿治疗方法进行对照，五步小儿推拿法在症状改善、痊愈率上优于对照组，且试验组的血锌和血红蛋白（Hb）水平升高更显著。说明五步小儿推拿治疗小儿厌食症脾胃虚弱型，能明显改善患儿的临床症状，升高血锌和 Hb 水平，疗效满意。孙军（2022）用掌振中脘推拿法治疗小儿厌食症和掐四缝穴进行对照，试验组优于对照组。说明掌振中脘治疗小儿厌食症具有一定的疗效。李晨帅（2023）运用脏腑图点穴配合辨体捏脊疗法治疗小儿厌食症，具体手法按脏腑图点穴操作，辨体取穴：痰湿质加揉按三焦俞、脾俞，内热质加肝俞、心俞。与常规推拿治疗进行对照，试验组的痊愈率和总有效率均优于对照组。

文献研究证实，小儿推拿对厌食症的治疗具有较好的可行性，选择操作法以补脾经、摩腹、捏脊、掐揉四横纹、运板门等为主。虽然小儿推拿单纯治疗或联合其他疗法治疗厌食症的临床文献较多，但文献证据等级不高，仍然缺乏大样本多中心的临床研究。

2. 机制研究

小儿推拿治疗厌食症的机制研究目前主要集中在食欲指数、胃肠蠕动、消化功能、微量元素、脑肠肽等方面。

崔霞等（2008）通过观察捏脊提高厌食症患儿的尿 D-木糖排泄率和血锌含量，提示捏脊疗法可以改善肠黏膜的吸收功能，进而促进锌的吸收，从而改善厌食症状。锌、铁缺乏与厌食症的发生关系密切。孙波等（2018）分析用推拿手法顺时针加逆时针摩腹联合小儿捏脊疗法观察是否能改善肠黏膜的吸收功能。通过结果分析，做过推拿的患儿胃排空一半的时间比平时明显加快，消化酶的分泌量增加，微量元素和糖分的吸收率明显提高。提示采取摩腹捏脊推拿法可有效促进唾液淀粉酶分泌，升高患儿血锌浓度，并促进木糖排泄，表明摩腹捏脊推拿法可有效提升儿童肠黏膜吸收功能，从而有效治疗小儿厌食症。朱静等（2021）采用捏脊疗法观察厌食大鼠体内锌、铁微量元素的变化，发现捏脊能提高血清内锌、铁元素的含量，其可能是捏脊治疗厌食症的机制之一。锌是构成味觉素的主要成分，可促进味蕾生长，儿童长期缺锌可导致唾液磷酸酶降低，味觉不敏感，食欲下降，异食，甚至厌食；铁是构成血红蛋白和多种含铁酶的主要部分，缺铁可导致缺铁性贫血及多种含铁酶活性降低，致使细胞功能紊乱，引起组织器官异常，如舌炎、胃酸分泌减少等，造成小儿吸收不良、食欲下降。刘丽平（2022）采用小儿捏脊配合针刺四缝穴治疗小儿厌食症，发现捏脊配合针刺四缝穴可以上调胃泌素（GAS）、神经肽 Y（NPY）水平及尿 D-木糖排泄率，降低瘦素水平。GAS 水平的下降会造成患儿食欲低下；提高其水平，可促进胃肠蠕动，加快胃排空。NPY 具有增强功能耗能、刺激食欲及促进胰岛素表达作用，NPY 和胃动素（MOT）在促进摄食中具有相互协同作用。瘦素又称脂肪抑制素，是由脂肪组织分泌的一种重要的食欲抑制因子，通过复杂的功能和调节机制，由血脑屏障发出脂肪储存饱和的信号，起到减少摄食量、增加脂肪代谢及能量消耗的作用，降低瘦素水平，有助于改善厌食症患儿食欲及进食量，从而改善厌食。提高尿 D-木糖排泄量，提示捏脊疗法配合针刺四缝穴可以提高小肠的吸收功能。黄学平等（2023）探究健脾捏脊疗法对厌食症模型大鼠血浆、下丘脑组织中胃饥饿素（ghrelin）的影响，以期探索其治疗厌食症的作用机制。"脑肠肽-食欲中枢"是小儿厌食的机制之一，外周或中枢脑肠肽分泌紊乱可对食欲中枢功能活动造成影响。ghrelin 是一种内源性配体，它主要分布于胃肠道和下丘脑弓状核，它不仅能够促进生长素的释放，而且能够提高食欲，增加体重，并且参与体重和能量的长期平衡。ghrelin 对食物摄入有重要影响，在实验中发现模型组大鼠脑组织、血清中 ghrelin 含量明显下降，干预模型组大鼠脑组织、血清中 ghrelin 含量明显升高。表明健脾捏脊疗法可促进大鼠脑组织和血清中 ghrelin 水平的提高。捏脊对厌食的作用机制可能是通过调节血浆和下丘脑组织中 ghrelin 的分泌和释放实现的。

血浆八肽胆囊收缩素（CCK-8）是一种在胃肠道和脑组织广泛分布的肽类激素，有明显的致厌食作用。崔瑾等（2008）研究捏脊对厌食大鼠下丘脑和血浆 CCK-8 的影响，用捏脊治疗的实验组，摄食量显著高于模型对照组，下丘脑和血浆中 CCK-8 含量明显低于模型对照组，与正常对照组无显著性差异。研究表明，捏脊对模型大鼠中枢和外周的 CCK-8 分泌均有抑制作用。捏脊疗法对厌食的可能作用机制与调节该模型中枢及外周 CCK-8 的分泌与释放有关。

总之，推拿对于小儿厌食症的研究尽管阐述的角度比较多，但机制研究的深度还不够，对于摩腹、捏脊对厌食症的机制研究比较多，但受限于模型问题，还没有发现对四横纹、板门等针对厌食症具有较好临床疗效的穴位进行深入研究的报道。

（七）肌性斜颈

小儿肌性斜颈是指由于一侧胸锁乳突肌挛缩变性引起小儿头向患侧歪斜，颜面旋向健侧为主要特征的儿科常见疾病。多由先天胎位因素（脐带绕颈或头部总向一侧偏斜等），或分娩时胎位不正、产伤，或一侧胸锁乳突肌感染性肌炎、外伤等引起胸锁乳突肌缺血性或出血性挛缩所致。中医认为，本病是先天胎位不正或后天损伤导致气滞血瘀或气虚血瘀而发，属"项痹"范畴。

通过中国知网、维普、万方等数据库，查阅 2000～2023 年的相关文献，关于推拿治疗肌性斜颈临床疗效的文章 490 余篇，研究机制的 5 篇。

1. 临床疗效研究

推拿通过手法直接作用于患处的胸锁乳突肌，可以有效缓解肌肉痉挛，增加肌肉的柔软度和弹性。邰先桃等（2001）招募肌性斜颈患儿 36 例，经过整体推拿治疗后，94.4%的患儿颈部活动度得到显著改善，头部倾斜程度减轻，避免了长期畸形的可能。许丽等（2011）使用揉捏牵转法治疗 98 例肌性斜颈患儿，经过 1～3 个疗程后，总有效率达到 93.8%。雷白玲（2019）招募 69 例肿块型肌性斜颈病例，试验组 35 例使用益气散结膏摩治疗，对照组 34 例使用婴儿润肤油作介质推拿，结果显示，试验组的有效率为 100%，对照组为 93.33%，表明益气散结膏摩相比单纯推拿治疗疗效更好。郝唯等（2020）采用历史对照试验设计，回顾 30 例推拿手法治疗的先天性肌性斜颈患儿，新招募 30 例患儿作为试验组进行一指禅推拿和捏脊治疗，结果显示，试验组总有效率高于历史对照组。卢雪华等（2020）对 100 例 1～36 月龄的肌性斜颈患儿进行推拿治疗，发现推拿治疗 1～36 月龄肌性斜颈患儿均有疗效，其中，1～12 月龄患儿的疗效明显高于 12～36 月龄患儿，推拿治疗在肌性斜颈的早期干预方面具有优势。

2. 机制研究

研究表明，胚胎发育异常、遗传、子宫姿势异常、产伤等原因是肌性斜颈发病的可能因素。肌性斜颈的发生机制是由于Ⅰ、Ⅲ、Ⅳ型胶原纤维在间质中过度表达，形成病理性沉积，造成胸锁乳突肌的纤维化。肌性斜颈患儿的病变部位通常在一侧胸锁乳突肌，其局部发育情况通常可通过超声观察回声质地、血流信号、包膜及胸锁乳突肌横径等进行诊断。梁娟等（2017）使用彩色多普勒超声观察推拿治疗前后肌性斜颈患儿胸锁乳突肌形态和血流情况的变化，发现推拿治疗虽然不能治愈肌肉纤维化，但能够阻止纤维化进程，促进血液循环，帮助修复损伤，促进患侧肌肉发育，从而恢复肌肉功能。推拿治疗小儿肌性斜颈的机制主要包括促进肌肉松弛和改善血液循环。首先，推拿手法通过施加适当的压力和摩擦，可以直接作用于患处肌肉，促使肌肉纤维放松，缓解痉挛状态，恢复肌肉的正常张力和弹性。其次，推拿能够刺激局部血管扩张，促进血液循环，提供充足的氧气和营养物质，有利于消除乳酸和其他代谢废物，减轻疼痛和炎症反应。目前推拿治疗肌性斜颈的机制研究尚少，例如，推拿治疗是否影响中枢神经系统的功能，调节神经递质的释放，影响神经肌肉的协调性和运动功能等方面，仍有待进一步研究。

综上所述，推拿疗法作为一种有效的治疗手段，在肌性斜颈的治疗中展现出独特优势。由于肌性斜颈具有多种临床分型，且推拿治疗方案多样，机制研究较少，最佳治疗方案和机制仍需进一步探索。

（八）脑性瘫痪

脑性瘫痪（脑瘫）是一种因胎儿或婴幼儿时期非进行性脑损伤导致的症候群，主要表现为持续存在的中枢性运动障碍和姿势异常，部分伴有神经反射异常，严重病例可有智力低下，癫痫，听、视及语言能力障碍和行为异常，是导致儿童残疾常见的神经系统疾病之一。主要病理变化是中枢神经的发育异常和脑实质的破坏性病变。早产、新生儿窒息、新生儿脑血管障碍、其他缺氧缺血性脑病、核黄疸、迁延性黄疸等为导致小儿脑瘫的高危因素。中医认为，本病属于"五迟""五软""五硬""痿证""内风"等范畴，多与风、痰、瘀、火、经络闭阻等因素有关。

通过查阅中国知网、维普、万方、PubMed、Web of Science 等 2000～2023 年的相关文献，发现关于推拿治疗脑瘫临床疗效的文章 120 余篇，研究机制的 27 篇。

1. 临床疗效研究

脑瘫临床通常分为痉挛型、不随意运动型、共济失调型、混合型等。其中，以痉挛型脑瘫最为常见，占 60%～70%，这类患者存在肌肉张力异常增高的现象，导致脑瘫患儿伴有不同程度的运动功能障碍，包括粗大运动和精细运动功能障碍。推拿作用于瘫痪肢体，可以缓解瘫痪肢体局部肌肉的痉挛状态，改善肌肉张力，改善肌肉营养代谢，促进肢体功能恢复。

胡鸾等（2009）使用选择性脊柱推拿疗法治疗痉挛型脑瘫患儿 30 例，经过 3 个月治疗，患儿的肌痉挛程度和关节活动度均得到明显改善。冯兆才等（2013）用推拿与肛注开塞露和口服双歧杆菌乳杆菌三联活菌片对比，观察推拿对痉挛型脑瘫患儿合并特发性便秘的影响，结果显示，推拿疗效明显优于药物治疗。朱静等（2014）提出，通过推拿手法刺激局部末梢神经，可以促进相关通路的开放和突触的再生，有效提高大脑的代偿功能，从而帮助患儿恢复肢体功能。沈志方等（2017）将 60 名痉挛型脑瘫患儿分为两组，一组接受针灸推拿联合康复治疗，另一组仅接受康复治疗。六个月后的结果显示，接受针灸推拿联合治疗的患儿在粗大运动能力和腓肠肌评分方面均优于仅接受康复治疗的患儿。于冬丽（2018）的研究采用了循经推拿联合康复训练的方法，对 40 名痉挛型脑瘫患儿进行了治疗，并与单纯康复训练的效果进行比较。结果显示，采用推拿联合康复训练的患儿在肌张力和运动发育、总有效率等方面均优于对照组。贺贞等（2018）的研究发现，穴位按摩结合口腔感觉促进技术可以改善脑瘫患儿的吞咽障碍，试验组总有效率为 90.32%，患儿吞咽障碍改善程度明显优于单纯口腔感觉促进治疗的对照组。刘盈等（2019）的研究显示，头部语言区穴位按摩联合开窍醒神汤治疗,可以明显改善脑瘫患儿的运动及语言功能。张建奎等(2019)采用推拿按摩督脉及夹脊穴加常规综合康复训练的方法治疗脑瘫,在中立坐位、仰卧起坐位、后伸位三种体位下检测核心肌群表面肌电平均值,并与单纯常规康复进行比较。结果显示,试验组患儿核心肌群表面肌电平均值均大于对照组,差异具有显著性意义($P<0.05$)。刘志华等(2020)的研究发现,推拿可以改善脑瘫患儿的肌张力、足背屈角和脑血流情况。患儿的肌张力改善率达到93.8%(75/80),足背屈角改善的总有效率为91.2%。同时,大脑中动脉(MCA)和大脑后动脉(PCA)的血流速度也显著增快。余恒希(2021)采用选择性脊柱推拿治疗痉挛型脑瘫患儿,观察其对吞咽功能障碍的影响,并与常规康复训练比较,研究发现,选择性脊柱推拿能够有效改善患儿的吞咽功能。何卓娟(2021)的研究发现,选择性脊柱推拿可以改善痉挛型脑瘫患儿功能性消化不良的系列症状。赵泽明(2021)观察选择性脊柱推拿对痉挛型脑瘫构音障碍的影响,并与单纯进行构音训练的患儿比较,结果显示,选择性脊柱推拿可以改善脑瘫患儿的构音功能。周萌(2023)采用选择性脊柱推拿治疗痉挛型脑瘫,观察患儿上肢精细运动功能的改善程度,并与常规康复训练比较,研究发现,选择性脊柱推拿可以明显改善患儿的精细运动功能。

徐娜(2020)基于红外热成像技术研究痉挛型脑瘫患儿背部穴位的敏化规律及推拿干预的影响,潘著臣(2020)基于红外热成像技术研究痉挛型脑瘫患儿腹部穴位的敏化规律及推拿干预的影响,罕艳菊(2020)基于红外热成像术(IRT)研究痉挛型脑瘫(SCP)患儿下肢穴位的敏化规律及推拿干预的影响。研究发现,痉挛型脑瘫患儿在背部、腹部和下肢部均可以找到敏化的穴位,说明脑瘫是一种全身性疾病,其功能障碍涉及多脏腑多部位,需要整体调理加局部调治才能取得理想效果。

贾珊(2023)采用选择性脊柱推拿治疗脾肾虚弱型小儿脑瘫,柳叶(2023)采用选择性脊柱推拿治疗肝肾亏虚型小儿脑瘫,贺萍等(2022)运用"脊背六法"推拿结合运动疗法治疗痉挛型脑瘫肝强脾弱证。结果显示,分型论治脑瘫,临床更具针对性,可以取得较好的临床疗效。龙泽等(2022)研究"补脾强肾"为主的特定穴推拿对脑瘫患儿脑血流状态的影响,结果显示,推拿可有效改善肌张力、姿势异常,并有效促进患儿的脑部血液循环。

邰先桃等(2022)的研究发现,基于中医整体观和"谨守病机"原则,融合中医经络和脊神经支配原理提出的"选择性脊柱推拿治疗小儿脑瘫四步推拿"技术体系可以有效促进患儿的生长发育,改善肌肉痉挛程度、肘(或膝)关节活动度和紧张性颈反射状态,提高患儿的睡眠质量。另外,还有资料显示,补髓柔筋推拿可以促进脑瘫患儿粗大运动功能的发育,健脾强肾推拿法可以改善痉挛型脑瘫患儿的运动功能,张力平衡推拿可以改善痉挛型脑瘫患儿的粗大运动功能,三步解痉推拿可以改善患儿上肢的精细运动功能,抑强扶弱推拿可以改善痉挛型脑瘫上肢的运动功能等。以上治疗方法尽管采用的手法不完全相同,但都有通过缓解痉挛、协调平衡来达到改善痉挛型脑瘫患儿运动功能障碍的共性规律。

综上,推拿治疗脑瘫具有症状改善明显,患儿依从性较好等优势,值得临床进一步推广应用。

2. 机制研究

推拿治疗脑瘫的机制研究主要集中在行为学、形态学、分子生物学及神经生物学等几个方面。

行为学方面的研究发现,选择性脊柱推拿能够促进脑瘫模型鼠生长发育,表现为体重增长,睁眼时间、张耳时间较早,促进平衡和运动功能,其机制可能与推拿刺激脑瘫幼鼠下丘脑区生长激素(GH)和生长激素受体(GHR)蛋白表达有关。Qiao R等运用腹部推拿三步操作可以改善脑瘫幼鼠运动功能。

形态学方面的研究显示,推拿可以增强脑部血液循环,促进脑白质的修复。张星贺等(2021)观察六味地黄膏摩对脑瘫幼鼠皮层损伤修复的影响,采用尼氏染色观察幼鼠皮层神经元的形态及数量,结果显示,推拿组、涂膏组及膏摩组幼鼠大脑皮质正常形态神经元数量均多于模型对照组($P<0.01$),膏摩组多于推拿组($P<0.05$)及涂膏组($P<0.01$),三组幼鼠大脑皮质神经元的形态分布较模型对照组均有所改善。王静(2022)采用推拿疗法作用于脑瘫模型幼鼠,观察HE染色后

左侧海马 CA1 区组织形态学变化，结果显示，与模型对照组比较，推拿试验组的锥体细胞排列相对规则，神经元空泡变性和坏死减少，提示推拿疗法可改善缺血缺氧造模引起的脑组织损伤情况。王愿望（2024）观察了推拿促进脑瘫幼鼠脑白质修复的情况，采用 Luxol Fast Blue 染色和透射电镜检测脑白质髓鞘情况，结果显示，推拿后脑瘫幼鼠的髓鞘占比、髓神经纤维的数量（$P<0.05$）和髓鞘的厚度（$P<0.001$）明显增加，且明显改善了髓鞘结构松散、形状不规则、胞质浑浊的现象。

在分子生物学方面，董美辰（2016）的研究发现，推拿可以有效降低脑瘫幼鼠模型脑白质中促炎细胞因子 IL-6 的蛋白表达，并提高抗炎细胞因子 IL-10 的蛋白表达。张骞（2018）的研究发现，推拿后，脑瘫幼鼠大脑皮质抗炎细胞因子 IL-10 的蛋白表达水平明显高于对照组，而促炎细胞因子 TNF-α 的蛋白表达水平明显低于对照组，说明推拿可以通过下调促炎细胞因子表达和上调抗炎细胞因子表达，重塑促-抗炎细胞因子网络和促-抗炎症反应体系的平衡，抑制炎症反应，调控大脑皮质炎症稳态，保护神经细胞，促进脑损伤的修复。张授尧（2023）的研究先通过高通量测序，分析脑瘫幼鼠的 circRNA-miRNA-mRNA 网络特征，并对推拿组和脑瘫模型组的基因表达进行了比较研究，结果显示，推拿后脑瘫幼鼠相比模型组存在差异表达的基因，主要表现为脑瘫幼鼠 circRNA2294 显著上调、推拿治疗后显著下调；circRNA1769 在脑瘫幼鼠显著下调，推拿治疗后显著上调，并对海绵吸附的 miRNA 及下游 mRNA 靶基因起到调节作用。在调节神经递质方面，选择性脊柱推拿可以通过调节海马内 5-HT、去甲肾上腺素、肾上腺素、多巴胺等单胺类神经递质，改善脑瘫幼鼠的学习记忆能力。

综上所述，推拿疗法在脑瘫的临床康复中显示出独特的优势，相关的机制研究从行为、形态、分子水平及神经重塑等方面为推拿治疗脑瘫提供了有力的证据支持，但是，鉴于脑瘫患儿特殊的生理和病理特点，难以开展大样本、多中心的临床研究，也缺乏系统深入的以脑瘫患儿为样本的机制探索。脑瘫康复的重点还是早发现、早诊断，并早期介入康复，探索脑瘫早期诊断标志物仍然是下一步研究的重点和难点。

参 考 文 献

白佳彦, 2011. 针刀治疗腰神经后外支卡压综合征的临床研究. 福州：福建中医药大学.

曹建志, 刘荣英, 刘湘峰, 2020. 中医推拿按摩治疗小儿消化不良性腹泻的临床疗效. 内蒙古中医药, 39（8）：126-127.

陈爱明, 2017. 三字经派小儿推拿法治疗痰湿咳嗽 65 例疗效观察. 中医儿科杂志, 13（3）：69-70.

陈碧婵, 汤伟, 王慧娟, 等, 2024. 汤伟教授推拿治疗脑瘫患儿便秘临证经验. 亚太传统医药, 20（4）：110-114.

陈焯贤, 冯敏山, 朱立国, 等, 2023. 500 例旋提手法治疗颈椎病的影像学特点与疗效研究. 世界中医药, 18（4）：528-532.

陈海容, 陈杰英, 罗妙贞, 2020. 高频超声在婴幼儿先天性肌性斜颈诊断中的价值. 中国医药科学, 10（5）：222-224, 229.

陈海燕, 崔新亮, 董传莉, 等, 2016. 三字经派小儿推拿辅助治疗小儿功能性便秘的疗效观察. 蚌埠医学院学报, 41（8）：1083-1085.

陈磊, 2022. 苏黄止咳胶囊结合推拿治疗小儿慢性咳嗽疗效观察. 实用中医药杂志, 38（7）：1096-1097.

陈倩婧, 陈彦, 江华, 等, 2021. 小儿推拿结合药物对咳嗽变异性哮喘患儿 IL-4、IL-13、γ-干扰素和 IgE 的影响. 按摩与康复医学, （17）：15-17.

陈韶, 2017. 局部通窍推拿法治疗小儿肺虚感寒型变应性鼻炎的临床研究. 杭州：浙江中医药大学.

陈羲, 杨彩霞, 翟玉珍, 等, 2023. 治未病思想指导下腿足经络推拿法治疗膝关节骨性关节炎的临床疗效研究. 新疆中医药, 41（4）：21-23.

陈玉梅, 王继红, 郭锐伟, 2018. 不同频率摩腹对脾虚家兔空肠黏膜形态学的影响研究. 辽宁中医杂志, 45（4）：864-867, 896.

陈志伟，王梅芳，2004. 辨证推拿治疗小儿腹泻34例临床观察. 上海中医药杂志，38（8）：39-40.

程艳彬，房敏，王广东，等，2015. 以"筋骨失衡，以筋为先"探讨脊柱退化性疾病的推拿治疗. 中华中医药杂志，30（10）：3470-3473.

崔瑾，向开维，吴高鑫，2008. 捏脊对厌食大鼠下丘脑和血浆CCK-8的影响. 四川中医，（10）：13-15.

崔霞，王素梅，吴力群，2008. 捏脊疗法对小儿厌食症肠黏膜吸收功能的影响. 辽宁中医杂志，35（3）：439-440.

戴七一，覃学流，韩杰，等，2017. 基于¹HNMR平台探讨揉髌手法对兔膝关节骨关节炎模型血清代谢组学的影响. 广西中医药大学学报，20（1）：1-5.

邓长翠，王松，2018. 基于"筋骨平衡"理论探讨青少年特发性脊柱侧凸的治疗. 中医药临床杂志，30（9）：1582-1584.

邓丽君，杜洪煊，李彦昕，等，2018. 三字经流派推拿法治疗小儿厌食症临床观察. 新中医，50（9）：168-171.

丁川虹，2020. 推拿结合Maitland技术治疗粘连期肩周炎的临床研究. 昆明：云南中医药大学.

丁建伟，邰先桃，贾杰，等，2013. 脊柱推拿促进缺血缺氧性脑病幼鼠生长发育的研究. 云南中医学院学报，36（6）：30-33.

董美辰，2016. 脊柱推拿对脑瘫幼鼠脑白质炎症的拮抗作用与机制研究. 昆明：云南中医学院.

窦现飞，2021. 小儿推拿治疗小儿腹泻的临床疗效观察. 医学食疗与健康，19（16）：37-38.

窦云龙，高晓平，吴毅文，2012. 腰椎间盘突出症手法治疗髓核还纳的观察. 颈腰痛杂志，33（5）：376-378.

段玉新，2011. 推拿手法的作用途径浅析. 浙江中医药大学学报，35（5）：765-766.

樊远志，吴耀持，2018. 推拿在原发性痛经治疗中的应用与思考. 上海医药，39（24）：6-8.

方淡思，许丽，2013. 揉捏牵转法治疗小儿先天性肌性斜颈的优化应用. 中华中医药学刊，31（3）：589-590.

方磊，房敏，2010. 手法规范化研究之生物力学进展. 湖北中医学院学报，12（4）：60-62.

方小娟，2020. 宣肺健脾推拿联合针灸治疗小儿过敏性鼻炎临床研究. 新中医，52（15）：151-154.

冯敏山，高景华，高春雨，等，2018. 坐位腰椎旋转手法的运动学研究. 中国中医骨伤科杂志，26（7）：16-20.

冯兆才，马融，李瑞仕，2013. 推拿治疗痉挛型脑瘫患儿特发性便秘临床观察. 辽宁中医杂志，40（1）：158-159.

付斐，金涛，沈艳红，等，2012. 推拿治疗女性更年期潮热汗出31例临床观察. 北京中医药，31（3）：211-212.

付妍，2023. 麻杏银翘散加减联合循经推拿治疗小儿肺炎喘嗽（风热闭肺证）的价值探究. 中国医学创新，20（9）：32-35.

甘婵婵，2023. 热敏灸联合推拿治疗儿童慢性咳嗽痰湿阻肺证的疗效及对患儿肺功能、炎症因子水平的影响. 检验医学与临床，20（7）：998-1001.

高娟，2016. 推拿治疗腰椎间盘突出症临床随机对照研究. 成都：成都中医药大学.

郭晋生，2009. 推拿治疗腰椎后关节紊乱症174例疗效观察. 山西中医学院学报，10（2）：35-36.

韩国伟，2014. 通督正脊术调整脊柱力学平衡治疗腰椎间盘突出症的临床研究. 太原：山西中医学院.

罕艳菊，2020. 基于IRT研究SCP患儿下肢穴位敏化规律及推拿干预的影响. 昆明：云南中医药大学.

郝唯，陈斯丹，马彦旭，等，2020. 一指禅推法配合冯氏捏脊治疗先天性肌性斜颈的疗效分析. 中华中医药学刊，38（11）：109-112.

何琪，邰先桃，张骞，等，2018. 推拿对脑瘫幼鼠海马炎症的拮抗作用及DNA甲基化调控机制. 时珍国医国药，29（5）：1241-1244.

何琪，张骞，邰先桃，等，2018. 脊柱推拿对脑瘫幼鼠学习记忆的影响及机制研究. 中医药导报，24（11）：36-39，44.

何泽多，谭斌，2009. 分期治疗肩周炎疗效观察. 中医研究，22（7）：61-62.

何卓娟，2021. 选择性脊柱推拿对SCP患儿功能性消化不良影响的研究. 昆明：云南中医药大学.

贺萍，王艳，覃蓉，2022. "脊背六法"推拿结合运动疗法治疗小儿痉挛型脑瘫肝强脾弱证40例临床观察. 中医儿科杂志，18（5）：81-85.

贺贞，剧新红，卢梅，等，2018. 穴位按摩结合口腔感觉促进技术治疗脑瘫患儿吞咽障碍的临床观察. 湖南中医药大学学报，38（12）：1458-1463.

侯悠魁，董凡，戴克戎，等，2013. 斜扳时腰椎后部结构的动态观测和生物力学分析. 中华骨科杂志，13（1）：75.

胡炳麟，龚利，李建华，等，2017. 一指禅推法治疗膝关节骨性关节炎的临床研究. 中医药导报，23（2）：72-75.

胡华，2013. "腰—盆—髋" 模型模拟腰椎定点坐位旋转手法的有限元分析. 武汉：湖北中医药大学.

胡鸢，邰先桃，王春林，2009. 选择性脊柱推拿疗法治疗痉挛型小儿脑瘫的临床研究. 云南中医学院学报，32（1）：43-45，54.

胡晔晴，黄璐，2023. 益气通腑推拿法治疗儿童便秘气虚型46例临床观察. 中医儿科杂志，19（5）：88-92.

胡勇文，戚晴雪，甄鹏超，等，2016. 宫廷正骨夏氏背提法配合中药热敷治疗腰椎后关节紊乱症临床疗效观察. 辽宁中医药大学学报，18（12）：72-75.

黄谷，蔡黎，沈晔，等，2016. 抹桥弓法联合按揉风池穴干预轻中度高血压的临床研究. 中西医结合心脑血管病杂志，14（8）：901-903.

黄明愉，李一纯，林伟兰，等，2020. 小儿推拿治疗小儿便秘的文献分析. 福建中医药，51（2）：67-68.

黄萍，卢玄，戚威臣，等，2022. 腰椎小关节紊乱症运动和动力学特征. 国际骨科学杂志，43（6）：385-391.

黄学平，曹蝶，任香颖，2023. 健脾捏脊疗法对厌食症模型大鼠作用机制研究. 云南中医中药杂志，44（11）：77-79.

贾超，刘杰凯，鲍治军，等，2017. 点穴疗法结合捏脊治疗女性更年期综合征44例临床观察. 新中医，49（2）：138-140.

贾珊，2023. 选择性脊柱推拿治疗脾肾虚弱型小儿脑瘫的临床疗效观察. 昆明：云南中医药大学.

江永桂，2021. 整脊推拿疗法治疗原发性痛经的疗效观察. 按摩与康复医学，12（1）：15-16，20.

姜海涛，李四波，居宇峰，等，2018. 中医干预颈椎间盘退变的基础研究进展. 陕西中医，39（2）：271-273.

姜淑云，褚立希，查建林，等，2011. 理筋手法结合功能训练治疗膝骨关节炎的步态特征研究. 中国康复医学杂志，26（11）：1056-1059.

姜铮，2017. 推拿治疗腰椎后关节紊乱症72例疗效观察. 世界最新医学信息文摘，17（87）：147-148.

金涛，韩丽娟，沈艳红，等，2009. 推拿对女性更年期综合征患者内分泌功能的影响. 中国中西医结合杂志，29（10）：875-878.

金子开，王旭，孙凯，等，2023. 手法治疗颈椎病中枢镇痛机制研究进展. 中国全科医学，26（2）：225-232.

雷白玲，2019. 益气散结膏摩对肿块型小儿肌性斜颈的临床研究. 昆明：云南中医药大学.

雷骏轩，蔡伟蓝，邓文斐，等，2023. 中医推拿治疗原发性高血压的Meta分析. 中西医结合心脑血管病杂志，21（16）：2999-3003.

雷蕾，2021. 扶正健脾通窍法推拿治疗小儿脾气虚弱型鼻鼽的临床观察. 济南：山东中医药大学.

雷龙鸣，覃书颖，陈广辉，2022. 推拿手法治疗腰椎间盘突出症的生物力学效应机制. 广西医学，44（12）：1397-1401.

黎士荻，王兴桂，吴高鑫，2017. 捏脊疗法对幼龄脾虚大鼠胃肠运动及SP的影响. 贵阳中医学院学报，39（1）：20-23.

李长河，2022. 邵氏无痛手法、颈椎牵引、手法整复及中药热敷治疗脊源性心律失常30例. 河南中医，42（11）：1735-1738.

李晨帅，2023. 脏腑图点穴配合辨体捏脊疗法治疗小儿厌食临床研究. 光明中医，38（20）：3992-3995.

李江华，范晓典，李晨光，等，2023. 推拿结合中医鼻病序贯疗法对小儿过敏性鼻炎（肺经伏热型）临床疗效影响的研究. 河北中医药学报，38（3）：35-38.

李琳苹，李伟林，孙波，等，2021. 小儿推拿结合麻杏银翘散加减治疗缓解期肺炎患儿的疗效. 中华全科医学，19（7）：1150-1154.

李明，李伟元，黎俊玲，2022. 小儿推拿联合止敏平喘汤对咳嗽变异性哮喘患儿肺功能、免疫功能及外周EOS、ECP、IL-5的影响. 长春中医药大学学报，38（8）：893-896.

李娜，胡波，廖品东，2015. 推拿联合中药治疗小儿外感咳嗽 30 例临床观察. 中医儿科杂志，11（4）：64-66.

李旗，田福玲，崔建美，等，2014. 小儿推拿对小儿哮喘不同时期 IL-17、IL-33、IL-6 水平变化的影响. 中国妇幼保健，29（4）：530-532.

李旗，田福玲，闫红梅，等，2014. 小儿推拿在小儿哮喘不同期对 NO 及 H_2S 水平的影响. 中国妇幼保健，29（7）：1033-1036.

李蔷华，许华，于乐，等，2008. 推拿疗法治疗小儿便秘 46 例临床观察. 新中医，40（2）：70-71.

李伟，贾向晖，贾一民，等，2007. 自身牵引手法推拿治疗腰椎小关节紊乱症. 中国实用医药，2（34）：98-99.

李文，吴文华，姜之炎，等，2019. 调肺运脾小儿推拿法治疗痰湿蕴肺型儿童肺炎支原体感染后慢性咳嗽的疗效观察. 中国中医基础医学杂志，25（5）：645-647，709.

李向峰，闫永彬，典迎彬，2015. 推拿治疗婴幼儿腹泻急性期临床疗效观察. 中医临床研究，7（35）：22-23.

李秀娥，于娟，董慧，2023. 推拿防治儿童青少年近视机制的研究进展. 中国中医眼科杂志，33（10）：978-981.

李雪，汤伟，叶勇，等，2017. 刘氏小儿推拿"推胸背法" 对咳嗽变异性哮喘模型大鼠 IL-4/STAT6 信号通路的影响. 中医药导报，23（14）：19-22.

李永明，孙超，王晶，2008. 推拿对膝关节骨性关节炎髌韧带、关节软骨作用效应的动物实验研究. 武汉体育学院学报，42（8）：71-74，93.

李泽嘉，2021. 培土生金法在小儿慢性咳嗽推拿治疗中的应用效果观察. 南宁：广西中医药大学.

李喆，2012. 腰椎病的鉴别诊断浅析. 中国中医急症，21（6）：940-941.

李征宇，孙兮文，张效初，等，2007. 推拿镇痛的脑功能核磁共振研究. 国际中医中药杂志，29（6）：329-332.

梁丁龙，2019. 辨证取穴推拿法治疗紧张型头痛临床研究. 按摩与康复医学，10（12）：23-25.

梁芳，陈文林，王欣，等，2019. 加味苏子降气汤联合小儿推拿治疗小儿急性咳嗽临床研究. 新中医，51（9）：244-246.

梁娟，童艳，2017. 彩超在推拿治疗小儿先天性肌性斜颈中的应用价值. 中国社区医师，33（7）：122，124.

林彩霞，孙阿娟，赵艳玲，等，2009. 推拿对软组织损伤兔 β-EP、5-HT 含量及组织形态学的影响. 中国中医骨伤科杂志，17（1）：20-22.

林楚华，李颖彬，李义凯，2017. 脊髓型颈椎病伴大块椎间盘突出保守治疗 1 例及文献回顾. 中国临床解剖学杂志，35（3）：341-345.

林依玮，陈思龙，许丽，2024. 许丽治疗小儿先天性肌性斜颈失治经验介绍. 新中医，56（8）：208-212.

林志刚，蒋诗超，程艳彬，等，2017. 推拿对腰椎间盘突出症大鼠 DRG 神经元 P2X₃ 受体影响的实验研究. 中华中医药学刊，35（10）：2475-2479.

刘峰，潘小红，牛瑞敏，等，2022. 推拿治疗小儿感染后咳嗽的临床疗效及其气道炎症动态变化. 安徽医专学报，21（1）：31-33，36.

刘广伟，冯敏山，朱立国，等，2023. 基于虚拟现实技术的旋提手法下颈椎间孔结构变化动态分析. 中国组织工程研究，27（9）：1346-1351.

刘化琛，魏玉丛，张诚诚，等，2022. 参术平哮方联合推拿治疗肺脾气虚型儿童哮喘缓解期疗效及对相关指标的影响. 现代中西医结合杂志，31（2）：252-256，260.

刘丽平，王晓燕，何森辉，等，2022. 小儿捏脊配合针刺四缝穴治疗小儿厌食症的疗效及对 GAS、MOT、瘦素、NPY、尿 D-木糖排泄率的影响. 中医研究，35（9）：40-43.

刘鹏，2011. 活血舒筋手法治疗肩凝症 30 例对照研究. 吉林医学，32（25）：5292-5293.

刘伟然，孙映雪，王巍，等，2020. 推拿联合穴位贴敷对小儿支气管肺炎患者症状改善时间、呼吸功能及血氧饱和度的影响. 河北中医药学报，35（3）：30-33.

刘潇，张伟，杨丽珍，等，2017. 感冒后哮喘发作患儿经小儿推拿干预后 EOS、血清 IL 与 IgE 相关性研究. 针灸临床杂志，33（6）：15-17.

刘英，何美香，曹祖清，等，2023. 推拿合敷贴治疗小儿肺炎支原体感染后慢性咳嗽临床观察. 中国中医药现代远程教育，21（17）：121-124.

刘盈，董红玲，2019. 头部穴位按摩联合开窍醒神汤治疗脑瘫患儿运动及语言功能障碍的临床研究. 辽宁中医杂志，46（3）：611-614.

刘影，彭咏梅，胡国良，等，2017. 刘氏小儿推拿对痉挛型脑瘫患儿肌张力及粗大运动功能的影响. 按摩与康复医学，8（24）：39-41.

刘志凤，焦谊，于天源，等，2022. 中医推拿的镇痛机制近十年研究进展. 环球中医药，15（3）：526-530.

刘志华，李亚洲，胡春维，2020. 针灸推拿联合黄芪穴位注射治疗小儿脑瘫的疗效及对运动功能和脑血流的影响. 现代中西医结合杂志，29（17）：1887-1890.

柳叶，2023. 选择性脊柱推拿治疗肝肾亏虚型脑瘫患儿的临床疗效观察. 昆明：云南中医药大学.

娄灵睿，2020. 彭德忠教授"拿髌拨筋束悗法"治疗气滞血瘀型膝关节骨性关节炎的临床疗效观察. 成都：成都中医药大学.

娄爽，2020. 温通冲任腹部推拿法治疗寒凝血瘀型原发性痛经随机对照研究. 天津：天津中医药大学.

卢雪华，陈志伟，2020. 推拿对不同年龄肌性斜颈患儿的影响. 中国民间疗法，28（2）：32-34.

鲁世荣，赵杨，秦晓霖，等，2019. 骶髂关节（韧带止点劳损）、腰五横突（综合征）的生物力学与下腰痛疾病的相关性研究. 航空航天医学杂志，30（1）：26-28.

陆森伟，吕立江，王晓东，等，2015. 模拟杠杆定位手法对腰椎后关节稳定性影响的生物力学研究. 浙江中医杂志，50（4）：245-246.

陆筱安，2009. 脊柱生物力学的动态平衡理论与调曲牵引实践. 中国民族民间医药，18（10）：133.

罗界兰，李雪，祝斌野，等，2022. 湘西刘氏小儿推拿治疗小儿外感咳嗽 213 例临床观察. 湖南中医杂志，38（2）：67-68，79.

骆仲达，任容，来登银，等，2010. 骆氏腹诊推拿法治疗阴虚火旺型女性更年期综合征 60 例临床疗效观察. 按摩与康复医学，（1）：31-33.

骆仲达，唐纯志，任容，等，2010. 针刺结合腹诊推拿对更年期综合征大鼠模型生殖-内分泌影响的研究. 中国中医基础医学杂志，16（5）：423-424，428.

吕璨，任隆升，赵丹旸，等，2022. 体外冲击波联合腹部推拿治疗第三腰椎横突综合征 30 例. 湖南中医杂志，38（10）：75-78.

吕立江，毛凌宇，李景虎，等，2021. 杠杆定位手法结合脉冲电场对腰椎间盘突出症患者镇痛效应及 IL-1β、TNF-α 的影响. 中国骨伤，34（8）：780-784.

马丙祥，王芳芳，李瑞星，等，2022. 抑强扶弱推拿法对痉挛型脑性瘫痪儿童上肢功能影响的临床研究. 中国康复医学杂志，37（1）：50-55.

毛雄伟，王爱红，徐有水，2010. 推拿治疗第三腰椎横突综合征 78 例. 山东中医杂志，29（3）：183-184.

米健国，2021. 推拿按揉法加背俞穴埋线治疗变应性鼻炎临床研究. 按摩与康复医学，（3）：17-20.

聂莹莹，张逊朗，唐雯，等，2021. 中医穴位按摩干预儿童青少年调节性和轻度近视的 meta 分析. 中医眼耳鼻喉杂志，11（3）：129-133，138.

宁行，2010. 推拿治疗小儿厌食症 60 例临床观察. 中国民族民间医药，19（19）：166-167.

潘道友，钱伶敏，王小琴，2020. 针灸推拿联合西药治疗腰椎间盘突出症临床效果观察. 西南医科大学学报，43（1）：54-57.

潘盛强，李宁，刘俊鹏，等，2022. 推拿治疗膝关节骨性关节炎安全性与有效性 meta 分析. 现代医药卫生，38（21）：3676-3679，3685.

潘小红，刘峰，牛瑞敏，等，2019. 推拿联合孟鲁司特钠治疗小儿感染后咳嗽的疗效观察. 安徽卫生职业技术学院学报，18（6）：22-23，25.

潘著臣，2020. 基于红外热成像技术研究痉挛型脑瘫患儿腹部穴位敏化规律及推拿干预的影响. 昆明：云南中医药大学.

庞军，胡云丹，唐宏亮，等，2015. 枢经推拿治疗偏头痛的随机对照研究. 时珍国医国药，26（11）：2700-2701.

庞亚铮，王凯，李志杰，等，2023."四明穴"推拿对透镜诱导性近视豚鼠眼球生物学指标和组织病理形态的影响.中国中医眼科杂志，33（5）：407-411，471.

庞亚铮，王凯，于娟，2023."四明穴"为主小儿推拿干预轻中度近视的临床疗效研究.世界科学技术-中医药现代化，25（6）：2196-2202.

浦媛，陈志，张树昆，2023.三步推拿点穴手法对膝关节炎患者疗效及炎性因子变化的前瞻性研究.光明中医，38（3）：509-511.

戚丹丹，褚小燕，孙海英，等，2022.防哮膏穴位贴敷结合推拿在小儿咳嗽中的应用.中国现代医生，60（23）：91-94.

齐贺，2020.通络肩痹散治疗风寒湿痹型肩周炎的临床观察.张家口：河北北方学院.

秦宇航，林法财，王建珠，等，2017.温补肝肾手法治疗膝骨性关节炎的临床观察.中国全科医学，20（S3）：386-388.

覃钰纯，李玉萍，莫婷婷，2021.性激素补充疗法在更年期妇女保健治疗中的应用效果.中外医学研究，19（5）：160-162.

卿伦学，2019.推拿治疗慢性膝骨关节炎疼痛的fMRI和股直肌超声造影研究.北京：北京中医药大学.

邱峰，张贤，刘一奇，等，2019.基于肌筋膜经线理论手法治疗第三腰椎横突综合征的临床观察.广州中医药大学学报，36（11）：1771-1774.

任海建，2007.43例腰椎后关节滑膜嵌顿的中医手法治疗临床观察.中国医药指南，5（11）：257.

尚洪玥，柴艳婷，2017.推拿联合小儿肺咳颗粒治疗小儿肺炎疗效及对红细胞沉降率、血浆纤维蛋白原、C反应蛋白的影响.现代中西医结合杂志，26（14）：1531-1533.

沈红岩，李宏丽，王雪峰，2012.王雪峰教授推拿治疗小儿便秘经验：附106例疗效观察.中国中西医结合儿科学，4（5）：396-397.

沈潜，张巧娜，王康，等，2018.振腹推拿对原发性痛经大鼠模型的影响.世界中西医结合杂志，13（9）：1252-1255，1309.

沈志方，罗开涛，颜玉琴，等，2017.针刺、推拿加康复疗法对痉挛性脑瘫患儿下肢运动功能障碍的影响.针灸推拿医学（英文版），15（1）：31-35.

施英华，邰先桃，2021.脊柱推拿对脑瘫模型幼鼠下丘脑生长激素及其受体蛋白表达影响的研究.四川中医，39（2）：55-59.

石维坤，李艳，李中正，2014.苗医推拿对缓解期哮喘儿童IFN-γ、IL-4、IL-17的影响及表观遗传学机制.中国民族民间医药，23（7）：11-12.

时亚娟，张娟，赵颖，等，2018.推拿治疗小儿变应性鼻炎的系统评价.辽宁中医杂志，45（2）：229-232.

苏家辉，刘翠瑛，2020.温脾止泻散敷脐联合捏脊疗法对儿童脾虚湿盛型腹泻患儿肠黏膜屏障功能、肠道菌群及细胞免疫水平影响.辽宁中医药大学学报，22（6）：136-139.

孙波，2018.摩腹捏脊推拿法对脾胃气虚型小儿厌食症疗效及肠黏膜吸收功能的影响分析.中华中医药学刊，36（8）：1901-1903.

孙军，2022.掌振中脘推拿法治疗小儿厌食症的临床观察.山西大同大学学报（自然科学版），38（2）：45-47.

孙琪，李朝霞，荆丽娟，等，2018.鼻部九法推拿治疗儿童变应性鼻炎的效果.广东医学，39（11）：1741-1744.

孙武权，沈国权，房敏，等，2002.综合治疗腰椎间盘突出症术后复发43例.中国康复，17（2）：113-114.

孙卓然，2023.扶正通窍推拿法治疗小儿肺脾气虚型鼻鼽的临床观察.济南：山东中医药大学.

邰先桃，丁建伟，杨晓娇，等，2012.推拿康复治疗脑性瘫痪的炎症细胞因子调节机制.成都医学院学报，7（4）：527-532.

邰先桃，李冬梅，2001.以整体推拿为主的综合疗法治疗小儿肌性斜颈36例.云南中医学院学报，24（4）：45.

邰先桃，张彭跃，张星贺，2022.选择性脊柱推拿治疗小儿脑瘫技术体系的构建及应用.中国科技成果，23（9）：1-2.

谭龙泽，刘春雷，王跑球，等，2022.以"补脾强肾"为主的特定穴推拿对脑性瘫痪患儿脑血流状态的影响.

中国中西医结合儿科学, 14(6): 473-476.

谭维选, 李义, 蒋华松, 等, 2017. 整脊推拿配合振腹疗法治疗原发性痛经临床观察. 遵义医学院学报, 40(3): 312-314.

唐杰, 张军, 孙树椿, 等, 2011. 规范手法治疗第三腰椎横突综合征的临床研究. 中医正骨, 23(6): 3-5.

唐雨兰, 2014. 捏脊疗法治疗脾虚型小儿泄泻的临床疗效观察. 长沙: 湖南中医药大学.

陶艳红, 2017. 拨法对CCI大鼠脊髓抑制性神经递质及炎性因子表达的影响研究. 北京: 北京中医药大学.

田福玲, 李旗, 崔建美, 等, 2014. 小儿推拿对哮喘患儿血小板激活因子和前列腺素的影响. 中国妇幼保健, 29(32): 5334-5336.

田福玲, 李旗, 崔建美, 等, 2015. 小儿推拿对哮喘患儿免疫功能的影响. 中国妇幼保健, 30(5): 710-713.

田强, 2008. 坐位旋转手法时腰椎应力及位移的有限元分析. 广州: 广州中医药大学.

童伯瑛, 游世晶, 杨眉峰, 等, 2019. 通督开窍推拿法治疗肺脾气虚型过敏性鼻炎的临床观察. 福建中医药, 50(1): 5-7.

汪新华, 黄方, 赵焰, 2020. 小儿推拿联合麻杏石甘汤加减方治疗儿童肺热型咳嗽的临床观察. 湖北中医杂志, 42(4): 46-48.

王翠平, 梁翼, 余文景, 等, 2023. 点穴揉筋推拿法治疗膝骨关节炎伸直障碍的临床疗效及力学机制. 现代中西医结合杂志, 32(8): 1080-1085.

王丰, 2010. 宫廷正骨手法治疗肩周炎临床观察. 四川中医, 28(8): 101-102.

王鸽鸽, 范秀风, 陈学彬, 等, 2019. 七味三芎汤联合三步九推法治疗原发性高血压疗效观察. 河北中医, 41(9): 1321-1325, 1330.

王海军, 李忠正, 李青敏, 等, 2018. 捏脊疗法对脾虚大鼠外观行为学表现及部分免疫指标影响实验研究. 辽宁中医药大学学报, 20(1): 154-156.

王昊晟, 2016. 廖(品东教授)氏小儿推拿法治疗小儿哮喘(缓解期)的临床疗效观察. 成都: 成都中医药大学.

王红娟, 毛娜, 黄长婷, 等, 2023. 健儿止泻推拿技术治疗小儿迁慢性腹泻的临床效果. 中国医药导报, 20(29): 103-106.

王槐旌, 符碧峰, 丁少杰, 等, 2023. 扳动类手法治疗神经根型颈椎病的有效性和安全性Meta分析及GRADE证据等级评价. 天津中医药, 40(5): 622-632.

王京良, 王程, 丁钰, 等, 2018. 温针灸联合推拿治疗膝骨关节炎的临床疗效及对血清炎症因子与骨代谢指标的影响. 河北中医, 40(2): 265-269.

王静, 2021. 海马环状RNA0001724在推拿改善脑瘫幼鼠学习记忆中的作用与机制研究. 昆明: 云南中医药大学.

王开萍, 李乐, 2019. 辨证推拿结合刮痧治疗小儿外感咳嗽56例. 按摩与康复医学, 10(9): 14-15.

王岚萱, 罗海伶, 阮和球, 2019. 小五味子汤加减配合推拿手法治疗小儿慢性感染后咳嗽的临床观察. 中国实验方剂学杂志, 25(16): 85-90.

王列, 马铁明, 于本性, 等, 2017. 基于"冬病夏治"论穴位贴敷结合小儿推拿治疗小儿慢性咳嗽. 辽宁中医杂志, 44(12): 2623-2625.

王敏玉, 2015. 推桥弓与颈中线治疗原发性高血压临床观察及脑内信息响应研究. 成都: 成都中医药大学.

王钱, 王莉, 刘艳春, 2022. 小儿推拿疗法在小儿支气管肺炎的应用效果. 中国当代医药, 29(20): 63-65.

王强, 2009. 推拿治疗原发性痛经(寒凝血瘀型)的临床观察和机理研究. 济南: 山东中医药大学.

王瑞钰, 薛倩, 黄晶, 2019. 氧化应激与压力感受器敏感性在高血压治疗中的研究进展. 心血管病学进展, 40(1): 45-48.

王帅, 程五中, 王可天, 等, 2023. 筋骨并重推拿手法治疗膝骨关节炎的效果分析. 中国社区医师, 39(23): 77-79.

王文东, 马帅, 孙国栋, 等, 2023. 牵引旋转手法治疗椎动脉型颈椎病疗效的Meta分析. 山东第一医科大学(山东省医学科学院)学报, 44(8): 581-586.

王希, 2001. 直腿抬高手法治疗腰椎间盘突出症与影像学区域定位的相关性分析. 中国中医骨伤科杂志, (1):

25-27.

王晓东, 2010. 推拿疗法治疗围绝经期综合征（肾阴虚证）的临床疗效观察. 中国实用医药, 5（29）：109-110.

王晓宇, 王虎城, 刘蕾蕾, 等, 2019. 推拿治疗原发性痛经疗效的 Meta 分析. 中国循证医学杂志, 19（3）：348-352.

王新宇, 张远洋, 陈从山, 2020. 清肝明目穴 "一指禅推法" 配合 "特定小儿推拿" 在假性近视中的疗效观察. 川北医学院学报, 35（3）：443-445.

王鑫妹, 2023. 腹针结合推拿疗法治疗肩周炎的临床疗效观察. 长春：长春中医药大学.

王晅, 高燕玲, 陈立典, 等, 2013. 指揉合谷穴的功能磁共振研究. 中国康复医学杂志, 28（4）：311-314.

王寻, 郑晓夕, 2023. 健脾强肾推拿法联合康复训练对痉挛型脑瘫患儿运动功能和步态参数的影响. 中国民康医学, 35（9）：103-105, 110.

王亚丽, 2018. 推拿治疗小儿便秘临床观察. 实用中医药杂志, 34（11）：1400-1401.

王艳国, 郭秀琴, 刘凯, 等, 2013. 推拿治疗腰椎间盘突出症随机对照试验的系统评价. 中华中医药学刊, 31（8）：1638-1642.

王艳国, 宿胃, 付士芳, 等, 2023. 推拿治疗轻度儿童过敏性鼻炎的疗效评价研究. 天津中医药, 40（11）：1382-1387.

王英, 王小军, 邵湘宁, 2014. 刘氏小儿推拿治疗小儿风寒咳嗽 40 例临床观察. 湖南中医杂志, 30（5）：85-86.

王勇, 2019. 推拿通过 Piezo1/JAK2 信号通路介导膝关节骨性关节炎软骨细胞凋亡的机制研究. 济南：山东中医药大学.

王雨玉, 陈谭红, 2021. 推拿联合热敏灸治疗儿童假性近视的效果及对视力的影响. 临床医学研究与实践, 6（10）：132-134.

王玉香, 2020. 引阳入阴推拿配合气息导引法干预围绝经期失眠症的效果探讨. 智慧健康, 6（24）：81-82, 190.

邬学群, 王世伟, 邢秋娟, 2012. "施氏整肩三步九法" 治疗肩周炎临床研究. 中国中医骨伤科杂志, 20（3）：4-5, 8.

吴山, 张美超, 李义凯, 等, 2010. 两种坐位旋转手法腰椎应力及位移的有限元分析. 广东医学, 31（8）：992-994.

夏循富, 顾红军, 崔晓笛, 等, 2021. 温针灸联合推拿治疗颈源性头痛患者的效果及对其颈部血流动力学的影响. 按摩与康复医学, 12（20）：1-3.

向勇, 王春林, 田启东, 等, 2024. "柔筋温通" 手法干预家兔骨骼肌慢性损伤的作用机制. 云南中医药大学学报, 47（4）：20-24.

肖德平, 张军, 李先樑, 2007. 第 3 腰椎横突综合征 102 例治疗体会. 中国中医骨伤科杂志, （5）：53-54.

肖显俊, 2015. 正反向推桥弓治疗原发性高血压的即时临床疗效观察及中枢响应特征研究. 成都：成都中医药大学.

谢文娟, 李文纯, 汤伟, 等, 2019. 刘氏小儿推拿治疗小儿急性腹泻临床观察. 实用中医药杂志, 35（7）：863-864.

谢文娟, 汤伟, 刘思雅, 2019. 刘氏小儿推拿治疗小儿咳嗽 80 例临床观察. 云南中医中药杂志, 40（7）：46-48.

谢幸财, 2006. 腰椎小关节紊乱症的发病机理及手法治疗探讨. 中国中医骨伤科杂志, 14（S2）：17-20.

熊磊, 邰先桃, 2022. 小儿推拿学. 北京：中国中医药出版社.

熊英, 沈楚楚, 樊璞, 等, 2018. 捏脊法对脾虚哮喘大鼠肠道菌群和肺部炎症的影响. 中医杂志, 59（1）：61-65.

徐步坚, 2021. 五步小儿推拿治疗小儿厌食症脾胃虚弱型 64 例临床观察. 中医儿科杂志, 17（2）：75-78.

徐海涛, 李松, 刘澜, 等, 2011. 腰椎斜扳手法时椎间盘的有限元分析. 中国组织工程研究与临床康复, 15（13）：2335-2338.

徐慧贤, 沈志勇, 陈舒, 等, 2018. 推拿联合中药治疗儿童变应性鼻炎临床研究. 新中医, 50（3）：135-138.

徐娜, 2020. 基于红外热成像技术研究痉挛型脑瘫患儿背部穴位的敏化规律及推拿干预的影响. 昆明：云南中医药大学.

徐盛元, 王佳, 戴屹东, 等, 2015. Mulligan 手法治疗腰椎小关节紊乱的临床疗效. 中国康复, 30（6）：445-447.

徐文嵩, 柳婷, 2019. 针刀 "C" 形松解术治疗僵硬期肩周炎临床观察. 辽宁中医药大学学报, 21（9）：185-188.

许丽, 褚海林, 余慧华, 等, 2011. 揉捏牵转法治疗小儿肌性斜颈 98 例临床观察. 中国中医药科技, 18（2）: 156-157.

薛卫国, 2002. 推拿配合降压药物治疗高血压病的临床观察与机理探讨. 成都: 成都中医药大学.

薛卫国, 廖品东, 2003. 推拿对高血压病患者血浆 NO 浓度及红细胞膜钠、钙泵活性的影响. 按摩与导引（6）: 2-4.

严春燕, 2018. 按摩手法对更年期综合征伴抑郁症患者心理应激、睡眠障碍及生活质量的影响. 中国健康心理学杂志, 26（10）: 1516-1520.

严伟, 穆海峰, 2009. 刺四缝穴结合推拿治疗儿童功能性便秘 58 例. 陕西中医, 30（7）: 814-815.

严蕴华, 廖彩凤, 2023. 推拿辅助治疗儿童过敏性鼻炎临床观察. 光明中医, 38（17）: 3414-3416.

杨秋波, 吕高燕, 2016. 推拿治疗小儿便秘 178 例. 中国民间疗法, 24（9）: 20.

杨田静, 赵颖丹, 郭正萍, 2021. 温针灸联合推拿治疗第 3 腰椎横突综合征疗效观察. 海南医学, 32（22）: 2918-2921.

杨元平, 张艳梅, 2013. 推拿治疗小儿非感染性腹泻临床研究. 中医学报, 28（11）: 1763, 1765.

杨芝仙, 李冬梅, 2016. 三步解痉推拿法对痉挛型脑瘫患儿手精细运动功能干预研究. 按摩与康复医学, 7（15）: 26-29.

姚重界, 孔令军, 朱清广, 等, 2022. 推拿干预腰椎间盘突出症相关疼痛的机制探讨. 中华中医药杂志, 37（4）: 2143-2147.

叶敬尧, 李念虎, 2021. 结合"筋骨再平衡"理论探析退变性腰椎侧凸. 中医临床研究, 13（19）: 71-73.

叶来生, 孟林, 梁浩瀚, 等, 2022. 髋关节置换术后早期疼痛外治法应用的研究进展. 大众科技, 24（10）: 96-99.

叶兰, 李江山, 李铁浪, 等, 2016. 刘氏小儿推拿治疗过敏性鼻炎的临床疗效观察（英文）. Journal of Acupuncture and Tuina Science, 14（03）: 202-206.

叶优珊, 马房柱, 2017. 小儿推拿对小儿哮喘不同时期 IL-17、IL-33、IL-6 水平变化影响. 吉林医学, 38（3）: 495-496.

易晓盼, 2019. 刘氏"推胸背法"治疗支气管哮喘慢性持续期的临床效应研究. 长沙: 湖南中医药大学.

殷明, 陈秀珍, 吴艳明, 等, 2000. 推拿对小儿哮喘缓解期甲襞微循环的影响. 中国微循环, 4（2）: 114-115.

于冬丽, 2018. 循经针灸推拿法对痉挛型脑瘫患儿治疗效果及肌肉痉挛评分、运动发育评分的影响. 中国妇幼保健, 33（22）: 5168-5170.

于明超, 王环, 杨寄渝, 等, 2015. 运腹通经推拿法治疗绝经综合征肾虚肝郁证. 长春中医药大学学报, 31（6）: 1235-1236.

于世亭, 王先滨, 张可心, 等, 2023. 推拿特定穴治疗便秘疗效及对患儿肠动力的影响. 陕西中医, 44（10）: 1474-1477.

余恒希, 2021. 选择性脊柱推拿对痉挛型脑瘫患儿吞咽障碍影响的研究. 昆明: 云南中医药大学.

袁汉坤, 龙眉伶, 陈淑贞, 等, 2021. 腰骶部阿是穴推拿治疗原发性痛经 54 例疗效观察. 中国民族民间医药, 30（11）: 113-115, 119.

袁兰英, 马惠昇, 穆静, 等, 2022. 理筋手法干预对颈后肌慢性损伤家兔 β-EP、ENK、5-HT 动态变化的影响. 中国民族民间医药, 31（6）: 29-34.

袁慎霞, 赵玉忠, 2012. 推拿联合金双歧治疗对儿童功能性便秘结肠动力影像学的影响. 中国中西医结合杂志, 32（5）: 709-710.

曾林, 唐宏图, 2020. 针刀治疗第三腰椎横突综合征的动物实验研究现状及展望. 实验动物科学, 37（4）: 69-73, 77.

曾婷, 2020. 张力平衡推拿法治疗痉挛型脑瘫疗效观察及对粗大运动功能的影响. 长沙: 湖南中医药大学.

查建林, 杨松滨, 褚立希, 2011. 理筋手法结合功能锻炼对膝骨性关节炎患者步态的改善作用. 上海中医药杂志, 45（2）: 35-37.

翟凤婷，王东梅，马青，等，2021. Th1/Th2 平衡对寒凝血瘀证原发性痛经大鼠血清 PG、COX-2、AVP 及 OT 的影响. 海南医学院学报，27（15）：1121-1126.

张国忠，2010. 定点旋扳复位法治疗腰椎后关节紊乱症 450 例. 山西中医，26（1）：35，40.

张欢，袁旻健，孙玮，等，2019. 推拿治疗膝关节骨性关节炎疗效 Meta 分析. 海南医学，30（7）：925-929.

张慧，2018. 推拿法治疗婴幼儿乳糖不耐受腹泻的临床观察. 湖北中医药大学学报，20（5）：93-95.

张慧，卢云霄，2019. 基于黄元御"培中气、重升降"思想推拿治疗小儿非感染性腹泻临床研究. 河北中医，41（2）：280-283.

张建奎，姜婳荷，马丙祥，等，2019. 推拿按摩督脉及夹脊穴对脑性瘫痪患儿核心控制能力的影响. 中国康复医学杂志，34（9）：1038-1042.

张军，刘强，孙树椿，等，2016. 基于退变腰椎间盘模型的旋转手法对椎体角度位移的影响. 中国中医骨伤科杂志，24（5）：1-4.

张君涛，王平，杨光，等，2012. 三种外治法治疗肩凝症 90 例临床观察. 中医杂志，53（7）：574-577.

张磊，李征宇，俞仲毅，等，2014. "以痛为腧"推拿按压法对神经痛大鼠脑内镇痛回路 GABA 与 GABA$_{AR}$ 的影响. 上海中医药大学学报，28（3）：50-53.

张磊，赵道洲，邓强，2017. 赵道洲主任医师手法治疗腰椎小关节紊乱症经验总结. 西部中医药，30（1）：34-36.

张明才，吕思哲，程英武，等，2011. 基于有限元模型研究椎骨错缝对颈椎病患者关节应力的影响. 中国骨伤，24（2）：128-131.

张骞，2018. 脊柱推拿对脑瘫幼鼠大脑皮层炎症的拮抗作用与机制研究. 昆明：云南中医学院.

张强，王继红，黄志凯，等，2023. 不同频率摩腹对脾虚型功能性消化不良家兔胃肠动力的调控规律及其与 CaM-MLCK 信号通路相关性研究. 环球中医药，16（10）：1981-1987.

张授尧，2023. 脑瘫幼鼠 circRNA-miRNA-mRNA 网络特征及推拿治疗的作用机制研究. 昆明：云南中医药大学.

张晓燕，2012. 舒筋推拿法为主配合针刺治疗肩周炎急性期的临床研究. 济南：山东中医药大学.

张欣，仲崇文，曾培，等，2017. 分筋点穴推拿法治疗第三腰椎横突综合征. 吉林中医药，37（12）：1269-1271.

张星贺，宋咏丽，高永超，等，2021. 六味地黄膏膏摩对脑瘫幼鼠大脑皮层损伤修复及 BDNF/TrkB 表达的影响. 中医药导报，27（6）：15-19.

张秀娟，徐满英，2002. 伏隔核功能的研究进展. 哈尔滨医科大学学报，36（4）：334-336.

张勇，李鹏，杨洋，2019. 中医推拿联合牵引治疗腰椎间盘突出症疗效及其对患者肌电图、血清 IL-1β、TNF-α 和血浆 TXB2 的影响. 重庆医学，48（19）：3283-3286.

张兆国，蒋继平，2015. 运腹通经法治疗围绝经期失眠的临床研究. 中国实用医药，10（28）：264-265.

赵海燕，王蕴峰，2010. 血清肌酸激酶活性测定和临床应用. 中国当代医药，17（5）：13-16.

赵娟，王继红，2015. 辨证推拿治疗原发性痛经 30 例. 中医外治杂志，24（5）：45-46.

赵莉，2018. 推拿加肺俞穴拔罐法治疗小儿急性支气管炎痰热壅肺证的临床效果. 中华中医药学刊，36（5）：1199-1201.

赵培，崔学记，王文丽，2022. 推拿点穴治疗痛经疗效观察及对患者负面情绪的影响. 新中医，54（6）：181-184.

赵琦，李海松，冀美琦，等，2018. 推拿治疗原发性高血压的疗效和安全性系统综述及 Meta 分析. 中医杂志，59（18）：1568-1573.

赵倩，唐锐，王小丽，等，2022. 穴位按摩对神经根型颈椎病患者疗效的 Meta 分析. 甘肃科技纵横，51（9）：97-101.

赵泽明，2021. 选择性脊柱推拿对痉挛型脑瘫患儿构音障碍影响的研究. 昆明：云南中医药大学.

钟亚彬，汪芗，张万龙，等，2014. 针刀对第三腰椎横突综合征患者血清 IL-6、IL-10、TNF-α 水平的影响. 针灸临床杂志，30（8）：43-45.

钟远鸣，叶伟权，邱伟，等，2022. 急性腰扭伤中医药治疗进展. 陕西中医，43（2）：269-272.

仲卫红，李宇涛，林建平，等，2021. "三步五法"推拿配合功法治疗颈型颈椎病的多中心随机对照试验. 中华中医药杂志，36（4）：2396-2399.

周进，范芸，段必双，等，2023. 肩关节轴向拔伸法对兔肩周炎模型炎症因子表达的影响. 云南中医中药杂志，44（1）：72-77.

周萌，2023. 选择性脊柱推拿对痉挛型脑瘫患儿上肢精细运动功能影响的研究. 昆明：云南中医药大学.

周明，2021. 经筋推拿结合侧卧推扳复位手法治疗疼痛期肩关节周围炎的效果及机制分析. 中国医学创新，18（32）：84-87.

周楠，房敏，朱清广，等，2012. 推拿手法治疗腰椎间盘突出症腰背伸肌群生物力学特性评价研究. 中华中医药杂志，27（3）：562-566.

周祺，2021. 小儿推拿腹部六大手法治疗婴幼儿便秘的临床疗效. 内蒙古中医药，40（11）：131-132.

朱博文，熊光轶，张骞，等，2017. 脊柱推拿干预脑瘫幼鼠生长发育及运动功能的时间量效实验研究. 时珍国医国药，28（9）：2274-2277.

朱博文，杨叶娇，邰先桃，2018. 邰先桃教授辨治小儿性肌性斜颈经验总结. 按摩与康复医学，9（1）：85-86.

朱成林，徐波，李艳，等，2016. 推拿治疗脊髓型颈椎病的系统评价. 陕西中医药大学学报，39（2）：71-74.

朱静，邵湘宁，张立勇，等，2014. 刘氏小儿推拿为主治疗痉挛型小儿脑瘫 30 例疗效观察. 湖南中医杂志，30（4）：86-88.

朱静，王英，唐乐平，等，2021. 不同刺激量捏脊疗法对厌食症模型大鼠血清锌、铁的影响研究. 现代医药卫生，37（24）：4165-4167.

朱清广，房敏，潘磊，等，2012. 推拿手法对颈椎病患者颈椎节段三维空间位置的影响. 中国中西医结合杂志，32（7）：922-925.

朱清广，房敏，沈国权，等，2011. 理筋手法联合颈椎关节调整手法治疗颈椎病 30 例临床观察. 中医杂志，52（15）：1290-1292.

朱秀英，李永平，孙小月，等，2021. 五禽戏联合推拿对原发性痛经患者中医证候及血清 TNF-α、CD4[+]、OT、β-EP 表达的影响. 新中医，53（2）：201-205.

庄捷铭，2023. 小儿推拿联合小儿肺热清颗粒治疗小儿急性支气管炎的临床观察. 中国中医药科技，30（4）：773-775.

Adams M A，Hutton W C，1980. The effect of posture on the role of the apophysial joints in resisting intervertebral compressive forces. J Bone Joint Surg，62（3）：358-362.

Alshuft H M，Condon L A，Dineen R A，et al.，2016. Cerebral cortical thickness in chronic pain due to knee osteoarthritis：the effect of pain duration and pain sensitization[J]. PLoS One，11（9）：e0161687.

de Lima Araújo T C，Menezes P M N，Ribeiro T F，et al.，2024. *Cannabis Sativa L.* roots from Northeast Brazil reduce abdominal contortions in a mouse model of primary dysmenorrhea. Journal of Ethnopharmacology，318（Pt A）：116891.

GBD 2021 Osteoarthritis Collaborators，2023. Global，regional，and national burden of osteoarthritis，1990-2020 and projections to 2050：a systematic analysis for the Global Burden of Disease Study 2021. The Lancet Rheumatology，5（9）：e508-e522.

Hinman R S，Bennell K L，Metcalf B R，et al.，2002. Balance impairments in individuals with symptomatic knee osteoarthritis：a comparison with matched controls using clinical tests. Rheumatology，41（12）：1388-1394.

Hu Z，Tang L，Chen L，et al.，2020. Prevalence and risk factors associated with primary dysmenorrhea among Chinese female university students：a cross-sectional study. Journal of Pediatric and Adolescent Gynecology，33（1）：15-22.

Kalichman L，Hunter D J，2007. Lumbar facet joint osteoarthritis：a review. Seminars in Arthritis and Rheumatism，37（2）：69-80.

Kalichman L，Suri P，Guermazi A，et al.，2009. Facet orientation and tropism：associations with facet joint osteoarthritis and degeneratives. Spine，34（16）：E579-E585.

Liu-Ambrose T，Katarynych L A，Ashe M C，et al.，2009. Dual-task gait performance among community-dwelling senior women：the role of balance confidence and executive functions. The Journals of Gerontology：Series A，64

（9）：975-982.

Mahmood Q，Habibullah D S，Babur P D M N，2019. Potential effects of traditional massage on spasticity and gross motor function in children with spastic cerebral palsy：a randomized controlled trial. Pakistan Journal of Medical Sciences，35（5）：1210-1215.

Niu F，Wang C T，Zhong H Q，et al.，2021. Spinal *Tuina* improves cognitive impairment in cerebral palsy rats through inhibiting pyroptosis induced by NLRP3 and caspase-1. Evid Based Complement Alternat Med，2021：1028909.

Qiao L Y，Tiwari N，2020. Spinal neuron-*Glia*-immune interaction in cross-organ sensitization. American Journal of Physiology Gastrointestinal and Liver Physiology，319（6）：G748-G760.

Qiao R，Kasimu A，Chen D M，et al.，2023. Abdominal massage to improve motor dysfunction in rats with cerebral palsy. Journal of Visualized Experiments，8（198）.

Rasool F，Memon A R，Kiyani M M，et al.，2017. The effect of deep cross friction massage on spasticity of children with cerebral palsy：A double-blind randomised controlled trial. JPMA. The Journal of the Pakistan Medical Association，67（1），87-91.

Zhang P Y，Zhang Q，Zhu B W，et al.，2020. Chinese *Tuina* protects against neonatal hypoxia-ischemia through inhibiting the neuroinflammatory reaction. Neural Plast，2020：8828826.

第 2 节　推拿保健研究

党的二十大报告指出"人民健康是民族昌盛和国家强盛的重要标志"，推拿作为绿色、低碳，可以避免打针吃药之苦的中医特色疗法之一，用于保健的历史悠久。随着社会经济的发展，人们健康意识的增强，推拿保健正在向专业化、产业化方向发展。根据社会需求，服务范围涵盖了全生命周期，从最初亚健康状态的全身推拿保健，逐步向专业化和精细化发展。例如，针对人们对面部美容和形体塑形的需求，形成了以润肤养颜、减肥塑形为主的美容推拿；针对家长对儿童生长发育关注度的提升，小儿推拿保健也从增强体质为主，逐渐向助长、益智为主开展了相关研究；为解决人口老龄化的社会问题，推拿用于抗衰老及其相关性疾病的研究也逐渐增多。本节主要介绍推拿用于美容、助长、益智和延缓衰老等方面的临床及机制研究。

一、推拿美容研究

推拿美容以手或肢体的其他部位，用特定的手法或手法组合作用于人体体表的特定部位和穴位，通过皮肤感受器，借助经络系统的介导作用，调整全身机能，促进新陈代谢，进而达到润肤养颜、延缓皮肤衰老的目的。通过中国知网、万方、维普数据库，查阅 2000～2023 年关于推拿美容研究的文章 95 篇，研究内容主要集中在面部美容。

1. 临床疗效研究

推拿美容因社会关注度高，市场需求量大，已经形成比较专业的消费市场，但是，因评估标准不一致，缺乏大样本多中心的关于临床疗效的循证研究。

张文远等（2015）将患者面部皮肤根据病况差异分成皱纹组、色斑组及毛孔粗大组，应用推拿联合砭石刮痧治疗，色斑组、皱纹组及毛孔粗大组患者的临床有效率分别为 88%、86%、90%，取得了较好的治疗效果。

苏氏（2002）用推拿法治疗面部黄褐斑患者 26 例，10 例完全康复，9 例效果明显，7 例好转。6 个月后接受随访的 18 例患者中，2 例复发，复发的患者再次治疗后症状又得到明显缓解。黄褐斑主要由脾肾功能失调导致，推拿治疗黄褐斑主要通过全身推拿，尤其是对脾俞、肾俞等相关穴位进行适度刺激，达到整体调理和局部调治的目的。

推拿美容在面部的手法操作方向通常要求顺应面部肌肉和神经的走向，如从下至上，以期拮抗因重力而致的肌肉下垂；从内向外螺旋式操作，以期增强舒适度，推拿手法的力度也以被操作者感觉舒适为度，时间20～30min。若患者面部有创伤、痤疮等皮肤破损时，局部不宜操作。

通过推拿手法减肥降脂，调整脏腑功能，进而达到由内向外的健康美，也属于推拿美容的范畴。邵湘宁等（2006）以经络推拿技术治疗30例单纯性肥胖症患者，显效19例，有效9例，无效2例，总有效率为93.33%。

推拿疗法通过手法在面部和肢体的特定部位（或穴位）进行不同方式的刺激，以期内调脏腑，调和气血，调理阴阳，外疗皮肤，美化形体，符合健康美容的需求。在国家大力发展中医药事业的背景下，我们需要基于临床，服务社会，守正创新，开展规范的推拿美容科学研究。

2. 机制研究

（1）促进面部血液循环：推拿手法刺激面部，可以促进组胺分泌，加速血液循环，扩张周围血管，有利于各组织器官的营养输送，加快新陈代谢，增强细胞再生能力，使皮肤红润而富有弹性，减轻皱纹，防止松弛。

（2）促进面部淋巴循环：推拿手法作用于面部可以促进淋巴循环，减轻组织水肿，消除皮肤肿胀现象，令皮肤充满弹性。促进淋巴液中丰富的抗体和淋巴细胞发挥免疫作用，加速皮肤疮疤的愈合速度。同时，还可以增加肌肉的营养供应，消除疲劳，增强肌肉的柔韧性，或解除肌肉的痉挛，促使萎缩的肌肉逐渐恢复。对于面部肌肉痉挛抽动、面肌瘫痪及其他原因造成的脸型异常等病变也有一定的疗效。

（3）促进皮脂腺、汗腺的分泌：直接接触皮肤的摩擦类手法可以清除衰亡的表皮细胞，加速皮肤细胞的新陈代谢，增加皮肤的弹性和光泽，同时可改善皮肤呼吸，有利于皮脂腺、汗腺的分泌，保持皮脂腺的完整性及其正常的缓冲能力。对干燥性皮肤可使其滋润，增强皮肤的保护功能；对油脂性皮肤则使积存在毛孔内的污垢和废物能够及时清除，减少阻塞和感染的机会，以保持皮肤处于正常的生理环境。

（4）增加局部组织的耗氧量：面部手法刺激可以促进皮肤新陈代谢，降低机体敏感性，增加组织局部耗氧量，加速二氧化碳、氮等废物的排泄，减少油脂的积累。

（5）刺激骨胶原蛋白恢复活力：对皮下神经的良性刺激，可减轻神经紧张度，缓解肌肉疼痛或紧张，软化（或消除）皱纹。

（6）调节人体的脏腑功能：手法刺激穴位，可激发经络之经气，起到调理气血、调整脏腑、调和阴阳的作用，"有诸内必形诸外"，促使人体表里一致，面部肌肤显示出自然而健康的弹性和光泽。

推拿美容通过手法，以力的形式刺激人体的特定穴位或特定部位，可以调节神经系统，稳定皮肤内环境，改善皮肤问题；通过促进血液循环，加速淋巴液流动，促进新陈代谢；加强消化系统功能，调节免疫及内分泌功能等，从而提高机体的生理功能，使人体形体健美，肌肤莹润。

二、推拿助长研究

小儿从成胎、初生到青春期，一直处于不断的生长发育过程中。生长发育是小儿不同于成人的重要特点，一般以"生长"表示形体的增长，主要体现为量的变化，体重与身高是反映儿童体格生长与营养状况的常用指标。"发育"表示各种功能的进步，主要体现为质的变化，生长与发育两者密切相关，犹如"形"与"神"同步发展，因此，生长发育通常相提并论。

小儿生长发育主要受先天和后天两方面因素的影响。先天因素与种族、遗传、胎儿期状况等有关；后天因素与社会条件、气候、地理、营养、睡眠、锻炼、疾病、药物等有关。推拿是目前常用于促进小儿生长发育的助长方式之一。正确、适时的推拿干预，可以疏通经络，调和气血，平衡阴阳，扶助人体正气，改善五脏六腑的功能，让孩子充分发挥自身遗传所赋予的身高增长的潜力，促进小儿的生长发育。

目前，关于促进儿童生长发育的临床需求不少，但是，规范的临床研究不足。通过万方、中国知网数据库，查阅 2000～2023 年的文献研究，关于推拿助长临床疗效研究的文章有 13 篇，研究机制的有 10 篇。

1. 临床疗效研究

侯玉婷等（2019）将 106 例厌食症患儿纳入研究对象，对照组（53 例）实施传统护理，试验组（53 例）在对照组干预方案的基础上实施"调运枢纽"推拿术。结果表明，推拿干预后，患儿的体重、身高等指标均优于对照组，基于经络腧穴理论的"调运枢纽"推拿术能提高厌食症患儿的临床疗效，并促进其生长发育。陈汛等（2019）观察小儿推拿在早产儿生长发育中的应用效果，表明小儿推拿可促进早产儿体重、头围、身长的增长速度，与对照组相比，差异有统计学意义（$P<0.05$）。

向红等（2020）研究"调运枢纽"推拿术对矮小症患儿生长发育的影响，以 160 例矮小症患儿作为研究对象，对照组（80 例）采用重组人生长激素治疗，试验组（80 例）在药物治疗基础上加用"调运枢纽"推拿术治疗。结果表明，与对照组比，试验组患儿体重明显增加，身高增加，3 个月后生长速率显著增加，患儿血清胰岛素样生长因子-1（IGF-1）、胰岛素样生长因子结合蛋白-3（IGFBP-3）水平高于对照组，但差异无统计学意义。

刘芳等（2021）采用四君子汤、推拿联合重组人生长激素（r-hGH）治疗矮小症患儿，治疗 12 个月后比较两组临床指标，血清 ghrelin、IGF-1、IGFBP-3 的水平，以及不良反应发生情况。结果表明，四君子汤、推拿联合 r-hGH 治疗能显著促进矮小症患儿的生长发育，改善血清 ghrelin、IGF-1、IGFBP-3 的水平，且不良反应较少。吴莉城等（2021）观察生长 1 号方结合推拿治疗特发性矮小症（ISS）脾肾两虚证患儿的临床疗效。结果表明，生长 1 号方结合推拿治疗 ISS 脾肾两虚证疗效满意，能够有效增加儿童生长速度，易被家长和患儿接受，值得临床推广应用。

孟英英（2023）以 32 例学龄前反复呼吸道感染肺脾两虚型患儿为研究对象，观察助生长推拿法对学龄前期儿童的身高、体重增长情况。结果表明，助生长推拿法对学龄前期反复呼吸道感染肺脾两虚型患儿身高、体重增长速率均有促进作用，并可改善患儿的饮食、睡眠，减少呼吸道感染的发病次数，干预效果优于对照组。贺玉英等（2023）观察特制生长贴联合推拿治疗儿童矮身材的临床疗效，选取矮身材儿童 62 例，对照组（31 例）给予推拿治疗，治疗组（31 例）在对照组基础上给予特制生长贴穴位贴敷，治疗 12 个月。结果表明，两组患儿身高均较治疗前明显增高，试验组临床有效率明显高于对照组。李凌云等（2023）将 120 例身材偏矮儿童分为试验组（60 例）和对照组（60 例），对照组给予健康教育、强化营养支持与照护，试验组在对照组基础上加用基于五经辨证的推拿治疗。结果表明，基于五经辨证的推拿治疗身材偏矮儿童，可有效促进身材偏矮儿童生长发育，提高血清 IGF-1、25-（OH）D、IGFBP-3 水平，改善骨代谢。

我们认为，小儿推拿在临床广泛应用于儿童保健，不仅可以促进生长发育，还可降低体弱儿童发病率，有利于儿童生长发育、提高机体免疫力，但推拿助长的临床疗效缺乏规范的临床研究，有待进一步探索。

2. 机制研究

矮小症常是由生长激素分泌不足、紊乱或生长激素抵抗而导致。研究显示，下丘脑-垂体-IGF-1 生长轴信息传递和分泌功能出现异常与矮小症发生具有一定关联，由于机体生长激素、IGF-1 分泌不足，使该轴分泌出现失调，导致矮小症发生。朱升朝等（2002）研究发现，对家兔施加按摩关元、足三里、捏脊等穴位操作能刺激家兔下丘脑-垂体功能，促进生长发育的多种激素分泌，如生长激素、甲状腺素和胰岛素等，说明推拿可以促进生长发育，减轻婴儿肠胃失调的症状，并可改善睡眠。梅玉霞等（2022）观察助长推拿治疗矮小症的临床效果及对脂肪因子的影响。结果表明，助长推拿联合重组人生长激素治疗矮小症可明显提高患儿生长速度，降低胰岛素抵抗指数，调节骨质代谢，其机制可能与缓解脂肪因子紊乱有关。

此外，小儿脑瘫属中医"五迟""五软"的范畴，相关研究发现，推拿可以促进脑瘫幼鼠的生长发育。施英华等（2021）将新生幼鼠分为脑瘫模型组、推拿组和对照组，对推拿组进行为期28天的推拿干预后，观察体重、睁眼时间及步态等行为学变化，并通过免疫印迹法检测下丘脑中GH和GHR的表达。结果显示，推拿可有效促进脑瘫幼鼠的生长发育，其机制可能是通过促进下丘脑生长激素及其受体蛋白的表达实现的。

我们认为，小儿推拿作为一种具有中医特色的外治疗法，可解决小儿服药困难、惧怕针刺、药物不良反应等其他治疗方法存在的问题，是一种绿色健康、易被患儿及其家长接受的可促进儿童生长发育的好方法。但是，推拿疗程较长，需要患儿及家长具备足够的耐心，且有关推拿助长的临床疗效研究仍存在，如样本量较少、以回顾性研究为主、病例均来源于同一医院，研究结果代表性不足等问题。关于推拿助长的机制研究较少。因此，推拿助长理论上可行，但临床尚需扩大样本量，开展多中心、大样本的规范的随机对照试验研究，并进行系列的机制探索，为进一步推广推拿助长在儿童矮身材治疗中的应用提供更多依据。

三、推拿益智研究

小儿智能发育与体格生长一样，是反映小儿生长发育正常与否的重要指征。智能发育通常指神经心理发育，包括感知、运动、语言、性格等方面。智能发育除与先天遗传因素有关外，还与后天所处环境及受到的教育等密切相关。

智力低下、脑瘫是临床上常见的儿童智能发育异常性疾病。儿童智力低下也称为智力落后、精神发育迟滞，是指智力损伤发生在发育时期的智力残疾，表现为感知、记忆、语言和思维方面的障碍。脑瘫是指持续性的以运动、语言、智力及发育障碍为主的综合征，智力低下是脑瘫患儿常见的功能障碍，会对患儿产生终身影响。据统计，我国0～14岁儿童智力低下的患病率为1%～3%，脑瘫在我国的发病率约为2.48‰，其中，在脑瘫患儿中约有74.5%合并智力低下（或认知功能障碍），严重危害患儿的身心健康，也给家庭和社会带来了沉重的经济和精神负担。

中医古籍中并无"智力低下""脑瘫"等病名，根据临床表现，中医将其归属于"童昏""无慧""五迟""五软""五硬"等范畴。中医认为，认知功能障碍主要与先天禀赋不足、心肾亏虚、脑髓失养有关，而五脏虚损、热病津亏、气虚血瘀、痰湿阻滞等是后天致病的主要原因。临床常采用整体调理与局部调治相结合的辩证思维，针对不同的症（或证），采用推拿、灸法、针刺等综合治疗方法，易被患儿及家长接受。研究表明，推拿可通过缓解肌肉痉挛、改善神经和肌肉的营养代谢、改善传导通路，促进脑瘫患儿脑损伤恢复，达到治疗认知功能障碍的目的。通过万方、中国知网数据库，查阅2000～2023年的文献研究，关于推拿益智临床疗效研究的文章有10篇，研究机制的有6篇。

1. 临床疗效研究

王力文等（2002）研究益智填髓推拿法治疗智力低下患儿，结果显示，试验组临床疗效及提高智商（IQ）、改善社会适应能力均明显优于对照组（$P<0.01$）。

苏海波（2018）研究刘氏小儿推拿治疗脑瘫伴轻度智力障碍患儿，结果显示，刘氏小儿推拿治疗脑瘫伴轻度智力障碍患儿临床总有效率（94.44%）高于对照组（66.67%）（$P<0.05$），其机制可能是通过调节促炎因子和抗炎因子水平，改善患儿粗大运动和综合功能而实现的。

张彬（2019）研究阳经循经推拿治疗脑瘫合并智力低下患儿，结果显示，阳经循经推拿联合康复训练可改善智力水平，临床疗效优于对照组（$P<0.05$），值得临床推广应用。赵海侠等

（2019）将 150 例发育迟缓患儿分为 A 组（脑神经营养剂）、B 组（听觉统合训练）、C 组（中医推拿配合听觉统合训练）进行研究，结果显示，治疗 3 个月，B、C 组患儿的智商、语言、社会适应及总发育商（DQ）均明显高于 A 组（$P<0.05$），说明中医推拿联合听觉统合训练可使发育迟缓患儿的智力、语言及社会适应性在短期内得到显著改善，且其效果优于单一听觉统合训练。

王灿军等（2021）研究健脾益气推拿法治疗脑损伤综合征伴智力发育迟缓患儿，结果显示，健脾益气推拿法联合认知训练可改善患儿的精细运动、语言能力、适应性及个人社交能力，各项指标均明显高于对照组（$P<0.05$），其机制可能是通过调节脑血流来实现的。汪杨（2021）采用针灸联合中医推拿治疗脑瘫伴智力发育障碍患儿，结果显示，干预 6 个月后，试验组的粗大运动功能（GMFM）评分、智力发育评分（PDI）均高于对照组（$P<0.05$），说明针灸联合中医推拿可以改善脑瘫患儿的粗大运动功能，并促进其智力发育。

我们认为，推拿临床主要是根据智力低下及脑瘫不同症（证）的需求，选择相应的推拿手法，作用于特定的部位或穴位，"推穴道，走经络"，激发人体经络的经气，促进气血运行，提高机体免疫力，进而促进脑功能恢复，改善患儿认知功能障碍，达到益智的目的。

2. 机制研究

推拿益智的机制研究主要集中在调节炎症细胞因子、提高机体免疫力和改善脑部血流速度，促进脑发育三个方面。

（1）调节炎症细胞因子：推拿疗法可通过调节脑细胞炎症因子分泌，改善脑部微循环、重建脑内稳态，进而起到保护脑组织的作用。何琪等（2018）研究发现，脑瘫模型幼鼠脑损伤后 TNF-α 和 IL-10 的含量升高，经推拿治疗后，TNF-α 表达下降、IL-10 表达升高，可能是重建了脑内炎症稳态，起到保护脑组织的作用。吴奕池等（2019）的研究也发现，循经针灸推拿治疗脑瘫患儿，可有效缓解患儿肌肉痉挛、改善运动发育情况，降低血清 IL-6 和 TNF-α 水平，促进炎症因子消散，进而改善患儿脑局部微循环，起到促进脑损伤修复的目的。

（2）提高机体免疫力：脑瘫患儿丘脑下部的免疫中枢受损，导致免疫功能发生障碍，加之患儿需长期往返医院，且多伴有运动功能障碍、生活自理能力差、抵抗力差等问题，较普通儿童更易发生呼吸道感染。推拿可以通过刺激背部脊柱"阳脉之海"，振奋阳气，提高患儿机体免疫功能。李珍等（2012）研究发现，接受捏脊疗法后的大鼠，IL-2 和免疫球蛋白含量升高，且升高的程度与捏脊次数、刺激强度有关。姚晶晶等（2018）研究发现，轻手法按摩脊柱，可抑制交感神经、兴奋副交感神经，重手法按摩则兴奋交感神经、抑制副交感神经。脊柱是感觉神经和运动神经交会的枢纽，通过推拿可引起复杂的神经-体液变化，进而发挥免疫调节作用。

（3）改善脑部血流速度，促进脑发育：脑损伤是脑瘫发生、发展的关键因素，推拿可有效改善大脑微循环，促进脑神经营养代谢，改善传导通路。朱静等（2014）提出，推拿手法可通过刺激脑部末梢神经，促进相关通路及突触再生，有效提高大脑代偿功能，促进肢体功能恢复。刘志华等（2020）研究发现，针灸、推拿联合穴位注射治疗痉挛型脑瘫患儿，可有效改善肌张力、姿势异常，患儿大脑中动脉、后动脉血流速度也明显增快，有效提高患儿脑部血液循环。

我们认为，推拿疗法作用于一定的部位或穴位，具有益智聪慧的作用。但应进一步研究相关操作法的规范性，形成可推广应用的推拿方案。研究灸法、针刺、推拿与康复治疗技术（如物理疗法、作业疗法、言语治疗）的综合应用，探索更为有效的综合治疗方案，应该是有效促进益智的研究方向。

四、推拿延缓衰老研究

衰老是指机体随着年龄的增长，阳气衰弱，阴精亏损，气血不足，出现脏腑功能减退，气血阴阳失调，组织细胞缓慢性、进行性、退行性功能降低和发生紊乱的全身性、多系统、循序渐进的功能衰退过程的综合表现。推拿通过对身体特定部位或穴位不同方式的刺激，疏经通络、行气活血、祛瘀消滞、调整脏腑、调理阴阳，达到延缓衰老的目的。正如《摄生要义·按摩篇》所言"按摩者，开关利气之道，自外而达内者也。故医家行之以佐宣通，而摄生者贵之以泄壅滞"。又如《元道经》曰："仙家按摩导引之术，所以行血气，利关节，辟邪外干，使恶气不得入吾身中耳……延年却病，以按摩导引为先。"通过中国知网、万方、维普数据库，查阅 2000~2023 年的文献研究，关于推拿延缓衰老临床疗效研究的文章有 22 篇，研究机制的有 20 篇。

1. 临床疗效研究

詹强（2004）研究发现，足部反射区疗法可改善老年人神经内分泌和免疫功能，进而延缓衰老。操作步骤：先用揉搓法作用于足底 5min，点按涌泉穴 5min，再用推法和揉法刺激太冲穴 5min，最后用擦法作用于足底涌泉穴，以发热为度。每日 1 次，5 次为 1 个疗程，共治疗 10 个疗程。

连宝领等（2007）研究发现，背腰部推拿能够改善老年肾虚患者的衰老症状，操作手法主要选用一指禅推法、𢏐法、按揉法和擦法等，先用一指禅推法作用于足太阳膀胱经及其背部的肺俞、心俞、膈俞、肝俞、胆俞、脾俞、胃俞、三焦俞、肾俞、关元俞等背俞穴，约 5min；再用𢏐法自上而下作用于督脉和足太阳膀胱经循行于背部的部位，约 10min；用按揉法作用于背部腧穴，约 5min；最后用擦法横擦腰骶部，以热为度。隔日治疗 1 次，每周 3 次，10 次为 1 个疗程。

刘焕兰等（2009）采用擦涌泉、浴面、按揉面部穴位、梳头、振耳、擦风池、揉膻中、摩腹、揉关元、擦肾俞、按揉足三里、搓手脚自我保健按摩 12 法观察对老年人生活质量的影响，研究发现，自我保健按摩可以通过激发经络之经气，调整机体各脏腑组织器官的功能，改善衰老症状，预防老年疾病，提高老年人的生活质量。

多项研究表明，腰背部推拿可以明显降低老年肾虚患者的衰老症状积分，改善腰膝酸软、疲倦乏力、头晕耳鸣、失眠健忘等症状，尤其是对腰背痛、骨质疏松性疼痛等。推拿可以明显提高脾肾两虚型绝经后骨质疏松妇女的骨密度，降低衰老症状评分，提高雌激素水平，且无副作用。老年人坚持自我推拿保健可以明显改善两眼昏花、视物模糊、听力下降、耳鸣耳聋、记忆力减退、反应迟钝、思维分析能力下降、胸闷、纳差、便秘、夜间尿多、小便清长、性欲减退等衰老症状，提高生活质量。推拿保健的疗效与年龄和严重程度呈负相关，即年龄越大，衰老越严重，效果越差。

我们认为，衰老过程伴随一系列脏腑精气虚衰，尤其是肾精虚损的表现，推拿多采用补肺益气、益肾填精的方法，改善老年机体的功能储备，增强人体各部分的功能，进而改善衰老状态。

2. 机制研究

推拿延缓衰老的机制研究主要集中在神经内分泌免疫调节、抗氧化等方面。

（1）推拿延缓衰老的神经内分泌免疫调节机制：免疫系统由骨髓、胸腺、脾、淋巴结、扁桃体、阑尾等组成，其中胸腺是免疫系统的中心器官，免疫功能低下时胸腺萎缩，体积变小。胸腺指数是衡量机体免疫功能的重要指标。血清神经生长因子（NGF）是连接免疫系统和神经系统的纽带，CD80 是免疫球蛋白超家族成员，能够有效反映机体免疫功能状况，IL-33 参与调节 Th2 型机体免疫和炎症反应，是免疫反应的关键活化因子。张欣等（2018）研究发现，背腰部推拿可提高衰老家兔胸腺指数，降低血清 NGF 含量，提高局部皮肤 CD80 细胞表达，提高局部皮肤和脑组织 IL-33 表达，即推拿疗法能够有效提高亚急性衰老家兔的免疫功能。庞军等（2010）通过对亚急性衰老大鼠足少阳胆经进行推拿、艾灸干预，发现胸腺一氧化氮（NO）浓度降低，超氧化物歧化酶（SOD）活性提高，说明推拿和艾灸能延缓免疫器官萎缩和功能退化，提高机体免疫力，从而达到延缓衰老的目的。

T 细胞因子表达水平异常是衰老及衰老所致老年骨质疏松、老年痴呆等老年病的关键因素之一，IL-1β 和 IL-6 是由单核细胞、巨噬细胞及 T 淋巴细胞产生的多效能细胞因子，它们不仅在免疫网络中传导免疫反应信号，活化 T、B 淋巴细胞产生抗体等方面起重要作用，而且作为一种重要的免疫调节物，可以作用于神经内分泌系统，影响全身各系统的功能活动，是神经内分泌和免疫系统之间相互作用的重要介导因子。詹强等（2004）研究发现，足部反射区推拿能够降低老年大鼠脾脏和垂体中的 IL-1β、IL-6 的基因表达水平，改善老年机体神经内分泌和免疫功能，具有一定的抗衰老作用。

血清免疫细胞是机体发生免疫应答的重要基础之一，其中 CD3$^+$是细胞免疫中最主要的活性细胞，是构成 T 细胞抗原受体的膜抗原；CD4$^+$是辅助性 T 细胞，调节免疫应答；CD8$^+$发挥细胞毒性 T 细胞功能；NK 细胞是特异性免疫和体液免疫的效应细胞，可发挥免疫强化和造血作用直接杀伤靶细胞。免疫球蛋白由 B 淋巴细胞受到抗原刺激后分化生成，IgM 和 IgG 是主要的抗体。王之虹等（2020）研究发现，背部推拿手法可提升免疫抑制家兔免疫细胞 CD3$^+$、CD4$^+$、NK 和 IgM 表达，提示其可能通过调节机体细胞免疫和体液免疫起到延缓衰老的作用。

多项研究发现，背部膀胱经推拿可以改善 D-gal 衰老家兔的免疫功能，提高胸腺指数并改善血液、皮肤及脑组织的免疫炎症因子水平，提高环磷酰胺所致衰老模型家兔细胞免疫和体液免疫功能。膏摩足三里还可以提高臭氧衰老模型小鼠的抗氧化损伤能力，降低外周血淋巴细胞 DNA 的损伤程度。

推拿疗法延缓衰老的神经内分泌免疫调节机制可能与加快血液循环、降低血黏度、改善微循环、增强免疫功能等有关。

（2）推拿延缓衰老的抗氧化机制：衰老的自由基理论即氧自由基理论，如何维持体内抗氧化剂的水平和自由基清除剂的水平是推迟衰老和延长寿命的关键，SOD 是一类重要的抗氧化金属酶，可防止自由基对机体的直接和间接损伤，其活性的高低反映出组织抗氧化的能力。丙二醛（MDA）是自由基膜过氧化脂质的重要分解产物。谷胱甘肽过氧化物酶（GSH-PX）是机体内广泛存在的一种催化过氧化氢分解的酶，可以保护细胞膜结构和功能的完整性。乳酸脱氢酶（LDH）是机体糖酵解途径中的重要酶，可以直接影响机体能量代谢。邹权（2011）研究腹背推拿对药物氧化性血虚模型家兔外周血红细胞（RBC）、血红蛋白（Hb）和血清 SOD、MDA、GSH-PX 及 LDH 含量的影响，证实腹背推拿可以提升衰老家兔血液 RBC 及 Hb 数量，提高家兔血清中 SOD、GSH-PX 活性，降低血清中 MDA、LDH 含量，说明腹背推拿具有很好的抗氧化作用，可明显改善氧化性血虚证家兔模型的缺血缺氧状态，提高抗氧化应激损伤能力，起到一定的延缓衰老作用。

综上所述，推拿作为一种中医外治疗法，能够通调全身的传输功能，使机体的气血津液得以正常运行，增强免疫功能，改善人体随着年龄增长而出现的机体防御功能和抗病能力低下的状态，进一步探索推拿延缓衰老的作用机制，可以有效指导临床，对促进人类健康，有效应对老龄社会意义重大。

参 考 文 献

陈汛，何丽芬，杨秀杰，2019. 小儿推拿在早产儿生长发育中的应用效果. 中国民间疗法，27（24）：16-18.

丛德毓，胡金凤，王立新，等，2011. 腹背推拿对亚急性衰老家兔血清 SOD、MDA 的影响. 中国老年学杂志，31（7）：1250-1251.

何琪，邸先桃，张骞，等，2018. 推拿对脑瘫幼鼠海马炎症的拮抗作用及 DNA 甲基化调控机制. 时珍国医国药，29（5）：1241-1244.

贺玉英，2023. 特制生长贴联合推拿治疗儿童矮身材的疗效观察. 中医外治杂志，32（1）：62-63.

侯玉婷，王艳辉，张绍彩，等，2019. 基于经络腧穴理论的"调运枢纽"推拿术对厌食症患儿的临床疗效及生长发育的影响. 河北医学，25（5）：875-878.

金清水，2009. 推拿对脾肾两虚型绝经后骨质疏松症的临床观察. 南京：南京中医药大学.

李凌云，吴钱红，李俊达，等，2023. 从五经辨证采用小儿推拿防治儿童矮身材. 中医学报，38（10）：2240-2246.

李珍，唐勇，林小兰，2012. 捏脊疗法对大鼠血清中 IL-2 和免疫球蛋白的影响. 新中医，44（5）：131-132.

连宝领, 肖枫, 曹佩生, 等, 2007. 背腰部推拿对老年肾虚患者抗衰老作用的临床观察. 按摩与导引 (7): 5-7, 36.

刘芳, 杨翠, 2021. 四君子汤、推拿联合重组人生长激素对矮小症患儿生长发育的影响. 湖北中医杂志, 43 (8): 11-13.

刘焕兰, 仇穗鸣, 2009. 中医保健按摩对提高老年人生存质量的研究. 中国实用医药, 4 (29): 202-205.

刘亮晶, 贾元斌, 李中正, 等, 2020. 湘西小儿保健推拿经验总结. 按摩与康复医学, 11 (18): 24-25.

刘明军, 2009. 膏摩法对衰老模型鼠外周血淋巴细胞 DNA 损伤程度影响的实验研究. 辽宁中医杂志, 36 (10): 1798-1799.

刘志华, 李亚洲, 胡春维, 2020. 针灸推拿联合黄芪穴位注射治疗小儿脑瘫的疗效及对运动功能和脑血流的影响. 现代中西医结合杂志, 29 (17): 1887-1890.

梅玉霞, 盖云, 陈娌娜, 等, 2022. 重组人生长激素联合助长推拿对矮小症及脂肪因子的影响. 世界临床药物, 43 (11): 1433-1439.

孟英英, 2023. 助生长推拿法对学龄前期反复呼吸道感染患儿身高及体重影响作用观察. 济南: 山东中医药大学.

庞军, 甘炜, 唐宏亮, 等, 2010. 足少阳胆经推拿对亚急性衰老大鼠胸腺一氧化氮的影响. 时珍国医国药, 21 (7): 1799-1801.

邵湘宁, 陈美仁, 魏高文, 等, 2006. 经络推拿术治疗单纯性肥胖患者 30 例临床观察. 中医药导报, 12 (5): 47-48.

施英华, 邰先桃, 2021. 脊柱推拿对脑瘫模型幼鼠下丘脑生长激素及其受体蛋白表达影响的研究. 四川中医, 39 (2): 55-59.

苏海波, 2018. 刘氏小儿推拿治疗脑瘫儿伴轻度智障疗效及对患者智力、运动水平的影响. 陕西中医, 39 (10): 1470-1472, 1475.

苏彦林, 李应伟, 2002. 推拿治疗面部黄褐斑 26 例. 按摩与导引, (5): 46.

邰先桃, 熊磊, 2006. 减肥按摩膏治疗儿童单纯性肥胖症的临床研究. 云南中医学院学报, 29 (6): 29-32.

汪杨, 2021. 针灸联合中医推拿对脑性瘫痪患儿智力发育及粗大运动功能的影响. 基层医学论坛, 25 (13): 1901-1902.

王灿军, 胡春维, 杨惠婷, 2021. 健脾益气推拿法联合认知训练对脑损伤综合征智力发育迟缓患儿发育商的影响. 临床医学研究与实践, 6 (23): 130-133.

王力文, 黄安, 王振芳, 等, 2002. 益智填髓推拿法治疗儿童智力低下 48 例临床观察. 山西中医学院学报, 3 (4): 42-43.

王宇峰, 商强强, 丛德毓, 等, 2015. 推拿疗法对衰老家兔皮肤组织超氧化物歧化酶、丙二醛含量的影响. 中国老年学杂志, 35 (23): 6671-6672.

王之虹, 杨寄禹, 刘明军, 等, 2020. 背部推拿手法对亚急性衰老并免疫功能低下家兔血清免疫细胞与免疫球蛋白的影响研究. 中国中医基础医学杂志, 26 (5): 622-624.

吴莉城, 杨亭亭, 王勤, 2021. 生长 1 号方结合小儿推拿对特发性矮小症儿童生长激素-胰岛素样生长因子轴功能的影响. 中医儿科杂志, 17 (6): 81-84.

吴奕池, 李琰华, 周觉, 2019. 循经针灸推拿法治疗小儿痉挛型脑瘫疗效观察及对肌肉痉挛、运动发育的影响. 新中医, 51 (8): 227-230.

向红, 孙香娟, 常克, 等, 2020. 调运枢纽推拿术联合重组人生长激素对矮小症患儿生长发育的影响. 陕西中医, 41 (6): 766-769.

闫丽萍, 2005. 针推美容作用机理的现代研究. 山西中医, (4): 94-95.

姚晶晶, 罗世燕, 2018. 甘露聚糖肽胶囊联合捏脊疗法治疗反复呼吸道感染患儿的临床疗效及对免疫功能的影响. 中国妇幼保健, 33 (13): 3002-3004.

詹强, 2004. 足部反射区推拿对白细胞介素-1β 水平的影响. 浙江中西医结合杂志, 14 (3): 9-10, 13.

詹强, 2004. 足穴推拿疗法对不同年龄人群血清 IL-6 水平变化的影响. 中国中医药科技, 11 (3): 133-134.

张彬,2019. 阳经循经推拿联合康复训练对脑性瘫痪合并智力低下患儿智力水平的影响. 中国民间疗法,27(3):
　23-25.

张文远,楚云杰,2015. 推拿结合砭石刮痧在面部美容中的应用效果. 中国医疗美容,5(1):130-131.

张欣,崔建,刘明军,等,2018. 背部推拿法对亚急性衰老并免疫功能低下家兔局部皮肤与脑组织 IL-33 表达
　的影响. 长春中医药大学学报,34(5):854-856,879,1030.

张星贺,张骞,朱博文,等,2019. 小儿推拿早期干预对生长发育的双向作用. 医学争鸣,10(4):56-58.

赵海侠,李淑娜,2019. 中医推拿配合听觉统合训练在提高整体发育迟缓患儿智力发育水平中的应用价值. 临
　床医学研究与实践,4(2):126-128.

朱静,邵湘宁,张立勇,等,2014. 刘氏小儿推拿为主治疗痉挛型小儿脑瘫 30 例疗效观察. 湖南中医杂志,
　30(4):86-88.

朱升朝,孙敬方,于利群,等,2002. 按摩促进婴幼儿生长发育的机理及实验研究. 南京中医药大学学报(自
　然科学版),18(1):48-50.

邹权,2011. 腹背推拿治疗法抗衰老作用研究. 长春:长春中医药大学.

第 4 章　推拿学文献研究

随着大数据和人工智能的兴起，数据挖掘和文献计量学等方法为推拿学研究提供了新的思路和方法。本章旨在通过介绍推拿学文献研究的方法，阐明文献研究的重要性，并深入挖掘推拿古籍的研究价值。故本章将首先介绍推拿学经典文献数据挖掘的研究思路和方法，包括对推拿理论体系、穴位、手法、治疗等方面进行深入分析，并探讨不同医家、学派和地域的差异性。其次，介绍推拿学文献计量学研究，通过分析文献发表情况、研究热点、作者合作网络等，揭示推拿学科的发展趋势和研究方向。最后，列举部分推拿学文献计量学研究的实例，以期为推拿学科的研究和发展提供参考和启示。

第 1 节　推拿学经典文献数据挖掘研究

大数据技术的不断发展，使数据挖掘在各个领域展现出巨大的潜力。在推拿学研究领域，利用数据挖掘技术可以深入挖掘中医推拿古籍中蕴含的丰富知识，揭示推拿理论体系的发展演变规律，梳理推拿手法、推拿部位（或穴位）、推拿治疗的规律和特点，并为临床实践和科学研究提供可借鉴的思路与方法。

一、推拿学经典文献数据挖掘研究思路与方法

（一）研究思路

中医领域的古籍文献浩如烟海，中医推拿信息犹如"大数据"，通过大数据的分析，可以深入研究中医推拿古籍的发展变化，并且为推拿学科的研究提供新的范式和方法。随着计算机软硬件和互联网技术的快速发展，数据量以惊人的速度增长。"大数据"作为一个抽象的概念，正在影响着各行各业，在医疗领域应用大数据有助于提高医疗质量。在中医推拿研究领域引入新的数据分析技术，可以充分实现现有数据的价值，优化推拿医疗流程和管理策略，促进学科的高质量发展。

数据挖掘（data mining）就是从大量的数据中，提取隐藏在其中的、未知的、但潜在有用的信息的过程。数据挖掘的目标是建立一个决策模型，根据过去的行动数据来预测未来的行为。数据挖掘是一个多学科领域，是数据库技术、统计学、机器学习和模式识别的交叉领域，数据挖掘是数据库中知识发现不可缺少的一部分，而数据库中知识发现是将未加工的数据转换为有用信息的整个过程，该过程包括一系列转换步骤，从数据的预处理到数据挖掘结果的后处理，一般分为七个步骤：数据清理、数据集成、数据选择、数据变化、数据挖掘、模式评估和知识表示。大规模中医推拿古籍文本可视化分析与数据挖掘以中医古籍文本为基础，采用大数据的研究理念，对古籍进行整理、标注和自动分词处理。同时，还需要解决年代的考证问题，以确定作者所属的朝代，从而进行准确的统计分析。

推拿学经典文献的数据挖掘研究主要从以下几个方面开展：第一，系统整理古代各地区的推拿文献资料，包括医学典籍、医案记录等，全面梳理不同时期推拿的发展历程。对比分析不同学派的推拿理论体系和发展规律，探讨其成就与差异。第二，对古代典籍中记载的推拿常用穴位进行分类整理，不仅研究穴位名称、定位等基本信息，还可以研究不同时期同一穴位名称是否存在变化。深入探讨穴位的适应证及推拿操作方法，并与现代文献比对，以指导临床、科研和教学。第三，系统梳理古代各种推拿手法，总结推拿手法名称和操作步骤，考察不同流派、学派推拿手法的创立背景和特点。选择典型手法、推拿处方等数据建立数据库，进行系统汇总分析。第四，除了专门论述推拿的古籍外，还可以检索其他医学典籍，查找其中有关推拿的零散记录。此外，可以整理不同时期有影响的医家对推拿理论的贡献，阐述其思想在后人中的传承与发展。

（二）研究方法与研究内容

1. 研究方法

（1）收集和整理文献资料：包括整理古籍中有关推拿的部分，录入计算机形成电子数据，可采用 Microsoft Excel 或 SPSS 等软件形成文献数据库。数据库的建立作为数据挖掘中极为关键的一步，直接关系到挖掘结果的准确性。

（2）对文献资料进行分析标注：对推拿基本理论、概念、推拿手法、推拿治疗的疾病等内容进行分类标注。

（3）挖掘文献中的核心数据：统计古籍中提到的推拿穴位名称、推拿手法和推拿穴位数量、穴位定位等数据。统计常见病证和对应的推拿治法。可采用频数分析、关联规则、聚类分析等数据挖掘计算方法。

（4）对比分析文献间的相关数据：不同学派或时期在某一知识点上的差异，如按法在不同著作中的功效主治比较；膏摩在不同文献中的药方对比研究等。

（5）挖掘文献中的规律性知识：探讨某一学说的形成和演变规律。例如，以痛为腧理论在不同朝代推拿文献中的形成、演变规律和应用情况等。又如，推拿手法是否可以运用于急性关节损伤类疾病的治疗、不同朝代不同医家的观点等。

（6）建立文献知识图谱：以图形方式呈现文献中的知识点及知识点之间的关联关系，建立知识图谱系统，该系统包括知识建模、知识获取、知识融合、知识存储和知识应用五大部分。

1）知识建模：构建多层级知识体系，将抽象的知识、属性、关联关系等信息，进行定义、组织、管理，转化成现实的数据库。

2）知识获取：将不同来源、不同结构的数据转化成图谱数据，包括结构化数据、半结构化数据（解析）、知识标引、知识推理等，保证数据的有效性和完整性。

3）知识融合：将多个来源、重复的知识信息进行融合，包括融合计算、融合计算引擎、手动操作融合等。

4）知识存储：根据推拿学专业研究的需求，设计合理的知识存储方案，存储方案具备灵活、多样、可拓展等特性。

5）知识应用：为已构建的知识图谱提供图谱检索、知识计算、图谱可视化等分析与应用能力。并提供图谱基础应用类、图结构分析类、图谱语义应用类、自然语言处理类、图谱数据获取类、图谱统计类、数据集统计类等资料。

（7）对比西医学相关知识：寻找古代理论在现代的应用价值。在疾病诊断、治疗原理、临床实践、研究方法等方面，与西医学相关知识进行对比研究。

2. 研究内容

（1）推拿理论体系演变规律

1）对古代医学典籍中的推拿理论内容进行文本挖掘。利用自然语言处理技术提取关键词、概念等，绘制不同时期理论框架的演变图谱。

2）收集和整理大量历史案例资料，运用分类和聚类算法分析不同时期案例中的主要症状、治法等特征，发现理论演变的趋势。

3）构建推拿理论知识图谱，记录不同概念及其内在联系。利用图谱算法检测知识图谱随时间的演化关系。

4）对比分析现有理论与临床实践之间的一致性。运用机器学习算法预测新的理论假设，并通过后续临床研究进行验证。

5）挖掘影响因素：运用关联规则技术发现影响推拿理论演变的重要历史事件和外部条件。

6）建立推拿理论知识数据库。收集理论文献，支持基于时间和主题的过滤和检索，绘制理论体系空间-时间演变图。

7）预测未来趋势：根据历史规律建立时序模型，预测推拿理论发展可能的新方向。

（2）主要穴位名称统计和分布规律

1）主要穴位名称：对推拿古籍中所提到的主要穴位进行整理和归纳，包括名称、位置、功效、主治特点等信息。

2）穴位分布规律：分析推拿古籍中提到的穴位的分布规律，如在身体的哪些部位集中分布、是否有特定的分布规律等。

3）穴位与经络关系：分析推拿古籍中对穴位与经络关系的描述，包括经穴、经外奇穴、经验穴、特定穴、阿是穴等。

4）穴位的推拿手法应用：研究推拿古籍中推拿手法作用于穴位的应用方法和技巧。

（3）常见病证和推拿治法的对应关系

1）梳理不同病证的中西医病名和中医证型，注重症状与推拿治疗对应关系的梳理。

2）挖掘古籍中的病案，分析疾病和推拿治疗的对应关系。

（4）推拿手法分类和特点

1）根据推拿古籍的内容，设计科学的特征抽取方法。可以考虑使用基于规则的方法，如基于关键词的特征抽取，或者基于统计方法，如词频-逆文档频率（TF-IDF）权重。

2）选择适合的数据挖掘算法进行分析。可以使用聚类算法，如 K 均值（K-means）聚类算法，将推拿手法进行分类；可以使用关联规则挖掘算法（Apriori），挖掘推拿手法之间的关联关系。

（5）不同医家理论贡献与传承关系

1）对收集到的文献进行仔细阅读和分析，了解每个医家的理论观点、学说和方法，并进行比较研究，找出它们之间的异同点。

2）通过文献和史料的比较，追溯不同医家理论的传承关系。可以分析不同医家之间的师承关系、学派传承等，找出不同医家之间的理论影响和衍生关系。

3）可以运用数据挖掘技术对医家理论进行分析和挖掘，如使用文本挖掘方法提取关键词、主题模型等，以发现医家理论之间的关联性和传承关系。

（6）不同地域学派的差异性研究

1）对收集到的文献进行阅读和仔细分析，了解每个地域推拿学派的理论观点、手法特点和临床应用规律等，并进行比较研究，找出它们之间的差异或相似之处。

2）通过深入研究不同地域的历史、文化、气候等特点，分析其对推拿学派的影响。地域因素可能会导致推拿手法、理论体系和临床应用上的差异。

二、推拿学经典文献数据挖掘

（一）推拿手法

黄萍萍等（2015）通过对按法的治疗要点、作用机制和临床应用进行古代文献研究，从理论上精确阐释了按法，并根据其理论和功效合理应用按法可以拓宽了按法的治疗范围，提高临床疗效。按法的治疗要点重视手法操作，重视辨证、手法的补泻，多以痛为腧。按法的作用机制主要是温经散寒、舒筋活络、扶正祛邪。按法的临床应用主要是经穴和阿是穴，适用于全身各部位或穴位，可以用于治疗全身各种急慢性疾病。

李拓等（2022）共检索出古籍 7 本、教材 28 本、临床文献 47 篇，从擦法的定义、分类、操作要领、功效等维度进行文献数据挖掘分析，研究发现，擦法的分类和应用根据操作面分为四种，即指擦法（着力面为指面）、掌擦法（着力面为掌面）、小鱼际擦法（着力面为小鱼际）、大鱼际擦法（着力面为大鱼际）。

擦法适用于全身各部位，主要应用在胸腹、腰背、四肢等部位。关于不同部位的擦法选择，以及力度、频率、时间等操作参数，原文描述较为宽泛。需要通过进一步研究与实践，明确各部位的最佳擦法和操作细节，从而提高擦法的效果和安全性。此项工作还有待深入开展，以制定更科学规范的擦法操作规范。

黄常乐等（2022）以中医古籍为研究对象，运用数据挖掘技术整理治疗腰痛的膏摩方，共检索出条目 148 条，膏摩方 50 首，遍布 78 本中医古籍中，在检索出的 148 条中，记载条目频数在 10 以上的有 3 本著作，记载膏摩方最多的著作是《普济方》，提及 19 次，其次为《太平圣惠方》，提及 18 次，再次是《圣济总录》，提及 10 次；条目频数在 4~9 的有 3 本著作，分别为《理瀹骈文》《千金方》《证治准绳》；条目频数在 1~3 的有 72 本著作，说明膏摩方大多分散记录在古籍中。

唐景潇等（2022）对古籍文献进行检索，并统计分析后发现，古代脏腑推拿最常见的手法为"按腹（407 条）"和"摩腹（95 条）"。"按腹"多用于诊断和治疗，"摩腹"多用于内科、儿科及养生方面，如"用掌心，团摩满腹上，治伤乳食""食毕摩腹能除百病"等。另外，"摩脐（63 条）""揉脐（66 条）""按脐（50 条）"等也是古代脏腑推拿常用操作法，如"若腹内有气胀……摩脐上下并气海""揉脐上，治肚胀气响"之类。

祝伟杰等（2022）基于数据挖掘技术探讨张振鋆《厘正按摩要术》中小儿推拿手法及选穴规律，研究发现，涉及的推拿手法有 6 种，总频次 372 次。其中，推法使用频次最多，为 234 次（62.90%），其次是揉法 45 次（12.10%），再其后依次是掐法 42 次（11.29%）、运法 35 次（9.41%）、摩法 10 次（2.69%）、摇法 6 次（1.61%）。复式操作法 12 种，总频次 48 次。其中，天门入虎口使用频次最多，共 13 次（27.08%），其次是水底捞月 9 次（18.75%），再其后依次为运水入土 7 次（14.58%）、赤凤摇头 5 次（10.42%）。其余复式操作法使用频次均少于 5 次，分别是打马过天河 3 次（6.25%）、二龙戏珠、黄蜂入洞、运土入水、按弦走搓摩各 2 次（4.17%），猿猴摘桃、飞经走气、抱肚各 1 次（2.08%）。

（二）推拿治疗

徐娜等（2018）运用数据挖掘技术计算明代 8 本小儿推拿著作中脑瘫相关推拿操作法的支持度、中心度，对脑瘫相关的推拿及选穴进行可视化中心度分析，研究发现，共有 27 个小儿脑瘫相关推拿处方，所采用的操作法共有 33 个，总频次 146 次，推三关、补脾经、运八卦、分阴阳等操作法的使用频率依次为 66.67%、55.56%、51.85%、51.85%，所选穴位多为小儿推拿特定穴。

苏一帆等（2019）运用数据挖掘技术计算清代 12 本小儿推拿著作中脑瘫相关穴位的支持度、中心度，并对穴位进行可视化中心度分析，研究发现，所选用的穴位共 120 个，其中三关（40%）、手阴阳（25.7%）、六腑（18.57%）、脾经（15.71%）、八卦（14.28%）、肺经（14.28%）等使用频率最高，且居于中心地位。

王思齐等(2020)全文阅读明清时期与儿童孤独症相关的小儿推拿著作7本，应用SATI、UCINET、NetDraw、SPSS Modeler等数据挖掘软件，计算选穴的频次、中心度、关联规则，并对穴位进行可视化的网络中心度分析。研究表明，明清时期孤独症常用"痴迷""哑子不言""痰迷心窍"等描述，推拿选穴大部分位于上肢部，尤以手部五经穴为主，心经和肺经关联度最高。

丁英霞等(2021)应用复杂网络数据挖掘技术研究推拿治疗小儿厌食症的选穴规律及核心处方，研究发现，推拿治疗小儿厌食症的核心处方为捏脊、补脾经、摩腹、揉板门、运内八卦。脾胃气虚型厌食症核心处方加揉脾俞、揉中脘、揉胃俞、揉足三里、推三关，脾胃阴虚型厌食症核心处方加揉中脘、揉足三里、揉脾俞、揉胃俞、补肾经、揉二马，伤食型厌食症核心处方加掐揉四横纹、揉足三里，脾失健运型厌食症核心处方加推四横纹、清胃经、揉足三里。

戎姣等（2023）对明清时期小儿推拿的代表性著作11本进行全文阅读，采用SATI、UCINET、NetDraw等数据挖掘软件，计算治疗便秘相关穴位的支持度、中心度，并对穴位进行可视化中心度分析。研究显示，共有72条（重复40条）与便秘相关的中医处方，所采用的穴位共有49个，退六腑、分阴阳、运内八卦、推三关、补脾土、清肾水、清大肠等操作法使用频次最高，且居于中心地位，选穴以小儿手部特定穴居多，穴位主治功效类别以通便类为主，临床治疗多采用泻法。

参 考 文 献

丁英霞，周鹏，傅春升，等，2021. 基于复杂网络研究推拿治疗小儿厌食的临床选穴规律. 山东中医杂志，40（10）：1116-1120.

黄常乐，张济时，王晓东，2022. 膏摩法治疗腰痛古籍谱古代文献研究. 中国民族民间医药，31（19）：61-63，70.

黄萍萍，廖军，郑春水，等，2015. 按法的文献研究. 中国中医基础医学杂志，21（3）：336-337.

李拓，赵峻嵺，李晶磊，等，2022. 推拿擦法规范化文献研究——基于古籍、教材及现代临床文献对擦法的规范化研究. 中医药导报，28（9）：133-136.

戎姣，张凯，卢天娇，等，2023. 明清时期推拿治疗小儿便秘的选穴规律研究. 山东中医药大学学报，47（4）：433-438.

苏一帆，张星贺，余恒希，等，2019. 基于数据挖掘技术对清代小儿推拿治疗脑瘫的选穴规律的研究. 时珍国医国药，30（3）：760-762.

唐景潇，吴秋君，范顺，等，2022. 古代脏腑推拿应用概述. 天津中医药，39（7）：883-887.

王思齐，苏一帆，何卓娟，等，2020. 明清时期小儿推拿治疗自闭症的选穴规律. 云南中医学院学报，43（5）：74-78.

徐娜，郭太品，张星贺，等，2018. 基于数据挖掘技术的明代小儿推拿治疗脑瘫操作法的研究. 云南中医学院学报，41（5）：85-87，102.

祝伟杰，翁家俊，何喆，等，2022. 基于数据挖掘探讨张振鋆《厘正按摩要术》小儿推拿手法及选穴规律. 中医文献杂志，40（1）：30-34.

第2节　推拿学文献计量学研究

文献计量学是利用数学和统计学方法，对文献的数量、分布、引用关系等进行定量分析，从而揭示学科发展规律和趋势的一种研究方法。在推拿学领域，文献计量学可以帮助我们了解推拿学科的研究现状、热点和前沿，分析作者、机构、国家和期刊的绩效，并揭示推拿学科的知识结构和演变规律。

一、推拿学文献计量学研究思路与方法

（一）研究思路

文献计量学研究是探索和分析大量科学数据的一种流行且严格的方法。通过文献计量学研究，可以阐明特定领域或学科的进化历程，分析该领域发展过程中的相关问题的细微差别，探寻该领域或学科的新兴研究方向。文献计量学在推拿学领域的应用研究还相对较少，主要体现在绩效分析和科学制图两个方面。

1. 绩效分析

绩效分析见于大多数综述文献，因为综述的标准做法就是介绍该领域不同研究组成要素（如作者、机构、国家和期刊）的绩效，这与实证研究中通常介绍的参与者背景或概况相似，只是分析性更强。绩效分析最主要的衡量标准是每年或每个研究人员的出版物和引用次数，其中出版物代表生产率，而引用次数则衡量影响力和作用力。其他衡量标准，如每篇论文的引用次数和 H 指数，则将引用次数和论文数结合起来衡量研究人员的绩效。绩效分析通常是描述性的，主要反映该研究领域中不同组成部分的重要性。

（1）出版相关指标：如出版物总数、学术界出版物、贡献作者数量、独家著作、合著出版物、有效出版年限等。

（2）引文相关指标：如总引用次数和平均引用次数。

（3）引文和出版相关指标：如协作指数、协作系数、被引出版物数量、被引出版物比例、每篇被引出版物的引用次数、H 指数、G 指数和 I-INDEX 等。

2. 科学制图

科学制图技术主要包括引文分析、共引分析、书目耦合、共词分析和合著分析等几个方面，反映出研究成分之间的关系。

（1）引文分析：反映出版物之间的知识联系，当一个出版物引用另一个出版物时形成。出版物的影响力取决于它受到的引用次数。该分析可以确定研究领域中最有影响力的出版物。使用引文，分析研究领域中最有影响力的出版物，可以了解该领域的研究动态。

（2）共引分析：指通过分析两篇文献同时被别的文献引用的情况来研究文献之间的关系，可用于揭示研究领域的知识结构。在共同引用网络中，当两个出版物同时出现在另一个出版物的参考文献列表中时，它们就会被连接起来。使用共引分析除了可以找到最有影响力的出版物外，还可以发现主题集群。

（3）书目耦合：共享共同参考文献的两份出版物在内容上通常也是相似的。该分析的重点是根据共同的参考文献将出版物划分为主题集群，并且最好在特定时间范围内使用。主题集群基于引用出版物形成，因此，最近或最新的和小众的出版物可以通过书目耦合获得可见性，该分析可以代表研究领域的现状。

（4）共词分析：是一种检查出版物本身实际内容的技术，共词分析的分析单位是"词"，与引文分析、共引分析和书目耦合不同，它们使用被引用或引用的出版物作为焦点或代理，共词分析中的词语通常来自"作者关键词"，在没有"作者关键词"的情况下，也可以从"文章标题""摘要""全文"中提取值得注意的词语进行分析。

（5）合著分析：合著是学者之间智力合作的正式方式，对于了解学者之间的互动情况（包括相关的作者属性，如附属机构和国家）非常重要。随着研究方法和理论复杂性的增加，学者之间的合作已成为一种普遍现象。合著分析主要考察研究领域中学者之间的互动关系。该分析可以揭示来自特定地区的学者之间的集群研究，绘制不同时期的合作图，使学者能够根据合作网络回顾智力发展的轨迹，同时为未来的学者提供有价值的信息，以便有选择性地与研究领域的知名学者接触和合作。

（二）研究方法

理清研究思路，聚焦研究内容，明确研究目的，筛选研究范围，选择相应的文献计量分析技术，按照以下步骤依次推进，以达到研究目的。

第一步，确定研究的目的和范围。文献计量学研究的目的应与回顾研究领域的绩效和科学性有关。就绩效而言，文献计量学研究通常旨在揭示研究领域的多产研究成分，这些成分可能包括作者、机构、国家和期刊。就科学性而言，文献计量学研究旨在揭示文献计量学结构，这种结构囊括了研究成员之间的网络，有助于形成建立在研究领域相关主题群基础上的知识结构。因此，确定研究的目的和范围必须在选择文献计量分析技术和收集文献计量数据之前进行。

文献计量学分析是为了处理大量文献计量学数据而设计的。一般而言，研究范围应足够大，才能进行文献计量学分析。确定研究范围的大小，可以依据预期研究领域的论文数量。例如，论文数量达到数百篇（如 500 篇或更多）或数千篇，则可以认为该研究领域足够大，可以使用文献计量学分析。如果只有几十篇（如 50 篇）或几百篇（如 100～300 篇）论文，则认为该研究领域较小，不值得使用文献计量学分析，因为强行对这一较小的语料库进行分析，可能会出现矫枉过正的现象。这种情况，可能更适合采用系统文献综述和荟萃分析等其他综述方法。

第二步，选择文献计量分析技术和软件。根据研究的目的和范围，选择一种或多种文献计量分析技术和软件，如 CiteSpace 或 VOSviewer。选择合适的数据库，如使用中国知网、PubMed、Web of Science（WOS）等数据库，在此阶段，选择合适的关键词和筛选条件以获取相关的原始文献数据。然后，再根据所选择的技术和软件准备不同格式的文献计量数据。文献计量数据通常以原始格式检索，因此，还需要根据所选择的文献计量分析技术和软件所需的格式进行数据清理。

第三步，进行文献计量分析与总结。文献计量分析软件可以帮助分析文献数据，生成科学知识图谱，展示如合作网络、共现分析、共被引分析等。在操作软件中设置适当的参数，如时间切片、文本处理、节点类型等，然后运行分析，生成可视化图表。最后进行分析和解释结果，根据生成的图表分析文献的特征和发展趋势，如文献来源、学科分布、作者和机构分布等。总结学科研究热点和发展趋势，展望学科未来可能的研究方向。

二、推拿学文献计量学研究概况

（一）推拿概况研究

马亮亮等（2022a）基于 WOS 核心合集数据库 2001～2020 年推拿研究的文献，进行文献计量和可视化分析，研究共纳入 1793 篇文献，研究热度呈阶梯式增长，出版期刊主要以综合性、辅助性医学期刊为主。研究国家以美国和中国为核心，向 73 个国家和地区发散，迈阿密大学的菲尔德蒂凡尼团队、上海中医药大学的房敏团队和孔敬大学的 Eungpinichpong Wichai 团队是推拿研究的核心作者团队和机构。关键词分析研究的热点主要有推拿疗法、疼痛、焦虑抑郁、机制研究，代表性聚类集中在作用机制研究、腹部推拿、系统评价、妇科推拿、儿科推拿等方面。前沿趋势侧重于推拿对血液循环、血压、肌筋膜自我放松的影响，以及不同国家和地区推拿疗法的交互融合。文献共被引分析显示，关键文献主要集中在功能改善、炎症、筋膜放松和增加早产儿体重等方面。商强强等（2023）对关于中医推拿的核心文献进行总结与可视化分析，发现检索中国知网得到 5638 篇文献，年发文量趋于稳定，研究变化趋势为临床研究转向基础研究与循证研究，骨伤科研究转向内科研究，重视治疗经验与疗效转变为更重视预后及生活质量；WOS 检索得到 346 篇文献，发文量呈逐渐上升趋势，中国作者发文最多，特点是逐渐重视推拿疗法的效力与循证研究；研究团队以中国各大中医药院校为主，团队之间的合作较少。

（二）推拿手法研究

王宇琦等（2023）采用文献计量学方法分析振腹疗法的研究特点、热点及发展趋势。研究共纳入相关文献 245 篇。数量整体呈上升趋势，发文量最多的作者为付国兵、国生、李江山，研究机构以北京中医药大学东方医院为代表。频次前 3 位的关键词为"振腹疗法""推拿""振腹法"，关键词形成 10 个聚类，凸显词共 14 个。

（三）推拿功法研究

有研究通过文献计量学分析，回顾 2000 年以来发表的中国传统功法运动对肌肉骨骼疾病研究的特点和趋势，共检索获得 432 篇文献，并随着时间的推移呈上升趋势。在这一领域发表文章最多的国家和机构是美国（183 篇）和哈佛大学（70 篇）。《循证补充和替代医学》（20 篇）是最多产的期刊，《Cochrane 数据库系统综述》（758 次）是最常被引用的期刊。王晨晨发表的文章数量最多（18 篇）。从高频关键词来看，肌肉骨骼疾病和中国传统运动的热点分别是"膝关节骨关节炎"和"太极拳"。

张清源等（2023）使用 VOSviewer 与 Microsoft Excel 结合文献计量学方法进行可视化分析，总结中医养生功法防治失眠的临床研究现状，分析中医养生功法治疗失眠的临床热点、趋势和局限性。共纳入相关临床文献 253 篇。研究表明，该领域发文量随时间推移呈波动上升趋势，临床研究热点呈现变迁状态。目前，中医养生功法防治失眠领域已形成稳定的核心作者团队，核心研究机构包括加利福尼亚大学洛杉矶分校、香港大学、上海中医药大学等。此外，研究发现，不同类型的中医养生运动改善睡眠质量的临床适应证可能有所不同，如太极拳最常见于治疗由衰老、癌症放疗及抑郁或焦虑相关障碍引起的失眠；八段锦针对因中风、围绝经期综合征、高血压引起的失眠的临床研究报告数量最多；六字诀主要适用于行动不便的失眠患者。

（四）推拿治疗研究

叶磊等（2016）运用文献计量分析，探讨中医推拿在骨伤科疾病谱的发展情况，研究发现，在1995～2014 年近 10 年的文献中，中医推拿治疗肌肉骨骼系统和其他组织病的临床文献共 18 678 篇，共 115 种疾病谱，其中西医疾病 79 种，西医症状 23 种，中医病证 13 种，中医推拿治疗骨伤科疾病谱仍以颈椎病、腰椎间盘突出症和肩周炎为主要优势病种。

马亮亮等（2022b）对国内近二十年（2001～2020 年）推拿在失眠中的相关研究进行文献计量及可视化分析，最终纳入 1278 篇文献，知识图谱分析显示，推拿治疗失眠的研究热度不断上升，研究类型主要以临床研究为主，研究热点与前沿集中在推拿联合针灸、中药的综合方案，心脾两虚型，宁心安神，系统评价，颈源性失眠，原发性失眠，围绝经期失眠，脑卒中/高血压/焦虑，情志障碍等方面。

参 考 文 献

马亮亮，杨惠然，王建业，等，2022a. 基于 Web of Science 核心合集推拿研究的文献计量及可视化分析. 中医药导报，28（2）：131-138.

马亮亮，杨涛，姚静静，等，2022b. 基于文献计量学和 Cite Space 可视化工具分析推拿在失眠中的应用. 按摩与康复医学，13（7）：65-70.

商强强，姚俊杰，王宇峰，等，2023. 基于核心期刊传统中医推拿研究热点趋势及展望的 CiteSpace 可视化分析. 实用临床医药杂志，27（1）：9-15.

王宇琦，肖永华，程潞瑶，等，2023. 基于 CiteSpace 的振腹疗法文献计量及可视化研究. 中国医药导报，20（4）：15-20.

叶磊，孙武权，张昊，等，2016. 基于文献计量分析法对中医推拿在骨伤科疾病谱近 10 年发展情况的初步研究. 中国中医基础医学杂志，22（8）：1142-1143，1146.

张清源，黄晟赫，吴千言，等，2023. 基于可视化分析的中医传统养生功法防治失眠的前沿与热点分析. 中医临床研究，15（32）：62-68.

Guan C，Gu Y J，Cheng Z J，et al.，2023. Global trends of traditional Chinese exercises for musculoskeletal disorders treatment research from 2000 to 2022：a bibliometric analysis. Front Neurosci，17：1096789.

附录一 国外推拿研究概况

推拿在国外的发展，以美国为代表，19世纪中后期出现了整骨医学和整脊疗法。整骨医学基于西医形态学的发展逐步完善，整骨医学专业和西医的临床医学专业具有相同的培养过程，毕业生可以获得医学学位，已经成为美国的第二大医学类教育体系。整脊疗法早期主要针对脊柱半脱位的治疗，随着技术的不断完善，近年来，也开始针对除脊柱以外的四肢关节和肌肉的治疗，只是，整脊疗法没有建立像整骨医学一样的培养过程，毕业后不能取得医学学位。此外，瑞典按摩对西方按摩发展的影响也很大。

习近平总书记在全国卫生与健康大会上指出，要坚持中西医并重，推动中医药和西医药相互补充，协调发展。我们了解国外手法医学的学术特点，有利于拓宽推拿从业者的视野，吸收国外手法医学的营养，补充我国推拿学科发展中的不足，为学科的高质量发展寻找创新思维。

一、美国整骨医学

美国整骨医学（osteopathy），在19世纪中后期，由安德鲁·泰勒·斯迪尔（Andrew Taylor Still）医生创立，是基于整体观念的手法医学，主要用于诊疗肌骨神经系统的病变，属于美国的替代医学范畴。

（一）理论指导

美国整骨医学的指导思想主要体现在以下三个方面。第一，人体是一个功能活动高度协调的整体，人是身体、意志和精神的统一体，诊断疾病时要从整体观念思考。第二，人体能够自我调整、自我疗愈，并且能自我维持健康状态。第三，人体的结构和功能可以相互影响。

正常情况下，人体骨与关节形成的框架结构处于平衡状态，一旦人体的骨性框架结构平衡被打破，人体的功能就会受到影响。由于框架失衡引起的疾病被整骨医学称为躯体功能障碍。诊断躯体功能障碍有四大要素，分别是压痛、组织变性、活动受限、不对称，同时具备以上三个特征即可诊断为躯体功能障碍。

1）压痛：当肌骨神经系统出现病变时，在周围神经的出口处、棘突旁、关节缝处、肌腱附着处等是压痛点集中的部位，相当于中医的阿是穴。

2）组织变性：肌肉、筋膜、韧带、肌腱等组织出现结节样、条索状反应，或出现组织过硬、过软等反应，均可视为组织变性，其实质是一种软组织的病理状态。

3）活动受限：一般情况下，全身的关节都有一定的活动度，每一个关节都有其特有的活动特点，解剖结构决定了关节的功能。当关节出现病变时，关节的活动度就会受到限制。

4）不对称：除内脏外，正常人体的各关节，左右是基本对称的。如果在触诊时，摸到同一个关节两侧的形态明显不同，并且伴随一定的症状，就是不对称。在全身关节的检查中，不对称是一个重要的观测指标。

当关节出现不对称时，至少说明在这一节段出现了问题。如双侧膝关节或踝关节出现不对称，其中一侧可能就有病变。对于单个椎体，当在体表摸到两侧的横突一高一低，这种不对称说明该椎体发生了旋转。除了关节外，软组织也会出现不对称现象。

（二）技术特点

整骨医学的专业教材《整骨技术图谱》，共收录了 12 种技术，分别是软组织技术、肌筋膜松解技术、摆位放松技术、肌肉能量技术、高速低幅技术、协调位放松技术、Still 技术、韧带张力平衡及韧带关节紧张技术、内脏技术、淋巴技术、关节和联合操作技术及颅骨整骨手法技术。其中，颅骨整骨手法技术已经发展为颅骨整骨手法医学（osteopathic cranial manipulative medicine，OCMM）。

整骨医学中的很多诊断理念和技术值得借鉴，最具代表性的技术有肌肉能量技术和摆位放松技术，在放松肌肉和治疗相应的关节错位时有较好的疗效，便于节约医师的体力和时间成本。

肌肉能量技术（muscle energy technique，MET）由美国整骨医生米切尔（Fred L. Mitchell Sr.）提出，后来被美国整骨医学教育委员会定义为一种整骨医学的治疗方法，主要是医生引导患者肢体到特定的位置，嘱患者主动收缩某些肌肉，与医生做一定的对抗，两者协同完成治疗。主要包括等长收缩后放松、交互抑制、利用肌肉活动关节、呼吸辅助、头眼反射等 9 种方法。该疗法属于整骨医学中的直接治疗法，已成为肌骨系统疾病的主要治疗手法之一。该技术适应范围广泛，脊柱的颈、胸、腰、骨盆部位都可以使用。肌肉能量技术操作步骤：①准确定位需要治疗的骨或关节，选择好需要诱导治疗的目标肌肉，摆好相应的体位，固定住所要治疗的骨或关节。②引导患者进行反方向的抵抗，确保目标肌肉收缩，才有可能改善治疗部位的功能受限。③施加合适的压力，与患者形成相等的力量对抗，使所要刺激的靶肌肉持续收缩 3～5s。④对抗力结束后，休息 1～2s，再一次摆放新的位置，使需要治疗的肌肉进一步拉长。⑤重复上述步骤①～④3～5 次，重新评估患者的关节活动度或位置变化，以确定疗效。

摆位放松术（Strain-Counterstrain）由美国整骨医生琼斯（Lawrence H. Jones）于 1955 年提出，最早是通过摆放患者的体位来减轻疼痛，后来经过研究，用于肌肉上的压痛点放松，术者通过精确地摆放患者体位，缩短压痛点所在的肌肉的长度，一般摆放在缩短位 90s，达到减轻压痛点疼痛的目的。具体操作方法：①寻找压痛点。压痛点常集中在患者描述的病变部位，但有时候也会在其对应的前方的相关部位。如下腰痛的患者，压痛点在前方的髂腰肌处较为明显。触诊是寻找压痛点的常用方法，用手指的指腹轻轻地在病变处寻找，当一个部位出现多个压痛点时，选择压痛最明显的点作为治疗点。为了进一步确认该处为病灶，可以与对侧同样的部位进行比较，病变处往往是最痛的地方。②摆放患者的体位。一手放在压痛点上，另一手摆放患者的体位，以使治疗点所在的肌肉处于缩短的方向来调整体位，并在这个过程中不断地询问患者痛点的疼痛程度是否减轻，小幅度地微调患者肢体，使靶肌肉朝缩短的方向调整，当疼痛减轻到原来的 70% 时，停止微调，并维持住该体位 90s。注意在调整过程中，按压痛点的手的位置和压力尽量不变，不能忽重忽轻，当停止调整后，按压力可以减掉，但手不能离开压痛点，因为治疗结束后，该痛点还要进行重新按压评估，如果手指离开，再次评估时就不能保证按压到与之前相同的部位。在保持住治疗体位的 90s 内，患者要完全放松，不能活动治疗的肢体。③重新评估压痛点。90s 后，将患者的肢体缓慢放回中立位，用原来按压在痛点的手再次按压原来的痛点，询问患者的痛感是否有所减轻。

摆位放松术操作当中，90s 的时间是为了给机体本体感觉调节环路充分发挥自我调整的时间，该手法起效的主要机制可能是身体通过神经反射的自我调节，使痛点处的组织放松，减轻对神经的刺激以达到止痛的目的。

（三）临床应用

整骨医学主要诊疗的疾病为疼痛类疾病，如常见的脊柱病，偶尔也有一些内科疾病。此外，整骨医学还有专门针对小儿疾病的手法，其理论基础主要是解剖学和生理学，从调整肌骨神经系统平衡入手，这一点和中医小儿推拿有很大差别。随着整骨医学的发展，其在内科疾病的应用范围也逐渐扩大。

美国整骨医学于20世纪初传到了英国，1917年，英国整骨医学院（British School of Osteopathy，BSO）成立，这所学校是欧洲的第一所整骨学校，后来又传到了德国、法国、意大利等国。美国整骨医师有处方权，欧洲整骨医师只能做手法治疗，没有处方权。

二、整 脊 疗 法

整脊疗法（chiropractic）由美国人丹尼尔·戴维·帕尔默（Daniel David Palmer）于1897年创立，此疗法的主要观点认为，人体的疾病是由脊柱半脱位造成的，用手法纠正脊柱的半脱位可以使人体恢复健康，属于美国替代医学范畴。国内一般称"美式整脊"或"按脊疗法"等。

（一）理论指导

整脊疗法强调"脊椎半脱位"的概念。2014年，美国整脊医师委员会将半脱位解释为"是一种健康问题，表现在骨关节，并通过复杂的解剖和生理关系，影响神经系统，并可能导致功能障碍、残疾或者疾病"。相当于中医骨伤疾病中的"脊柱小关节紊乱"。

在长期的临床实践中，由于治疗范围较广，整脊疗法逐渐形成多个流派，多个内部派系之间的理论和观点不尽相同，归纳起来，主要有两种看法。第一，正统派认为，脊柱半脱位是导致疾病的主因，患者描述的症状主要是由于脊柱半脱位所致，治疗疾病时应将精力放在纠正脊椎半脱位上。第二，杂合派认为，脊柱半脱位只是其中一种致病因素，治疗时除了纠正脊椎半脱位外，还采用物理治疗、超声波治疗及热疗等治疗软组织病变。

（二）技术特点

整脊疗法针对脊柱错位的手法主要是高速低幅法，相当于中医推拿的扳法，讲究稳、准、巧、快，其中也包括针对脊柱周围软组织的手法，如按法、牵拉法等，由于整脊疗法内部流派众多，因此也产生了多样化的治疗方法，如脊椎活动器操作法（国内简称整脊枪疗法）、冈斯德疗法（重视影像评估和定点治疗）、器械整脊法、骶-枕疗法、麻醉下推拿等。

值得注意的是，整脊师发明了两种工具，一个是筋膜枪，另一个是整脊枪。2008年整脊师韦斯特兰德（Jason Wersland）发明筋膜枪，起到增加组织血流量、放松肌肉的作用，对深层组织的影响可持续72h及以上，既可以作为手法医生的工具，也能用于自我保健，在家庭保健、运动保健领域被广泛应用。整脊师福尔（Arlan W. Fuhr）和利（Warren C. Lee）在1967年共同研发活化器（Activator），后来演化成电动整脊枪。研究显示，整脊枪是利用高频率小幅度冲击的方法改变骨骼位置，可以使骨头移动范围达0.3～1.6mm，可以取代手的冲击按压疗法，节省了大量体力，在临床上可以结合X线片应用，根据椎体偏歪的方向，利用整脊枪使椎骨朝正常解剖位置移动。这两种工具在国内均有量产，临床应用能节约推拿医师的体力，也能提高治疗脊柱小关节紊乱的疗效。以 C_5 棘突右偏为例，介绍脊柱活化器（整脊枪）疗法：患者取左侧卧位，右侧在上，头下垫枕，尽量使脊柱保持在中立位。医者根据患者的颈椎正位X线片，定位到 C_5 棘突右侧，按压看是否有疼痛，确定该棘突后，把整脊枪调到力度200N，用单头顶在 C_5 棘突右侧，连续打击10次左右，再次触诊该棘突右侧，看压痛是否减轻，如果减轻说明治疗有效。

（三）临床应用

早期的整脊疗法主要应用于治疗脊柱小关节紊乱。治疗范围包括颈、胸、腰椎及骨盆的病变。近年来的整脊教材中，把治疗范围扩大到了四肢关节，还包含了颅骶疗法、软组织放松术、关节松动术等，广泛吸收了现有的很多手法流派的技术精华。

整脊疗法的脊柱 X 线判读法在推拿临床中应用较多，与触诊相结合，能提高诊断的精准性。还有定点扳法，也被广泛应用到推拿治疗脊柱病的手法当中，在治疗脊柱小关节紊乱中具有较好的疗效。

三、瑞典按摩

瑞典按摩是在体操学、解剖学和生理学知识的基础上，利用精油介质进行按摩，并配合物理锻炼的按摩方法。

（一）理论指导

文献中没有明确提到瑞典按摩的理论基础，鉴于其创始人是从事体操研究的，从其发展过程可以推断，瑞典按摩在创立手法的过程中应该结合了很多运动疗法的原理，并且结合了人体的生理学、解剖学的相关知识。

（二）手法特点

瑞典按摩包括四种基本的操作方法。

1. 轻抚法

轻抚法是向身体和心脏中心按抚的方法，根据操作部位不同可分为单掌按抚法、双掌按抚法、拇指按抚法、指尖按抚法。

2. 摩擦法

摩擦法是指在一定时间内沿着肌肉方向在某部位做固定的、环形的摩擦动作。根据操作部位不同可分为拇指摩擦法、指尖摩擦法、手掌摩擦法。

3. 揉捏法

揉捏法是指将肌肉组织对称性挤压并提起揉捏肌肤。根据操作部位不同可分为双拇指揉捏法、手指揉捏法、双手揉捏法。

4. 叩抚法

叩抚法是指医师利用腕部的力量，通过双手迅速敲击的方法。根据操作方法不同可分为拍打法、劈扣法、点扣法、敲击法。

从瑞典按摩的一些操作视频中，可以看出它的手法和中医推拿中的摩法、揉法、叩击法非常相似，可以推断，两者在早期应该有相应的交流互动，但缺乏有力的证据。

（三）临床应用

一项系统评价研究显示，瑞典按摩具有很强的保健作用。研究小组使用按摩、放松和按摩的好处等关键术语对文献进行了回顾。通过电子数据库检索，共识别出 4516 篇文章。经筛选，117 篇可能相关的文章被纳入全面审查，其中 11 篇研究符合纳入标准。这些研究在大多数情况下显示了瑞典按摩对人体的益处，包括改善儿童的鼻腔呼吸和清洁、减轻护士的腰痛、改善婴儿的肾上腺皮质功能等。瑞典按摩已经显示出对多种人群有益的效果，可以尝试将其作为一种治疗方法使用。

参 考 文 献

米莉森特·金·舍奈尔，戴维·C. 梅森著，2021. 五分钟整骨手法医学手册. 2 版. 李应志，秦春晖主译. 北京：世界图书出版社.

亚历山大·S. 尼古拉斯著，2019. 整骨医学图谱. 3 版. 张宏主译. 北京：世界图书出版社.

Baer H A，1987. Divergence and convergence in two systems of manual medicine：osteopathy and chiropractic in the United States. Medical Anthropology Quarterly，1（2）：176-193.

Chapman-Smith D A，Cleveland CS Ⅲ，2005. "International status，standards，and education of the chiropractic profession" //Haldeman S，Dagenais S，Budgell B，et al.（eds.）. Principles and Practice of Chiropractic（3rd ed.）. McGraw-Hill：111–34.

Mootz R D，Shekelle P G，1997. "Content of practice" //Cherkin D C，Mootz R D（eds.）. Chiropractic in the United States：Training，Practice，and Research. Rockville，MD：Agency for Health Care Policy and Research：67-91.

Murphy D R，Schneider M J，Seaman D R，et al.，2008. How can chiropractic become a respected mainstream profession? The example of podiatry. Chiropractic & Osteopathy，16：10.

Vincent C，Furnham A，1997. Manipulative Therapies：Osteopathy and Chiropractic. New Jersey：John Wiley & Sons.：15.

Whorton J C，2002. Nature Cures：The History of Alternative Medicine in America. New York：Oxford University Press：8.

推拿学研究领域历年中标国家自然科学基金项目概况

推拿学研究领域的国家自然科学基金项目自 1989 年中国中医科学院的蒋位庄中标的第一个项目"手法治疗腰椎后关节紊乱症的生物力学测定"以来，主要围绕手法作用于颈椎、腰椎、四肢关节及部分内科、妇科、儿科病证的作用机制展开研究，共计 259 项，其中，青年科学基金项目（简称青年基金）85 项，地区科学基金项目（简称地区基金）36 项，面上项目 134 项，重点项目 2 项，专项基金 1 项，国家杰出青年科学基金 1 项。从研究内容分析，主要集中于推拿治疗腰椎间盘突出症、颈椎病、膝骨关节炎、骨骼肌损伤或纤维化、失眠、肌少症、脑瘫、慢性疲劳综合征等病症的疗效机制及手法量效关系研究。从研究方法分析，早期主要用生物力学、影像学的研究方法，逐渐过渡到神经生物学、分子生物学的研究方法。近年来，推拿与人工智能和大数据交叉融合的多模态研究成为创新发展研究趋势。具体见附表 2-1。

附表 2-1　推拿学研究领域历年中标国家自然科学基金项目

序号	时间	题目	负责人	单位	备注
（1）	2024 年	激痛点的瓦氏效应及推拿舒筋效应机制 批准号：82405597	匡小霞	南华大学	青年基金 （8 项）
（2）		基于"肌-脑 crosstalk"推拿通过调控线粒体功能促进缺血性 脑卒中后神经肌肉可塑性机制研究 批准号：82405598	娄惠娟	长春中医药大学	
（3）		基于重塑"离子-免疫平衡"研究三法三穴干预周围神经病理 性疼痛的即刻止痛机制 批准号：82405599	王厚融	北京医院	
（4）		推拿机械应力通过 PKA/CREB 通路激活 Prg4 促进软骨祖细 胞修复的作用机制研究 批准号：82405600	曹盛楠	山东第一医科大学附属颈肩腰腿痛医院	
（5）		β1-integrin 经 PI3K/AKT 通路调控 ECM 重塑在推拿保护骨 骼肌新效应中的机制研究 批准号：82405601	刘青松	电子科技大学	
（6）		基于 Cdc42 抑制肌动蛋白细胞骨架重构探究推背法调控哮喘 大鼠气道生物力学的分子机制 批准号：82405602	李雪	陕西中医药大学	
（7）		Piezo1 调控钙稳态介导 Nrf2/NGF 释放探讨推拿镇痛效应机 制研究 批准号：82405603	杨鹏	广西中医药大学	
（8）		基于脑肠互动理论探讨振腹环揉法调节机械敏感离子通道 Piezo2 治疗慢性失眠的机制研究 批准号：82405605	张野	长春中医药大学	

序号	时间	题目	负责人	单位	备注
（1）	2024 年	基于 NK 细胞 GZMB 合成分泌探讨背部循经推拿治疗慢性疲劳综合征小鼠的机制研究 批准号：82460976	黄平	江西中医药大学附属洪都中医院	地区基金 （4 项）
（2）		推拿调控 NLRP3 炎症小体治疗痛风性关节炎的作用机制研究 批准号：82460977	叶斌	云南中医药大学	
（3）		基于 Piezo 机械敏感通道探讨牵伸松调法调控颈肌细胞自噬与 DRG 痛觉感受神经元可塑性治疗 CSR 的作用机制 批准号：8246097	董有康	云南中医药大学	
（4）		基于 GSK3β/Nrf2/GPX4 通路调控 NPP 大鼠脊髓背神经元铁死亡探讨壮医经筋推拿抑炎镇痛机制的研究	甘振宝	广西中医药大学	
（1）		推拿干预膝骨关节炎丘脑-导水管周围灰质环路镇痛作用机制 批准号：82474666	郭光昕	上海中医药大学	面上项目 （9 项）
（2）		基于一指禅推/摩法研究不同频率-压力组合下手法补泻的效应机制及其规律 批准号：82474667	王继红	广州中医药大学	
（3）		不同振动模式的杠杆定位手法对腰椎间盘的应力-应变及瞬态载荷下流-固耦合效应研究 批准号：82474668	吕立江	浙江中医药大学	
（4）		基于 2-AG/CB2R 信号通路调控小胶质细胞极化研究推拿按法抑制激痛点大鼠脊髓背角痛觉敏化的机制 批准号：82474669	李江山	湖南中医药大学	
（5）		基于 TGF-β/Smad 信号通路探讨"四明穴"推拿技术干预真性低度近视作用机制研究 批准号：82474670	于娟	山东中医药大学	
（6）		以实现中医推拿擦法最优效应为目标的核心特征研究 批准号：82474671	孙武权	上海中医药大学	
（7）		中医推拿有效干预颈椎病临床评估的肌骨协调耦合机制研究 批准号：82474672	房敏	上海中医药大学	
（8）		退热六法对不同月龄幼兔退热效果的剂量探索及对"脂质代谢-免疫"影响的研究 批准号：82474673	于天源	北京中医药大学	
（9）		基于肠道菌群-肠-脑轴研究腹部推拿调控 CFS 海马内神经突触可塑性及氧化应激作用机制 批准号：82474674	李华南	天津中医药大学	
（1）	2023 年	非肽能感受器介导的穴区效应在推拿"以痛为腧"干预腰椎间盘突出症中的机制研究 批准号：82305423	姚重界	上海中医药大学	青年基金 （8 项）
（2）		推拿干预 KOA 骨骼肌 Piezo1-CaMkII-Mst1/2 氧化应激通路介导"筋痹"修复机制研究 批准号：82305424	张帅攀	上海中医药大学	
（3）		推拿通过 LOXL2 调控 TGF-β1/p38 MAPK 通路改善肌少症骨骼肌纤维化的机制研究 批准号：82305425	张涛	上海中医药大学	

续表

序号	时间	题目	负责人	单位	备注
（4）	2023 年	手法调控瞬时受体电位敏化介导"椎骨错缝"CLBP 大鼠细胞内钙稳态的效应机制研究 批准号：82305426	吕智桢	浙江中医药大学	
（5）		从活血、温通、止痛角度探究"舒筋四法"舒筋的特征及机制 批准号：82305427	刘志凤	北京中医药大学	
（6）		小儿推拿调控脑瘫后类泛素化修饰改善 PARP1 介导的神经元程序性坏死的机制研究 批准号：82305428	陈丹梅	复旦大学	
（7）		基于 SGK1 介导的 FoxO 信号通路探讨"运腹通经"推拿改善胰岛素抵抗肝损伤的效应机制 批准号：82305429	张晓林	湖北中医药大学	
（8）		推拿调节运动疲劳新机制：MAL1-NAMPT/NAD+/SIRT1 介导骨骼肌能量代谢与生物节律整合 批准号：82305430	夏雨	成都体育学院	
（1）		陈元膏摩法调控 TRPV1/TRPA1 通道抑制软骨细胞铁死亡治疗兔阳虚寒凝型膝痹的机制研究 批准号：82360979	刘俊昌	新疆医科大学	地区基金 （2 项）
（2）		基于三方突触对 LTP 的调控探究六味地黄膏摩治疗脑瘫的作用机制 批准号：82360980	张星贺	云南中医药大学	
（1）		按揉手法调控 Notch1/Notch 通路干预大鼠失神经支配骨骼肌卫星细胞再生潜能的研究 批准号：82374606	郭汝宝	浙江中医药大学	面上项目 （13 项）
（2）		推拿"舒筋调骨"干预青少年脊柱侧弯"肌肉力学-椎间载荷"平衡机制研究 批准号：82374607	孔令军	上海中医药大学	
（3）		基于本体感觉-S1-M1 神经环路探讨颈椎导引术防治 CNSNP 的运动控制机制 批准号：82374608	王诗忠	福建医科大学	
（4）		基于肥大细胞级联信号转导途径研究小儿推拿特定穴治疗轮状病毒腹泻调控机制 批准号：82374609	王艳国	天津中医药大学	
（5）		延年九转法调控睡眠-觉醒节律的 EEG-fMRI 作用机制研究 批准号：82374610	姚斐	上海中医药大学	
（6）		基于小胶质细胞极化调控 BDNF-LTP 影响脊髓背角突触可塑性探讨推拿频率-效应机制研究 批准号：82374611	唐宏亮	广西中医药大学	
（7）		以 TRP 通道为主探究推拿手法对炎症性肠病的免疫调节机制及起效途径 批准号：82374612	鲁梦倩	北京中医药大学	
（8）		基于交感-感觉偶联探索轻揉法在推拿舒筋作用中的调神机制 批准号：82374613	李武	湖南中医药大学	

续表

序号	时间	题目	负责人	单位	备注
（9）		从骨髓间充质干细胞外泌体介导的 tRF-Val 调控少突胶质细胞铁死亡视角研究推拿治疗脑瘫的机制 批准号：82374614	邰先桃	云南中医药大学	
（10）		"以患者为中心"慢性腰痛针刺推拿效果特色结局评价模式的构建 批准号：82374617	于长禾	北京中医药大学	
（11）		青少年颈痛颈部筋出槽骨错缝与手法调治的生物力学机制研究 批准号：82374467	张明才	上海中医药大学	
（12）		基于多模态信息的中医正骨手法智能评判关键技术研究 批准号：82374620	曹慧	山东中医药大学	
（13）		揉拨手法通过内化循环调节整合素及其下游 FAK/RhoA/ROCK1 信号通路修复骨骼肌损伤的机制研究 批准号：82374481	詹红生	上海中医药大学	
（1）	2022 年	柔性腰部推拿机器人创新设计与人机交互控制方法研究 批准号：82205037	谢胜龙	中国计量大学	青年基金 （10 项）
（2）		基于椎间孔容积及椎间盘力学特性变化探讨颈椎旋转手法侧屈体位的生物力学机制 批准号：82205301	黄学成	广州中医药大学	
（3）		推拿调控脊髓小胶质细胞 IL-10/β-EP 通路抑制神经病理性疼痛脊髓中枢敏化机制研究 批准号：82205302	吴志伟	上海中医药大学	
（4）		基于 SNAP25/VGLUT2 介导谷氨酸摄取与释放调控脊髓背角突触可塑性探讨推拿按揉法干预腰椎间盘突出症的作用机制 批准号：82205303	蒋晶晶	福建中医药大学	
（5）		推拿精准调节腰突症关键肌群激活模式及筋骨失衡力学机制研究 批准号：82205304	周鑫	上海中医药大学	
（6）		基于手法力度量效关系探讨推拿调控 NPP 不同时期的胶质细胞自噬发挥抑炎镇痛作用的机制 批准号：82205305	梁英业	广西中医药大学	
（7）		南少林整脊手法改善脊柱侧弯患者运动协调功能的机制：基于"躯干多节段追踪模型"的研究 批准号：82205306	苟艳芸	福建中医药大学	
（8）		摩腹法上调 SIRT1 激活 Nrf2/Keap1 通路联动抑制肠道氧化应激保护 GAD 大鼠肠道机械屏障的机制研究 批准号：82205307	包安	天津中医药大学	
（9）		基于 Piezo 蛋白介导 SCF/c-kit-JAK-STAT 信号通路促进 Cajal 间质细胞增殖研究腹部推拿调控 FD 胃动力的作用机制 批准号：82205308	陈英英	天津中医药大学	
（10）		基于真实人体及肌骨系统模型可视化与量化研究斜扳法治疗骶髂关节错位的运动生物力学机制 批准号：82205135	张少群	广州中医药大学	

续表

序号	时间	题目	负责人	单位	备注
（1）		基于筋骨并重理论对骨质疏松性胸腰椎压缩骨折筋骨系统残余应力动态变化及手法干预的生物力学机制研究 批准号：82260941	秦大平	甘肃中医药大学	地区基金 （5项）
（2）		基于 LncMEG3 促进自噬调控小胶质细胞极化探讨推拿对 NPP 的镇痛机制 批准号：82260961	王开龙	广西中医药大学	
（3）		基于 circRNA-101368 调控脊髓背角神经元自噬与凋亡的对抗关系探讨推拿的镇痛机制研究 批准号：82260976	庞军	广西中医药大学	
（4）		基于 Integrinα5β1-FAK 通路和纳米压痕技术研究调筋动膝法调节兔 KOA 早中期软骨功能的机制 批准号：82260977	王春林	云南中医药大学	
（5）		滚法样刺激通过 LncRNA-p21 介导 HIF-1α/Wnt7a/PI3K/AKT/mTOR 信号轴干预肌少症的机制探究 批准号：82260978	牛坤	海南医学院	
（1）		基于肠道菌群介导 TLR4/MyD88/NF-κB 通路研究腹部推拿干预 IBS 肠道机械屏障的作用机制 批准号：82274674	王金贵	天津中医药大学	面上项目 （8项）
（2）		推拿干预膝骨关节炎力学敏感信号 PGE2 介导骨骼肌血管网络再生功能重塑研究 批准号：82274670	朱清广	上海中医药大学	
（3）		基于多模态 fMRI 与 MRS 技术对杠杆定位手法干预 LDH 镇痛的脑效应机制研究 批准号：82274672	吕立江	浙江中医药大学	
（4）		推拿功法静力训练调控 AMPK/PGC-1α/Pink1-Parkin 介导线粒体稳态治疗肌少症的机制研究 批准号：82274671	方磊	上海中医药大学	
（5）		推拿对 T2DM 基于 ECM 重塑调控肌卫星细胞成肌/成脂分化的降浊生肌作用及机制研究 批准号：82274673	丛德毓	长春中医药大学	
（6）		基于 ERK/NF-κB 介导炎性反应敏化 piezo2 对激痛点活化的影响研究推拿按法的舒筋效应机制 批准号：82274676	李江山	湖南中医药大学	
（7）		拔伸旋转对颈椎管内容物及延髓形态学、运动学和生物力学特性的影响 批准号：82274669	李义凯	南方医科大学	
（8）		以微血管成像联合生物力学技术为主探究三法三穴恢复 SNI 鼠运动功能的活血强筋机制 批准号：82274675	于天源	北京中医药大学	
（1）	2021 年	基于 fMRI 脑功能连接密度研究延年九转法干预 CFS 的脑-肠互动作用机制 批准号：82105038	谢芳芳	上海中医药大学	青年基金 （6项）
（2）		基于 NDRG2/GLT-1 介导星形胶质细胞调控突触可塑性探讨推拿干预腰椎间盘突出症的镇痛机制 批准号：82105039	张幻真	福建中医药大学	

续表

序号	时间	题目	负责人	单位	备注
（3）		"理筋束骨"手法调整柔韧性扁平足儿童足踝筋骨功能态的生物力学机制研究 批准号：82105040	李阳	上海中医药大学	
（4）		推拿调控伏隔核 CCL2/CCR2 影响中型棘突神经元活化干预神经病理性疼痛的机制研究 批准号：82105041	肖彬	上海中医药大学	
（5）		推拿调控 PAG-RVM-DH 通路下行抑制信号对膝骨关节炎镇痛作用机制研究 批准号：82105042	郭光昕	上海中医药大学	
（6）		按揉法介导 YAP/TAZ 调控损伤骨骼肌再生修复机制研究 批准号：82105043	卢群文	成都中医药大学	
（1）		从 LNCRNAH19 调控 miR-342-3p/IER3 探讨推拿对 NPP 的镇痛机制研究 批准号：82160943	何育风	广西中医药大学	地区基金 （2项）
（2）		基于 Wnt 信号通路研究理筋手法对骨骼肌损伤的神经肌肉接头功能重塑机制 批准号：82160944	马惠昇	宁夏医科大学	
（1）		基于 NF-κB/TGFβ1-smads 通路研究㨰法对骨骼肌损伤修复动态效应机制 批准号：82174521	彭亮	湖南中医药大学	面上项目 （7项）
（2）		小儿推拿通过调控 Gas6 基因羟甲基化影响小胶质细胞胞葬作用改善脑瘫的机制研究 批准号：82174522	李炳	复旦大学	
（3）		基于 LncRNA-HOTAIR/miR-219 介导 NMDAR 通路探讨推拿按揉法调控腰椎间盘突出症脊髓背角突触可塑性的作用机制 批准号：82174523	林志刚	福建中医药大学	
（4）		捏脊疗法激活 VEGF-C/VEGFR3 信号通路调控 IBD 大鼠结肠淋巴管生成的机制研究 批准号：82174524	李忠正	天津中医药大学	
（5）		指压法通过调控 SIRT1/NF-κB 信号通路对肥胖胰岛素抵抗大鼠抗炎作用的机制研究 批准号：82174525	刘明军	长春中医药大学	
（6）		从不同力量按压对激痛点去活化效应差异及机制的研究探索力度对推拿舒筋效应的影响和机制 批准号：82174526	李武	湖南中医药大学	
（7）		基于多模态信息融合的中医正骨手法动作表征和量化分析研究 批准号：82174528	刘静	山东中医药大学	
（1）	2020 年	基于 A 型电压门控钾离子通道揭示 IB4 阳性伤害性感觉器介导推拿镇痛效应的机制研究 批准号：82004493	程艳彬	上海中医药大学	青年基金 （5项）
（2）		基于 PI3K/Akt 信号通路调控 NCX 表达探讨腹部推拿抑制溃疡性结肠炎外周敏化的作用机制 批准号：82004494	江煜	福建中医药大学	

续表

序号	时间	题目	负责人	单位	备注
（3）		动作捕捉及磁共振 DWIBS/DTI 技术解析神经根型颈椎病的颈椎斜扳手法机理 批准号：82004495	王从安	山东第一医科大学	
（4）		湘西苗医刘氏小儿推拿流派"推五经"调节哮喘患儿免疫平衡的宿主-菌群共代谢机制 批准号：82004496	李中正	吉首大学	
（5）		基于 TGF-β1/Smads 信号通路研究膀胱经推拿干预椎间盘退变的效应机制 批准号：82004497	苏程果	成都中医药大学	
（1）		基于 HMGB1 调控小胶质细胞极化状态探讨推拿对 CNP 大鼠的镇痛机制研究 批准号：82060902	王开龙	广西中医药大学	地区基金 （2 项）
（2）		基于脑肠轴学说使用摩腹法干预大鼠原发性失眠的机制研究 批准号：81960906	刘俊昌	新疆医科大学	
（1）		基于筋骨和合理论研究手法与功法协同治疗膝骨关节炎的生物力学调控机制 批准号：82074466	詹红生	上海中医药大学	面上项目 （9 项）
（2）		脑肠互动理论下振腹环揉法调控下丘脑 CRH/CRHR1 通路治疗慢性失眠的机制研究 批准号：82074569	张红石	长春中医药大学	
（3）		基于"辨构论治"推拿对静力损伤型家兔模型的 β1-FAK-MAPK 信号通路的分子机制研究 批准号：82074570	齐伟	长春中医药大学	
（4）		腰椎调整手法"巧力寸劲"动作原理的量化及数学模拟研究 批准号：82074571	周楠	上海中医药大学	
（5）		中医擦法样刺激对损伤骨骼肌细胞机械敏感通路触发机制研究 批准号：82074572	张宏	上海中医药大学	
（6）		以 RNA-Seq 技术为主探究三法三穴对 CCI 模型鼠镇痛的启动机制 批准号：82074573	于天源	北京中医药大学	
（7）		枢经推拿通过 m6A 甲基转移酶 METTL3 调控 SOCS-1/TLR4 通路抑炎镇痛的机制研究 批准号：82074574	唐宏亮	广西中医药大学	
（8）		基于 shRNA 靶向沉默 P2X3 受体探讨推桥弓干预 DOCA 小型猪的降压机制 批准号：82074575	冯跃	成都中医药大学	
（9）		推拿经 P38α 调控 SCN "神经元-星形胶"胞间通讯改善睡眠节律紊乱的效应机制 批准号：82074576	胡毓诗	成都体育学院	
（1）		腰突症神经损伤的外周—中枢疼痛机理与推拿镇痛机制研究 批准号：82030121	房敏	上海中医药大学	重点项目 （1 项）

续表

序号	时间	题目	负责人	单位	备注
（1）	2019 年	基于感觉运动与海马-皮层环路协同作用的八段锦对主观认知下降的效应机制研究 批准号：81904270	刘娇	福建中医药大学	青年基金 （6 项）
（2）		基于磁共振有限元技术研究手法治疗骶髂关节错位作用机制 批准号：81904316	张坤木	福建中医药大学	
（3）		基于内质网应激-自噬反应研究"脾主肌肉"理论下推拿脾经治疗骨骼肌损伤的作用机制 批准号：81904317	林建平	福建医科大学	
（4）		基于 TRPV4-p38MAPK 通路探讨踩跷法抑制腰椎间盘突出症大鼠疼痛敏化的作用机制 批准号：81904314	李庆兵	四川大学	
（5）		基于 GnRH 神经元 kisspeptin-GPR54 通路探究振腹法治疗寒凝证类痛经大鼠的机理 批准号：81904315	耿楠	北京中医药大学	
（6）		MGF-Notch/CollagenV/CalcR-MSC：推拿增强骨骼肌重塑的新机制 批准号：81904318	丁海丽	成都体育学院	
（1）		基于脑肠轴调控学说使用摩腹法干预大鼠原发性失眠机制研究 批准号：81960906	刘俊昌	新疆医科大学	地区基金 （2 项）
（2）		研究小儿推拿对厌食症患儿肠道菌群及宿主代谢的干预机制 批准号：81960907	高汉媛	甘肃省中医院	
（1）		颈椎整复手法运动学和动力学关键力学要素及其作用机制研究 批准号：81973871	王辉昊	上海中医药大学	面上项目 （8 项）
（2）		推拿"以痛为腧"干预膝骨关节炎"肌肉力学—痛觉中枢"调控机制研究 批准号：81973973	朱清广	上海中医药大学	
（3）		基于 Piezo 激活 Ca^{2+}/PI3K/Akt 信号通路促进肌卫星细胞转化增殖探讨手法调控骨骼肌损伤后再生的作用效应机制 批准号：81973971	赵娜	天津中医药大学	
（4）		基于细胞骨架重塑调控 IEC 自噬与凋亡研究揉腹法干预 NAFLD 肠道黏膜通透性的作用机制 批准号：81973972	张玮	天津中医药大学	
（5）		基于调节肠菌-海马-HPA 轴的捏脊法防治幼鼠哮喘的机制研究 批准号：81973970	熊英	南京中医药大学	
（6）		指按膀胱经穴干预焦虑障碍的海马区神经递质及其代谢的 MAPK 信号通路调控机制研究 批准号：81973974	陆萍	上海中医药大学	
（7）		基于"DHPR/RyR 对胞内钙的调节"研究按法对激痛点去活化作用探讨"舒筋解结"效应机制 批准号：81973975	李江山	湖南中医药大学	

序号	时间	题目	负责人	单位	备注
（8）		基于 WBAN 和 MoCap 技术的中医正骨手法精准仿真联动机 制研究 批准号：81973981	曹慧	山东中医药大学	
（1）		颈椎病经筋失衡发病机理及"调衡法"作用机制研究 批准号：81930116	王拥军	上海中医药大学	重点项目 （1 项）
（1）	2018 年	慢性腰背痛中医临床研究核心结局指标集的构建与优化 批准号：81803956	于长禾	北京中医药大学	青年基金 （6 项）
（2）		基于脂联素的电针抗抑郁的机制研究 批准号：81804186	赵美丹	天津中医药大学	
（3）		基于 PKC-P2X3 通路探讨推拿点按法抑制神经病理性疼痛的 外周敏化机制 批准号：81804213	陈乐春	福建中医药大学	
（4）		推拿通过含 miR-146a 的胞外囊泡调控固有免疫应答维护骨 关节炎关节稳态的机制研究 批准号：81804214	王欢	中日友好医院	
（5）		从 LncBANCR 介导 ERK/mTOR 调控自噬探讨推拿对 SNL 大鼠的镇痛效应机制 批准号：81804215	卢栋明	广西中医药大学	
（6）		基于 NO-cGMP-PKG 信号通路对 VSMC 舒张的调节作用探 索"按之则热气至"的靶器官效应机制 批准号：81804216	李武	湖南中医药大学	
（1）		基于 Integrin/FAK 信号通路及颈伸肌群力学性能探讨牵伸松 调法治疗颈椎病的作用机制 批准号：81860884	董有康	云南中医药大学	地区基金 （4 项）
（2）		基于 Orexin 系统探讨摩腹疗法调控原发性失眠的作用机制 批准号：81860885	高建辉	新疆医科大学	
（3）		环状 RNA mmu_circ_0001724 在推拿治疗脑瘫中的作用与机 制研究 批准号：81860886	邰先桃	云南中医药大学	
（4）		基于肌细胞骨架重构信号通路研究回医理筋手法对兔骨骼 肌静力性损伤修复的相关机制 批准号：81860892	马惠昇	宁夏医科大学	
（1）		基于肠道菌群调控的胰腺 GLP-1R 受体表达探讨太极拳对 2 型糖尿病患者降糖机制的研究 批准号：81873356	金荣疆	成都中医药大学	面上项目 （11 项）
（2）		穴位功能涉及到低阈值 C-机械感受器 批准号：81873389	朱兵	中国中医科学院 针灸研究所	
（3）		按揉手法对家兔失神经支配骨骼肌卫星细胞 Wnt/β-catenin 通路调控的靶向效应研究 批准号：81873391	郭汝宝	浙江中医药大学	
（4）		从外周 TLR4/NF-κB 信号通路至中枢正负调节介质探究退 热六法对发热幼兔的退热效果及机制研究 批准号：81873392	于天源	北京中医药大学	

续表

序号	时间	题目	负责人	单位	备注
（5）		基于海马-HPA 轴负反馈研究腹部推拿干预慢性应激所致 CFS 作用机制 批准号：81873393	李华南	天津中医药大学	
（6）		基于 Tryptase-PAR2-PKCε 通路敏化 TRPV1 探讨腹部推拿干预 IBS 内脏痛的作用机制 批准号：81873394	王金贵	天津中医药大学	
（7）		基于 MLCK 信号通路探讨手法干预脾虚 FD 家兔频率-效应-补泻的相关性 批准号：81873395	王继红	广州中医药大学	
（8）		基于脑功能运动控制网络探讨通督强脊手法治疗颈椎病的作用机制 批准号：81874501	王诗忠	福建医科大学	
（9）		手法调节 IVDD 大鼠 Wnt/β-catenin 通路影响软骨细胞退变的力学-生物信号转导机制研究 批准号：81874511	吴山	广州中医药大学	
（10）		推拿揉法关节和肌肉运动生物力学特征及工效学研究 批准号：81874512	孙武权	上海中医药大学	
（11）		基于 1H-NMR 代谢组学技术探寻"三部推拿法"调气理论干预失眠的机制研究 批准号：81874513	周运峰	河南中医药大学	
（1）	2017 年	捏脊对自闭症行为及海马 Nrf2/ARE 抗氧化应激通路相关因子表达的影响及机制研究 批准号：81704138	王萌	南京中医药大学	青年基金 （4 项）
（2）		推拿五法作用于 DVT 模型大鼠血栓形成前后安全性的实验研究 批准号：81704193	鲁梦倩	北京中医药大学	
（3）		从肥大细胞的应激效应探讨捏脊疗法对精神发育迟滞患儿皮肤-内源性大麻系统的作用机制 批准号：81704194	林丽莉	福建中医药大学	
（4）		基于应力调控的滑膜内环境稳态探讨摇法干预 OA 软骨基质代谢的作用机制研究 批准号：81704195	王一洲	天津市中医药研究院附属医院	
（1）		陈元膏摩法经 PI3K/AKT 信号通路调控兔阳虚寒凝型膝痹软骨降解的作用机制 批准号：81760897	刘俊昌	新疆医科大学	地区基金 （3 项）
（2）		脊髓背角自噬对大鼠神经病理性疼痛的影响及枢经推拿的镇痛机制研究 批准号：81760898	庞军	广西中医药大学	
（3）		从肌肉力学性能及软骨细胞基因表达研究手法对 KOA 治疗的作用机制 批准号：81760899	艾健	云南省中医医院	

续表

序号	时间	题目	负责人	单位	备注
（1）		脉冲电场干预下杠杆定位手法对腰椎间盘生物力学特性及神经反馈机制研究 批准号：81774442	吕立江	浙江中医药大学	面上项目 （6项）
（2）		延年九转法干预慢性疲劳综合征的脑肠轴调控机制研究 批准号：81774443	姚斐	上海中医药大学	
（3）		脊柱推拿介导 miRNA-7a/b 靶向调控 PARP 的表达重建脑瘫后胶质细胞凋亡/增殖平衡的机制研究 批准号：81774444	李炳	复旦大学	
（4）		基于 MiRNA-146a 调控 TRL4 信号通路探讨推拿对慢性神经病理性疼痛大鼠镇痛机制研究 批准号：81774445	唐宏亮	广西中医药大学	
（5）		捏脊法改善 SPMs 炎症调控防治脾虚哮喘的机制研究 批准号：81774446	熊英	南京中医药大学	
（6）		基于中枢神经系统运动控制调节稳定肌功能重建的推拿治疗腰椎间盘突出症作用机制研究 批准号：81774447	杜红根	浙江中医药大学	
（1）	2016年	中医松静功纠正抑郁症过度自我觉知对相关脑网络的影响 批准号：81603673	吕学玉	中国中医科学院广安门医院	青年基金 （5项）
（2）		基于 SP/NK-1R 通路探讨推拿按揉法抑制腰椎间盘突出症大鼠脊髓背角中枢敏化的作用机制 批准号：81603710	林志刚	福建中医药大学	
（3）		基于脑-肠轴调控下丘脑 OT 神经元合成 ITF 探讨揉腹法促进胃黏膜损伤修复的作用机制 批准号：81603711	海兴华	天津中医药大学	
（4）		基底前脑-丘脑网状核 GABA 能神经元介导摩脊法调控非快速眼动睡眠机制研究 批准号：81603712	高爽	天津中医药大学	
（5）		推拿手法联合骨髓间充质干细胞移植延缓失神经骨骼肌萎缩的机制研究 批准号：81603713	马书杰	上海中医药大学	
（1）		基于 P38 MAPK 信号通路研究拔伸松动法治疗 KOA 的作用机制 批准号：81660824	王春林	云南中医药大学	地区基金 （2项）
（2）		推拿对慢性疼痛大鼠囊泡膜谷氨酸转运体2表达的影响及其机制研究 批准号：81660825	唐宏亮	广西中医药大学	
（1）		三圆式站桩调节脊柱失衡的心身协同效应机制研究 批准号：81674043	魏玉龙	北京中医药大学	面上项目 （5项）
（2）		"运腹通经"推拿法对中心型肥胖症患者胰岛素抵抗的干预作用及其相关机制研究 批准号：81674092	刘明军	长春中医药大学	
（3）		基于 PI3K/Akt 介导 EGCs 自噬研究摩腹法干预 IBS-C 肠神经系统的调控机制 批准号：81674093	骆雄飞	天津中医药大学	

序号	时间	题目	负责人	单位	备注
（4）		以痛温触觉障碍恢复为核心探究推拿促进 SNI 大鼠感觉功能障碍恢复的机理 批准号：81674094	于天源	北京中医药大学	
（5）		复位手法对骶髂关节应力-应变的影响及骶髂关节稳定性的解剖学研究 批准号：81674095	李义凯	南方医科大学	
（1）	2015 年	不同推拿手法影响腰椎间盘源性慢性腰痛脑网络连接的时空机制 批准号：81503595	谭文莉	上海中医药大学	青年基金 （7项）
（2）		基于 TRPV4/NO 通路探讨腰椎旋转手法治疗神经根炎性痛的作用机制 批准号：81503602	韩磊	中国人民解放军 第四军医大学	
（3）		基于细胞骨架重塑促进肠上皮细胞 AJC 组装探讨揉腹法治疗非酒精性脂肪肝病的作用机制 批准号：81503671	张玮	天津中医药大学	
（4）		按揉法调控 TGF-β1/CTGF 作用途径干预骨骼肌纤维化的作用及机制研究 批准号：81503672	赵娜	天津中医药大学	
（5）		"杏仁核脑-肠互动"途径在理筋捏脊手法治疗小儿功能性便秘中的作用机制研究 批准号：81503673	张昊	上海中医药大学	
（6）		从 PGC-1α/Irisin/UCP1 信号通路研究功法静力性训练改善老年骨骼肌减少症的作用机制 批准号：81503674	方磊	上海中医药大学	
（7）		基于下丘脑弓状核-外侧隔核 ghrelin 神经通路探讨腹部推拿对摄食影响的机制研究 批准号：81503675	马菲	天津市中医药研究院附属医院	
（1）		从 ERK、p38 信号通路探讨枢经推拿对大鼠慢性神经病理性疼痛的影响及镇痛机制研究 批准号：81560800	庞军	广西中医药大学	地区基金 （1项）
（1）		基于 3D-FEM 探讨易筋经托天式改善颈椎生理曲度的生物力学机制研究 批准号：81574046	窦思东	福建中医药大学	面上项目 （7项）
（2）		推拿特定穴不同操作时间对脾虚腹泻患儿脑功能网络调控机制研究 批准号：81574091	王艳国	天津中医药大学	
（3）		基于 AMP/ATP-AMPK 通路探讨推拿对运动性疲劳大鼠代谢产物蓄积毒性损伤的多靶向调节机制研究 批准号：81574092	付国兵	北京中医药大学	
（4）		基于多体动力学方法构建颈部主要肌群在动伸推拿中的运动轨迹 批准号：81574093	罗凛	广东省第二中医院	
（5）		腹部推拿治疗心脾两虚型原发性失眠的脑-肠互动机制研究 批准号：81574094	丛德毓	长春中医药大学	

续表

序号	时间	题目	负责人	单位	备注
(6)		中医滚法样刺激对损伤骨骼肌细胞机械信号传导通路的影响 批准号：81574095	张宏	上海中医药大学	
(7)		腰椎推拿调整手法力学加载模式及多元要素的量化研究 批准号：81574096	吕强	上海中医药大学	
(1)	2014 年	基于 SEM 全模型和类 ROC 曲线法对亚健康状态"单证"量化诊断的方法学研究 批准号：81403324	赵晖	中国中医科学院	青年基金 （7 项）
(2)		强筋功法对多裂肌的影响及其治疗腰椎间盘突出症的机制研究 批准号：81403414	元唯安	上海中医药大学	
(3)		基于 BDNF-CREB-Bcl-2 蛋白通路探讨腹部推拿调控慢性应激所致 CFS 及海马神经重塑的作用机制 批准号：81403493	李华南	天津中医药大学	
(4)		基于淋巴循环的捏脊疗法健脾益胃作用机制研究 批准号：81403494	李忠正	天津中医药大学	
(5)		推拿治疗肌肉纤维化活血化瘀作用的血管重塑效应与时效规律研究 批准号：81403495	王宇峰	长春中医药大学	
(6)		"椎骨错缝"大鼠模型模拟手法加载后相关生物力学特性研究 批准号：81403496	孔令军	上海市中医药研究院	
(7)		基于 CCI 大鼠局部微环境的改变研究拨法"通经止痛"的效应机制 批准号：81403497	姚斌彬	北京中医药大学	
(1)		保健推拿手法对疲劳型亚健康模型大鼠免疫功能的影响及其 NEI 机制研究 批准号：81460747	雷龙鸣	广西中医药大学	地区基金 （3 项）
(2)		推拿重建脑瘫炎症稳态的 DNA 甲基化调控机制 批准号：81460748	邰先桃	云南中医药大学	
(3)		湘西苗医刘氏小儿推拿流派"推五经"调节哮喘患儿免疫平衡的表观修饰机制 批准号：81460766	李中正	吉首大学	
(1)		基于量化的动态影像学测量研究手法治疗腰椎不稳症的机制 批准号：81473693	张亚峰	南京中医药大学	面上项目 （7 项）
(2)		摇拔戳手法治疗外侧踝关节扭伤的量化及作用机理研究 批准号：81473694	高景华	中国中医科学院望京医院	
(3)		整复颈椎筋出槽骨错缝手法力学机制的三维有限元分析与研究 批准号：81473702	詹红生	上海中医药大学	
(4)		基于缓摩为补急摩为泻理论研究手法干预脾虚家兔频率-效应的相关性 批准号：81473792	王继红	广州中医药大学	
(5)		基于情感环路探讨摩腹法治疗广泛性焦虑症的作用机制 批准号：81473793	孙庆	天津中医药大学	

续表

序号	时间	题目	负责人	单位	备注
（6）		摆动类推拿手法生物力学模型及多元耦合机制研究 批准号：81473794	齐伟	长春中医药大学	
（7）		伸筋易骨法调节 KOA 兔膝关节应力影响软骨细胞代谢的力学-生物信号转导机制研究 批准号：81473795	马铭华	天津市中医药研究院附属医院	
（1）	2013 年	旋提手法的力学分析、机械模拟及风险评估研究 批准号：81302992	冯敏山	中国中医科学院望京医院	青年基金 （4 项）
（2）		六字诀训练适应与腰椎矢状面曲度活动度调节的定量数理关系研究 批准号：81303016	王晓东	浙江中医药大学	
（3）		少林内功防治慢性疲劳综合征的脑内信息响应特征研究 批准号：81303063	姚斐	上海中医药大学	
（4）		手法调控雪旺氏细胞表达及其诱导失神经支配骨骼肌卫星细胞成肌分化的动态研究 批准号：81303064	郭汝宝	浙江中医药大学	
（1）		定点旋转复位与斜扳手法对腰 4/5 椎间盘不同分区突出的作用差异的有限元分析 批准号：81360552	周红海	广西中医药大学	地区基金 （1 项）
（1）		基于周围神经损伤大鼠外周至脊髓感觉与运动通路研究推拿手法参数对疗效的影响及机理 批准号：81373759	于天源	北京中医药大学	面上项目 （7 项）
（2）		基于非线性有限元模型的揉法干预骨骼肌细胞生物力学参数及优化研究 批准号：81373760	阎博华	成都中医药大学	
（3）		基于外周伤害性感受器敏化理论研究腹部推拿干预慢性紧张性头痛的作用机制 批准号：81373761	房纬	天津中医药大学	
（4）		基于 ENS-ICC-SMC 网络探讨腹部推拿调控肠动力的作用机制 批准号：81373762	王金贵	天津中医药大学	
（5）		手法干预膝骨关节炎的生物力学-临床效应相关性研究 批准号：81373763	李建华	上海中医药大学	
（6）		手法干预对大鼠骨骼肌失神经和再神经后干细胞研究 批准号：81373764	严隽陶	上海中医药大学	
（7）		基于神经反馈控制建立腰椎间盘生物力学模型及杠杆定位手法对腰椎间盘影响的仿真研究 批准号：81273866	吕立江	浙江中医药大学	
（1）	2012 年	基于 p38 MAPK 信号转导通路研究中医整复手法的镇痛机制 批准号：81202707	陈博	上海中医药大学	青年基金 （2 项）
（2）		振腹法振频对 HPA 轴的调节作用及其对 2 型糖尿病兔血糖的影响 批准号：81202772	陈幼楠	北京中医药大学	

续表

序号	时间	题目	负责人	单位	备注
（1）		中国蒙医整骨术基于骨折"能动复位"生命宏观理念的手法准则 批准号：81260513	照那木拉	内蒙古民族大学	地区基金 （1项）
（1）		基于筋束骨理论三踝骨折手法复位机理的解剖和生物力学基础 批准号：81273785	成永忠	中国中医科学院望京医院	面上项目 （5项）
（2）		基于皮部理论的推拿法对家兔机体局部免疫网络调节机制的研究 批准号：81273867	王之虹	长春中医药大学	
（3）		中医脊柱推拿"椎骨错缝"大鼠模型疼痛相关神经递质及其脊髓背角C纤维电活动变化研究 批准号：81273869	程英武	上海市中医药研究院	
（4）		按摩改善受损肌肉组织微循环重构及有氧代谢相关酶活性变化促进急性肌肉损伤临床康复机理研究 批准号：81273870	唐成林	重庆医科大学	
（5）		旋转手法对不稳定型脑动脉粥样斑块及脑血流动力学的影响 批准号：81273871	李义凯	南方医科大学	
（1）		基于本体感觉分析"通督强脊三步五法"提高颈椎功能的作用机制研究 批准号：81250031	王诗忠	福建中医药大学	专项基金 （1项）
（1）	2011年	从PPARγ和PGC-1α表达水平探讨"六字诀"呼吸操在慢性阻塞性肺疾病稳定期患者肺康复中的作用机理 批准号：81102629	张文霞	福建中医药大学	青年基金 （2项）
（2）		推桥弓治疗高血压的脑内信息响应特征研究 批准号：81102662	冯跃	成都中医药大学	
（1）		背部循经推拿对应激模型大鼠亚健康样行为的影响及其神经保护机制研究 批准号：81160457	雷龙鸣	广西中医药大学	地区基金 （1项）
（1）		基于三维有限元探讨太极云手改善颈性眩晕的生物力学机制研究 批准号：81173316	蔡树河	福建中医药大学	面上项目 （5项）
（2）		腰椎有限元模型拓展及踩跷对腰部应力应变时效研究 批准号：81173356	罗才贵	成都中医药大学	
（3）		基于整合素介导的力学信号转导途径研究手法治疗膝骨关节炎的作用机制 批准号：81173357	褚立希	上海中医药大学	
（4）		骶髂关节错位与腰椎间盘退变之间的相关性研究 批准号：81173358	沈国权	上海中医药大学	
（5）		基于细胞生物力学的手法模拟实验平台构建及滚法对损伤骨骼肌细胞Ca^{2+}通道的调控研究 批准号：81173359	张宏	上海中医药大学	

续表

序号	时间	题目	负责人	单位	备注
（1）	2010 年	基于颈椎三维有限元模型研究矫正"骨错缝"手法治疗颈椎病的生物力学机理 批准号：81001528	张明才	上海中医药大学	青年基金 （2 项）
（2）		不同参数振法影响废用性肌萎缩大鼠肌肉结构和神经末梢瞬时感受电位通道表达的实验研究 批准号：81001559	王心城	福建中医药大学	
（1）		用格子 Boltzmann 方法研究中医滚法推拿作用下的血液动力学 批准号：81060307	谭惠丽	广西师范大学	地区基金 （1 项）
（1）		旋提手法模拟操作考核系统的建立及应用 批准号：81072825	朱立国	中国中医科学院望京医院	面上项目 （3 项）
（2）		中医脊柱推拿"椎骨错缝"动物模型的建立及其生物力学特性和神经传导功能变化研究 批准号：81072891	程英武	上海市中医药研究院	
（3）		推拿特定穴对脾虚腹泻婴幼儿脑关键发育期手指触压觉信息的中枢神经网络整合机制 批准号：81072892	王艳国	天津中医药大学	
（1）		按摩推拿学 批准号：81025022	房敏	上海市中医药研究院	国家杰出青年科学基金 （1 项）
（1）	2009 年	按摩动态力学刺激防治肥胖对（前）脂肪细胞增殖、凋亡和分泌功能的影响及机制研究 批准号：30960486	崔瑾	贵州中医药大学	地区基金 （1 项）
（1）		禅修技术探寻"治未病"新法的生理心理特征研究 批准号：30973781	刘天君	北京中医药大学	面上项目 （3 项）
（2）		慢性疲劳综合征中医推拿干预骨骼肌-脑调节机制研究 批准号：30973805	房敏	上海市中医药研究院	
（3）		手法对家兔骨骼肌急性损伤伴失神经恢复的干细胞作用研究 批准号：30973806	严隽陶	上海中医药大学	
（1）	2008 年	揉髌手法对兔膝关节软骨细胞凋亡及相关基因表达影响的研究 批准号：30860359	戴七一	广西中医药大学	地区基金 （1 项）
（1）		推拿治疗周围神经损伤的功能评价及作用机理的研究 批准号：30873311	于天源	北京中医药大学	面上项目 （2 项）
（2）		腹部推拿调控肠易激综合征结肠-内脏中枢互动途径的相关机制研究 批准号：30873312	王金贵	天津中医药大学	
（1）	2007 年	婴幼儿脾虚腹泻胃肠动力特征及推拿特定穴特异效应机制研究 批准号：30701126	王艳国	天津中医药大学	青年基金 （1 项）
（1）		动态现实虚拟互动技术对旋提手法作用机理的生物力学研究 批准号：30772816	朱立国	中国中医科学院望京医院	面上项目 （2 项）

续表

序号	时间	题目	负责人	单位	备注
（2）		颈椎旋转手法对脊柱运动节段结构的影响及其亚生理区的研究 批准号：30772841	李义凯	南方医科大学	
（1）	2006年	从脑-肠互动途径探讨肠易激综合征的发病机理及摩腹法的治疗作用 批准号：30672728	王金贵	天津中医药大学	面上项目 （2项）
（2）		旋转手法治疗神经根型颈椎病的作用机理研究 批准号：30672705	孙树椿	中国中医科学院 望京医院	
（1）	2005年	踩跷法力学参数及生物力学效应机制研究 批准号：30572424	罗才贵	成都中医药大学	面上项目 （2项）
（2）		旋转手法治疗神经根型颈椎病的作用机理研究 批准号：30572400	朱立国	中国中医科学院 望京医院	
（1）	2004年	颈部主要结构变化对颈椎发病影响及推拿治疗生物力学研究 批准号：30472247	房敏	上海市中医药研究院	面上项目 （1项）
（1）	2003年	推拿滚法操作动力学参数优化及行气活血效应机理研究 批准号：30300462	张宏	上海中医药大学	青年基金 （1项）
（1）		颈部旋转手法所致咔哒声响量效关系的生物力学研究 批准号：30371811	李义凯	南方医科大学	面上项目 （1项）
（1）	2001年	旋转手法对腰椎内外结构位移和内在应力影响的实时监测研究 批准号：30171184	李义凯	南方医科大学	面上项目 （1项）
（1）	2000年	中医推拿滚法及振法血液动力学研究 批准号：30070951	许世雄	复旦大学	面上项目 （1项）
（1）	1999年	颈椎旋转手法的数学模型及可视化研究 批准号：39970918	李义凯	南方医科大学	面上项目 （1项）
（1）	1997年	手法治疗骨关节炎的分子机理研究 批准号：39770920	杜宁	上海交通大学	面上项目 （1项）
（1）		颈部旋转手法的生物力学和临床解剖学研究 批准号：39700187	李义凯	南方医科大学	青年基金 （1项）
（1）	1996年	脊柱手法中腰椎间盘和小关节动态力学的研究 批准号：39670904	侯筱魁	上海交通大学	面上项目 （1项）
（1）	1994年	中医推拿摆动类手法动力学分析 批准号：39470875	许世雄	复旦大学	面上项目 （1项）
（1）	1991年	推拿热效应机理及手法深透力客观检测的研究 批准号：39170901	罗志瑜	上海中医药大学	面上项目 （2项）
（2）		推拿时腰椎三维立体运动规律及其影响因素 批准号：39170905	侯筱魁	上海交通大学	
（1）	1990年	推拿手法深透性与生物组织作用机制研究 批准号：39070972	严隽陶	上海中医药大学	面上项目 （2项）
（2）		磁共振成像对颈椎病手法治疗机理的研究 批准号：39070973	张长江	中国中医科学院 望京医院	
（1）	1989年	手法治疗腰椎后关节紊乱症的生物力学测定 批准号：38970889	蒋位庄	中国中医科学院 中药研究所	面上项目 （1项）